管理栄養士養成テキストブック

給食経営管理論 第3版

片山直美・原 正美　編

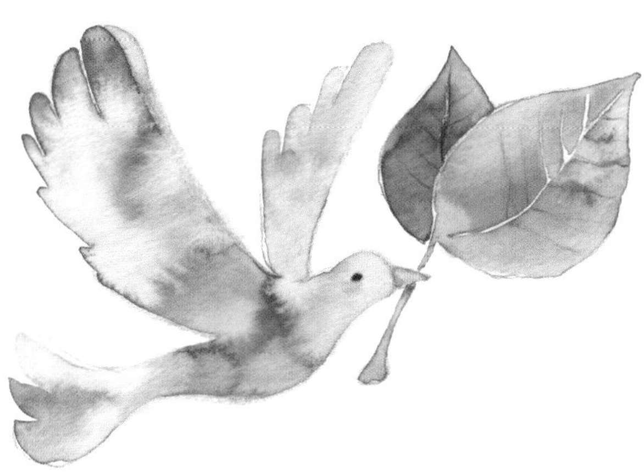

みらい

執筆者一覧

五十音順　○編者

	氏名	所属	担当
	上地加容子（うえじ かよこ）	畿央大学	第4章3・4
	氏家　幸子（うじいえ ゆきこ）	仙台白百合女子大学	第12章
○	片山　直美（かたやま なおみ）	名古屋女子大学	第1章
	香西　はな（こうざい）	中部大学	第13章・第15章
	小林　　道（こばやし とおる）	酪農学園大学	第14章
	佐川　敦子（さがわ あつこ）	昭和女子大学	第6章
	作田はるみ（さくだ）	神戸松蔭女子学院大学	第10章・第11章
	徳永佐枝子（とくなが さえこ）	東海学園大学	第9章
	成瀬　祐子（なるせ ゆうこ）	松本大学	第5章1・2
	西村　一弘（にしむら かずひろ）	駒沢女子大学	第8章
○	原　　正美（はら まさみ）	京都光華女子大学	第3章、第4章1・2
	福本　恭子（ふくもと きょうこ）	兵庫大学	第2章
	細矢　理奈（ほそや りな）	尚絅学院大学	第5章3・4
	南　　亜紀（みなみ あき）	修文大学	第7章

管理栄養士養成テキストブック

給食経営管理論 第3版

追補

株式会社 み ら い

令和６年度診療報酬、介護報酬、障害福祉サービス等報酬の改定に伴い、以下の実線の通り訂正いたします。また、令和６年度改定以外につきまして破線の通り訂正いたします。

第８章　医療施設

●p. 197　図表８－４

図表８－４　食事療養費の概要

	内容	要件
入院時食事療養費	入院時食事療養費（Ⅰ）（１食） １．２以外の食事療養を行う場合　670円 ２．市販の流動食のみを提供する場合　605円	
	入院時食事療養費（Ⅱ）（１食） １．２以外の食事療養を行う場合　536円 ２．市販の流動食のみを提供する場合　490円	
入院時生活療養費	入院時生活療養費（Ⅰ）（１食） １．２以外の食事療養を行う場合　584円 ２．市販の流動食のみを提供する場合　530円	
	入院時生活療養費（Ⅱ）（１食） 食事の提供たる療養　450円	

出所）「入院時食事療養費に係る食事療養及び入院時生活療養費に係る生活療養の費用の額の算定に関する基準の一部を改正する件」令和６年３月５日厚生労働省告示第64号をもとに作成

●p. 199　図表８－５

図表８－５　診療報酬の概要

内容	要件
栄養サポートチーム加算（週１回、入院した日から起算して１月を超え６月以内の期間にあっては月１回（障害者施設等入院基本料を算定している患者については、月１回）） 200点	

●p. 199　図表８－５

図表８－５　　診療報酬の概要

内容	要件
回復期リハビリテーション病棟入院料等 1. 回復期リハビリテーション病棟入院料１ 2. 回復期リハビリテーション病棟入院料２ 3. 回復期リハビリテーション病棟入院料３ 4. 回復期リハビリテーション病棟入院料４ 5. 回復期リハビリテーション病棟入院料５ 6. 回復期リハビリテーション入院医療管理料	算定に当たっては、栄養管理に関するものとして、管理栄養士の参画による計画作成のほか、管理栄養士を含む医師、看護師その他医療従事者が、定期的な評価及び計画の見直しを共同して行う。その際、栄養状態の評価には、GLIM 基準を用いること。重点的な栄養管理が必要なものについては、再評価を週１回以上行い、適切な栄養管理のもと改善等を図ること。 回復期リハビリテーション病棟入院料 1 を算定している患者は、入院栄養食事指導料及び栄養情報連携料を別に算定できる。 ［施設基準］ 回復期リハビリテーション病棟入院料１は、当該病棟に専任の常勤の管理栄養士が１　名以上配置されていること。 回復期リハビリテーション病棟入院料２　～5 及び回復期リハビリテーション入院医療管理料について、当該病棟に専任の管理栄養士１　名以上の常勤配置を行うことが望ましいこと。
リハビリテーション・栄養・口腔連携体制加算（１日につき） 120 点	急性期医療において、当該病棟に入院中の患者のＡＤＬの維持、向上等を目的に、早期からの離床や経口摂取が図られるよう、リハビリテーション、栄養管理及び口腔管理に係る多職種による評価と計画に基づき、多職種により取組を行った場合に、患者１人につきリハビリテーション・栄養管理・口腔管理に係る計画を作成した日から起算して 14 日を限度に算定できる。この場合において、栄養サポートチーム加算は別に算定できない。

●p. 199　図表８－５【「栄養情報提供加算」を削除し、下線部を追記】

図表８－５　　診療報酬の概要

内容	要件
栄養情報連携料 70 点	1　入院栄養食事指導料を算定する患者に対して、退院後の栄養食事管理について指導を行った内容及び入院中の栄養管理に関する情報を示す文書を用いて説明し、これを他の保険医

	療機関等の医師又は管理栄養士に情報提供し、共有した場合に、入院中1回に限り算定する。 2　1に該当しない場合であって、当該保険医療機関を退院後に他の保険医療機関等に転院又は入所する患者であって栄養管理計画が策定されているものについて、患者又はその家族等の同意を得て、入院中の栄養管理に関する情報を示す文書を用いて当該他の保険医療機関等の管理栄養士に情報提供し、共有した場合に、入院中に1回に限り算定する。

●p. 200　図表8－5

図表8－5　診療報酬の概要

内容		要件
栄養食事指導	慢性腎臓病透析予防指導管理料 イ　初回の指導管理を行った日から起算して1年以内の期間に行った場合　300点 ロ　初回の指導管理を行った日から起算して1年を超えた期間に行った場合　250点	1　慢性腎臓病の患者（糖尿病患者又は現に透析療法を行っている患者を除き、別に厚生労働大臣が定める者に限る。）であって、医師が透析予防に関する指導の必要性があると認めた入院中の患者以外の患者に対して、当該保険医療機関の医師、看護師又は保健師及び管理栄養士等が共同して必要な指導を行った場合に、月1回に限り算定する。 2　外来栄養食事指導料及び集団栄養食事指導料は、所定点数に含まれるものとする。 3　慢性腎臓病透析予防指導管理料を算定すべき医学管理を情報通信機器を用いて行った場合は、イ又はロの所定点数に代えて、261点又は218点を算定する。

出所）「診療報酬の算定方法の一部を改正する件」令和6年厚生労働省告示第57号、「診療報酬の算定方法の一部改正に伴う実施上の留意事項について（通知）」令和6年3月5日保医発0305第4号をもとに作成

第９章　高齢者・介護福祉施設

●p. 207　本文３行目

栄養に関わる介護報酬には、施設系サービスについては「栄養マネジメント強化加算」「経口移行加算」「経口維持加算」「療養食加算」「再入所時栄養連携加算」「退所時栄養情報連携加算」がある。

●p. 208　図表９－４

図表９−４　各種の施設系サービスの栄養管理に対する評価

内容	単位	条件
再入所時栄養連携加算＊	200 単位／回	・介護保険施設の入所者が医療機関に入院し、退院後に再入所する際、厚生労働大臣が定める特別食等が必要な者であり、介護保険施設の管理栄養士が当該医療機関での栄養食事指導に同席し、再入所後の栄養管理について当該医療機関の管理栄養士と相談の上、栄養ケア計画の原案を作成し、当該介護保険施設へ再入所した場合に、1 回に限り算定できる。 ・指導又はカンファレンスへの同席は、テレビ電話装置等の活用が可能。ただし、当該者又はその家族が参加の場合には、これらの活用について同意を得ること。
退所時栄養情報連携加算	70 単位／回	・厚生労働大臣が定める特別食を必要とする入所者又は低栄養状態にあると医師が判断した入所者に対し、管理栄養士が、退所先の医療機関等に対して、当該者の栄養管理に関する情報を提供する。１月につき１回を限度として所定単位数を算定する。

出所）「指定施設サービス等に要する費用の額の算定に関する基準」平成 12 年２月 10 日厚生省告示第 21 号、「指定居宅サービスに要する費用の額の算定に関する基準等の一部を改正する告示」令和６年３月 15 日厚生労働省告示第 86 号、「指定居宅サービス等の事業の人員、設備及び運営に関する基準」平成 11 年厚生省令第 37 号、「指定居宅サービス等の人員、設備及び運営に関する基準等の一部を改正する省令」令和６年１月 25 日厚生労働省令第 16 号をもとに作成

●p. 208　図表9－5

図表9－5　各種の通所系サービス、居住系サービス、多機能型サービスの栄養管理に対する評価

内容	単位	条件
リハビリテーションマネジメント加算（ハ）	同意日の属する月から6月以内 793単位/月、6月超473単位/月	・口腔アセスメント及び栄養アセスメントを行っていること。 ・リハビリテーション計画等の内容について、リハビリテーション、口腔・栄養の情報を関係職種の間で一体的に共有すること。その際、必要に応じてLIFEに提出した情報を活用していること。 ・共有した情報を踏まえ、リハビリテーション計画について必要な見直しを行い、見直しの内容について関係職種に対し共有していること。

●p. 209　図表9－6

図表9－6　指定居宅サービスの栄養管理に対する評価

内容	単位	条件
居宅療養管理指導費（Ⅰ） ※当該事業所の管理栄養士	(一) 単一建物居住者1人に対して行う場合　545点 (二) 単一建物居住者2人以上9人以下に対して行う場合　487点 (三) (一) 及び (二) 以外の場合　444点	・管理栄養士が医師の指示に基づき、特別食（医師の食事せんに基づく腎臓病食、糖尿病食、脂質異常症食、痛風食など）を必要とする、在宅の利用者で通院が困難な者。 ・または低栄養状態にあると医師が判断した在宅の利用者で通院が困難な者に対して、居住又は居住系施設を訪問し、栄養管理に関する情報提供及び栄養食事相談又は助言を行った場合に、月2回を限度に算定する。 ・1回に30分以上の指導が必要である。
居宅療養管理指導費（Ⅱ） ※当該事業所以外の管理栄養士	(一) 単一建物居住者1人に対して行う場合　525点 (二) 単一建物居住者2人以上9　人以下に対して行う場合　467点 (三) (一) 及び (二) 以外の場合　424点	

●p. 209　本文

がある。また、通所系サービス等に関わる「栄養改善加算」「口腔・栄養スクリーニング加算（Ⅰ・Ⅱ）」「栄養アセスメント加算」「リハビリテーションマネジメント加算」、認知症グループホームに関わる「栄養管理体制加算」（ 図表 9－5 ）、訪問サービスに関わる「居宅療養管理指導費（Ⅰ・Ⅱ）」（ 図表 9－6 ）がある。

令和 6 年度の介護報酬改定では、介護保険施設から、居宅、他の介護保険施設、医療機関等に退所する者の栄養管理に関する情報連携が切れ目なく行われるようにする観点から、介護保険施設の管理栄養士が、介護保険施設の入所者等の栄養管理に関する情報について、他の介護保険施設や医療機関等に提供することを評価する「退所時栄養情報連携加算」が設けられた。また、リハビリテーション・機能訓練、口腔・栄養の一体的取組を推進し、自立支援・重度化防止を効果的に進める観点から、通所リハビリテーションにおける「リハビリテーションマネジメント加算」について、新たな区分が設けられた。そのほかに、居宅療養管理指導費について、通所サービス利用者に対する管理栄養士による栄養食事指導及び歯科衛生士等による歯科衛生指導を充実させる観点から、算定対象を通院又は通所が困難な者から通院困難な者に見直しとなった。

第 11 章　障害者福祉施設

●p. 226　1……障害者福祉サービス等報酬（栄養管理の評価）

……同様に適用される（▶p.217）。

通所でサービスを提供する指定生活介護事業所等には、生活介護のサービスを提供する栄養スクリーニング加算や栄養改善加算がある（図表 11－3）。施設に栄養士が配置されていなくても、栄養ケア・ステーション等の管理栄養士が栄養ケアマネジメントを行うことで加算される。

図表 11－3　指定生活介護事業所等における栄養管理の評価

サービスの内容	加算	概要
栄養スクリーニング加算	5 単位／回	6 月ごとに利用者の栄養状態について確認、全ての利用者の栄養状態に関する情報を、担当する相談支援専門員に提供（管理栄養士以外の職種でも実施可能）
栄養改善加算	200 単位／回（3 月以内、月 2 回）	(1)～(4)いずれにも適合する事業所において、低栄養又は過栄養状態にある利用者又はそのおそれのある利用者に対して、個別的に栄養食事相談等の栄養改善サービスを行う。 (1)事業所又は外部との連携により管理栄養士を 1 名以上配置。

		(2)利用者の栄養状態を利用開始時に把握、管理栄養士等が共同して、利用者ごとの摂食・嚥下機能及び食形態にも配慮した栄養ケア計画を策定。 (3)必要に応じて当該利用者の居宅に訪問し、管理栄養士等が栄養改善サービスを行い、栄養状態を定期的に記録。 (4)利用者ごとの栄養ケア計画の 進捗状況を定期的に評価。

●p. 227　図表 11－2

図表 11－2　指定障害者支援施設における栄養管理の評価

サービスの内容	加算	概要
経口移行加算	28 単位／日 （180 日以内・継続可）	
療養食加算	23 単位／日 （無制限）	

●p. 227　3……食事提供体制加算

日中活動支援の障害福祉サービス事業所が、利用者に対して当該施設内の調理室を使用して、次の①から③までのいずれにも適合する食事の提供を行った場合、1 日につき所定の単位（30〜48/日単位）が加算できる[*7]。

① 管理栄養士又は栄養士が献立作成に関わること（外部委託可）又は、栄養ケア・ステーション若しくは保健所等の管理栄養士又は栄養士が栄養面について確認した献立であること

② 利用者ごとの摂食量を記録していること

③ 利用者ごとの体重やＢＭＩを概ね６月に１回記録していること

●p. 227　補足説明＊7

「障害者の日常生活及び社会生活を総合的に支援するための法律に基づく指定障害福祉サービス等及び基準該当障害福祉サービスに要する費用の額の算定に関する基準等の一部を改正する告示」（令和６年３月 15 日こども家庭庁・厚生労働省告示第３号）による。

はじめに

管理栄養士は、栄養士法（1947（昭和22）年12月29日、法律第245号）に定められ、1962（昭和37）年の栄養士法の一部改正時に設けられた資格である。

2000（平成12）年の栄養士法の一部改正では、管理栄養士が登録制から免許制となり、管理栄養士の業務が明確化された。つまり、管理栄養士は「傷病者に対する療養のため必要な栄養の指導、個人の身体の状況、栄養状態等に応じた高度の専門的知識及び技術を要する健康の保持増進のための栄養の指導並びに特定多数人に対して継続的に食事を供給する施設における利用者の身体の状況、栄養状態、利用の状況等に応じた特別の配慮を必要とする給食管理及びこれらの施設に対する栄養改善上必要な指導等」を行うものとされた。

現在、管理栄養士は業務独占資格ではなく名称独占資格であり、また、医療系の国家資格ではあるものの守秘義務については、日本栄養士会の管理栄養士・栄養士倫理綱領注釈には示されているが、法令では規定されていない。しかし、これまでに様々な法制度の改正によって、各種給食施設において管理栄養士・栄養士の必置義務や努力義務が定められ、また、診療報酬や介護報酬では管理栄養士が業務を行うことで評価されるなど職域は拡大している。

厚生労働省は、2012（平成24）年７月に、2013年度から2022年度までの「二十一世紀における第二次国民健康づくり運動（健康日本21（第二次））」を示し、栄養·食生活に関して、生活習慣及び社会環境の改善に関する目標を設定している。その目標に対する評価指標の１つとして「利用者に応じた食事の計画、調理及び栄養の評価、改善を実施している特定給食施設の割合の増加」が取り上げられ、それを測定するための参考値として「管理栄養士・栄養士を配置している施設の割合」を70.5％から84％に増やすことが示されており、ますます活躍の場の広がりが期待されている。

そのような状況をふまえて、本書は、管理栄養士の実務に直結した重要な科目である給食経営管理論のテキストブックとして、国家試験合格に導く基礎レベルと、実務実践レベルへの橋渡しまで専門能力を高めることを目指して企画した。総論、各論、特論の３部構成になっており、管理栄養士国家試験出題基準（ガイドライン）に沿って重要項目を丁寧に解説するとともに、講義後すぐに知識を定着させるための確認テストを章末に設けて、スピーディーに実力アップを図れるようにした。さらに、第３部は、各種給食施設ごとの特徴を重点的に解説し、臨地実習の事前学習にも役立つ内容となっている。また、在宅医療、在宅介護が推進される中、利用拡大が見込まれ、管理栄養士・栄養士の関わりがより一層期待されている配食事業についても取り上げた。

給食を取り巻く環境の変化は著しく、各給食施設において管理栄養士・栄養士は、運営の見直し、経営の効率化により、常に環境の変化に対応できる実務実践能力が求められている。本書も時代の流れに沿い、給食経営管理の発展にふさわしい内容となるように必要な見直しを図り、より充実した教科書として末永く活用していただけることを切に願っている。至らぬ点に関しては、ご活用の皆様方のご意見を賜り、さらなる内容の充実を図りたい。

最後に、本書の出版にあたり甚大なご支援を賜りました株式会社みらい代表取締役社長竹鼻均之氏、および編集部の皆様に御礼申し上げる。

2022年２月

編　者

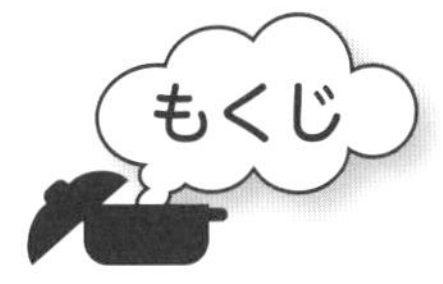

第1部　総論

第2部 各論

第4章　給食経営における品質管理　82

第5章　給食の安全・衛生　126

第6章　給食の施設・設備　160

第10章 児童福祉施設 215

第11章 障害者福祉施設 224

第12章 学校 231

第13章 事業所 243

第14章 自衛隊・矯正施設 251

第1部
総 論

第1章 給食の概念

章の目的

本章では、第２章からの学習を進めていくうえで理解しておかなければならない給食の概念について整理する。つまり、給食とは何か、どのような意義や目的があるのか、その目的を達成するためにどのような仕組みをつくり、その中で管理栄養士はどのような役割を果たすのかについて、根拠となっている法令とともに全体像を理解し、今後の学びの方向性を明らかにすることが本章の目的である。

1 給食の概要

1 …… 給食の定義（栄養・食事管理と経営管理）

給食とは、「特定集団を対象にした栄養管理の実施プロセスにおいて食事を提供すること及び提供する食事」[1)]のことで、給食を提供する施設のことを給食施設という。さらに、健康増進法第20条第１項によれば、給食施設のうち、「継続的に１回100食以上または１日250食以上の食事を供給する施設」を特定給食施設という（▶p.19）。

給食施設には、学校、病院、介護老人保健施設、老人福祉施設、児童福祉施設、事業所などがあり、給食の対象者は、健康な人から疾病者まで、さらに乳幼児から高齢者までライフステージ全般にわたる。したがって、それぞれの利用者に合わせて継続的に食事を提供するためには、利用者個々人に合った適正な栄養・食事管理が必要となる。また、特定多数人に栄養・食事管理を行い、適正な食事を提供するためには、効率的に運営し、事業として営むための経営管理が必要である。

2 …… 給食の意義と目的

給食は、特定多数人に対して食事を継続的に提供することによって、利用者の健康の保持増進、疾病の予防・治療、生活の質（QOL：quality of life）の向上を図る栄養管理が目的である。また、給食は、適切な食事そのものや栄養・健康情報の提供を通して、給食を利用する本人だけではなく、家族・保護者、介護者などの望ましい食習慣を形成するための教育的、環境的アプローチとしての役割を果たし、地域住民の健康づくりに寄与することも目的の１つである。

もともとわが国の給食の始まりは、貧困救済が目的であった。病院給食は、1722（享保７）年、江戸幕府が貧困者救済のために小石川療養所を開設し、病弱者に食事を提供したことが始まりとされている。学校給食は、1889（明治22）年、貧困家庭の欠食児童救済のために山形県の私立忠愛小学校で行われたのが始まりであった。また、事業所給食の始まりは、1872（明治５）年に群馬県の官営富岡製糸場において女工に対して支給されたことといわれている。

3 …… 特定多数人への対応と個人対応

栄養士法第１条第２項によれば、管理栄養士の業務は、「特定多数人への対応」と「個人への対応」が定められている。特定給食施設では、集団を多数の「個人」の集合と考え、集団を構成するすべての「個人」に対応した栄養的に望ましい食事を提供することが基本である。

しかし、限られた施設を除き、多数人すべてに対して完全な「個人対応」を行うことは困難である場合が多い。そこで、求められている食事の種類を適切に集約し、個々が許容できる範囲（幅）で食事を提供することが必要である（図表 1-1）。もちろん、特に医学的管理が必要な場合などにおいては、個人でしか対応できない食事を提供することとなる。

図表 1-1　特定給食施設等における望ましい対応

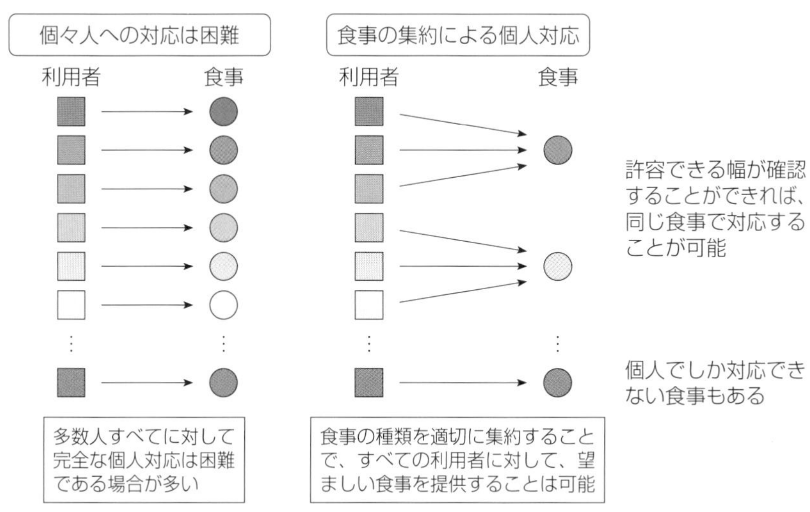

出所）山本茂・由田克士編『日本人の食事摂取基準（2005年版）の活用』第一出版　2005年　p.28を一部改変

対象者一人一人の健康状態・栄養状態などによって求められる個人対応の精度管理は異なるが、基本的な対応は、健康増進法施行規則第９条「栄養管理の基準」に定められているように、栄養アセスメントを行い、個々人に合った栄養量の食事を提供するように努めることが必要である。

4 …… 給食における管理栄養士の役割

（１）栄養士法における管理栄養士の定義と業務

管理栄養士の定義と業務内容は、栄養士法第１条に定められている。管理栄養士の業務については、以下の３点がある（第１条第２項）。

①傷病者に対する療養のため必要な栄養の指導

②個人の身体の状況、栄養状態等に応じた高度の専門的知識及び技術を要する健康の保持増進のための栄養の指導

③特定多数人に対して継続的に食事を供給する施設における利用者の身体の状況、栄養状態、利用の状況等に応じた特別の配慮を必要とする給食管理及びこれらの施設に対する栄養改善上必要な指導

（２）健康増進法で求められている管理栄養士の業務

健康増進法第21条及び健康増進法施行規則第７条によれば、管理栄養士の配置が義務づけられている給食施設は、医学的な管理の必要性がある場合と供給する食数規模が大きい場合である（▶p.19）。

多くの傷病者に対して身体状況、栄養状態、喫食状況などを把握して栄養・食事管理、品質管理、安全・衛生管理など給食の運営に関わる管理業務を総合的に行う能力が求められる。

（３）管理栄養士に求められている役割

給食施設における管理栄養士の役割には、以上の「栄養管理」などの給食の運営に関わる管理業務と、それらを効率的に運営し、事業として営むための「経営管理」のほかに、「教育・指導」「調査・研究」「連絡・調整」「外部同業者との交流」などがある。

❶教育・指導

臨地実習・校外実習生への教育・指導のほか、調理従事者への安全・衛生、食品の取り扱いに関する研修会の開催などがある。

❷調査・研究

廃棄率調査、残菜調査、その他の利用者への意識調査などをもとに、利用者の栄養・健康状態の研究と関係学会での発表などがある。

❸連絡・調整

所属する施設の運営に関する他部門との連絡・調整、給食委員会の運営などがある。

❹外部同業者との交流

同じ保健所管内の施設で構成する給食研究会での情報収集や意見交換、栄養管理の向上のための自主活動などがある。

2　給食システム

1 …… 給食システムの概念

もともとシステムとは「結合する」という意味のギリシャ語に由来し、複数の要素で構成され、それぞれが互いに関係し合いながらつながり、有機的に組み合わされた１つの体系、仕組みを意味する。給食においては、健康増進、疾病の予防・治療、QOLの向上を図るという目的を達成するために構成するシステムの各要素（各管理業務）を有効に組み合わせることになる。

『給食経営管理用語辞典』によれば、給食システムとは「給食施設における食事提供のための施設・設備を含む、生産（調理）・提供するための組織、方式、方法などの体系」[2)] と定義されている。

給食システムは、給食施設設置者の経営理念、経営戦略、経営計画、利用者のニーズを反映し、「人」「物」「金」「情報」といった経営資源を有効活用して最大限の効果を出せるように組織的に動かし、機能するように構築する。また、給食システムは、PDCAサイクル（▶p.33）を循環させて目標の達成を目指す。

2 …… トータルシステムとサブシステム

給食の運営においては、複数の各管理業務が関連し、個々に機能するように全体としてシステム化する必要がある。この給食システム全体のことを**トータルシステム**という。また、各管理業務もそれぞれがシステム化されていなければならない。そのシステム化された１つ１つの各管理業務のことを**サブシステム**という。このように、各管理業務はそれぞれがシステム化されているが、個々に行われているのではなく、それらが関連し機能するようにトータルシステムとして形づくられる。

さらに、給食におけるサブシステムは、実働作業システムと支援システムに分けることができる（図表 1-2）。実働作業システムとは、直接給食業務を行う実働

図表 1-2　サブシステムの例

		サブシステム	内容
トータルシステム	実働作業システム	栄養・食事管理（▶p.54）	一定期間食事を提供した後、目標達成の基準に対する評価を行うなど、主に栄養素レベル、食事レベルを範囲として管理する。利用者のアセスメントを行い、適正な給与栄養目標量を決定し、献立を作成する。また、適正な食習慣を確立するための栄養教育を行う。
		食材管理（▶p.100）	食材料の購入、発注、検収、保管にいたる過程を管理する。システムとしては、流通経路情報を把握するトレーサビリティシステム、T-T・Tを取り入れた低温流通システム、セントラルキッチン/カミサリーシステムなどがある。
		生産管理（▶p.111）	食材料を機械設備、調理従事者により、合理的な作業方法で調理して料理として仕上げ、利用者に提供するまでの過程を管理する。生産システムには、コンベンショナルシステム、レディフードシステム、セントラルキッチン/カミサリーシステム、アッセンブリーシステムなどがある。
		安全・衛生管理（▶p.126）	給食施設内の事故や災害などの発生を防止し、調理従事者の作業が安全に行えること、食中毒や異物混入などの事故を未然に防ぎ、利用者が安全でおいしい食事を摂取できることを目的として管理する。食品の安全・衛生の危害の発生を事前に防止する自主的な衛生管理システムをHACCPシステムという。
		品質管理（▶p.82）	利用者のニーズを満たす品質の料理とサービスを提供する過程で、品質基準を目指して改善・維持する過程を管理する。給食の品質は、設計品質（設計の時点で決められた品質）、適合品質（生産された実際の料理の品質）、総合品質（利用者からみた総合的な品質（満足度））で決まる。品質を保証するシステムとして、国際標準化機構（ISO）システム（ISO9000シリーズ、ISO14000シリーズなど）がある。
	支援システム	人事・労務管理（▶p.184）	人の採用、配置、異動、昇進、退職などの人事に加えて、組織内での教育・訓練、人間関係管理の諸制度を整え、管理する。労働条件や労使関係、福利厚生も含む。
		施設・設備管理（▶p.160）	食材の搬入、給食の生産（調理・提供）を安全で衛生的、効率的に行うための施設・設備を整備し、適正に維持・管理する。
		原価管理（▶p.88）	経営活動の円滑化のために原価計算を行い、適切な原価を維持・管理する。
		情報管理	情報を収集、記録、伝達、保管し、必要な情報を必要なときに正確に取り出し、活かすことができるように管理する。給食業務においては主に帳票を通して行われる。ITを活用した効率的な事務管理を行う。

出所）日本給食経営管理学会監修『給食経営管理用語辞典　第３版』第一出版　2020年をもとに作成

作業のシステムのことであり、主に「栄養・食事管理」「食材管理」「生産管理」「安全・衛生管理」「品質管理」があげられる。支援システムとは、給食業務に直接関わらず、給食運営が健全に行われるように支援するシステムのことであり、「人事・労務管理」「施設・設備管理」「原価管理」「情報管理」があげられる。

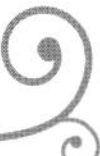

3　給食施設の特徴と関連法規

1 …… 健康増進法における特定給食施設

（１）特定給食施設

健康増進法第20条第１項によれば、特定給食施設とは、「特定かつ多数の者に対して継続的に食事を供給する施設のうち、栄養管理が必要なものとして厚生労働省令で定めるもの」と定められている。また、厚生労働省令で定める施設とは、健康増進法施行規則第５条によれば、「継続的に１回100食以上又は１日250食以上の食事を供給する施設」と定められている。

（２）特定給食施設の届出

健康増進法第20条第１項により、特定給食施設の設置者は、給食を開始する場合には、開始の日から１か月以内に、都道府県知事に届け出る必要がある＊1。また、同法第20条第２項により、届け出た内容を変更するとき、給食施設を休止または廃止するときには、同様に届け出なければならない。

補足説明

＊１　特定給食施設の届出事項は以下の通りである。
①給食施設の名称及び所在地
②給食施設の設置者の氏名及び住所
③給食施設の種類
④給食の開始日又は開始予定日
⑤１日の予定給食数及び各食ごとの予定給食者数
⑥管理栄養士及び栄養士の員数
（健康増進法施行規則第６条）

（３）特定給食施設における栄養管理の基準

健康増進法第21条によれば、以下の通り、特定給食施設が行うべき栄養管理について定められている。

健康増進法（抜粋）

（特定給食施設における栄養管理）
第21条　特定給食施設であって特別の栄養管理が必要なものとして厚生労働省令で定めるところにより都道府県知事＊2の指定するものの設置者は、当該特定給食施設に管理栄養士を置かなければならない。
２　前項に規定する特定給食施設以外の特定給食施設の設置者は、厚生労働省令で定めるところにより、当該特定給食施設に栄養士又は管理栄養士を置くように努めなければならない。
３　特定給食施設の設置者は、前２項に定めるもののほか、厚生労働省令で定める基準に従って、適切な栄養管理を行わなければならない。

補足説明

＊２　都道府県知事のほか、保健所を設置する市または特別区にあっては、市長または区長を含む。

第１項と第２項では、栄養管理を実施していくための管理栄養士・栄養士の配置基準が定められており、第３項では、栄養管理の基準が定められている。それぞれの詳細は、厚生労働省令に委任している。つまり、この健康増進法という法律の委任を受けて、健康増進法施行規則という厚生労働省令に定められている。

健康増進法施行規則（抜粋）

（特別の栄養管理が必要な給食施設の指定）
第７条　法第21条第１項の規定により都道府県知事が指定する施設は、次のとおりとする。
一　医学的な管理を必要とする者に食事を供給する特定給食施設であって、継続的に１回300食以上又は１日750食以上の食事を供給するもの
二　前号に掲げる特定給食施設以外の管理栄養士による特別な栄養管理を必要とする特定給食施設であって、継続的に１回500食以上又は１日1500食以上の食事を供給するもの

（特定給食施設における栄養士等）
第８条　法第21条第２項の規定により栄養士又は管理栄養士を置くように努めなければならない特定給食施設のうち、１回300食又は１日750食以上の食事を供給するものの設置者は、当該施設に置かれる栄養士のうち少なくとも１人は管理栄養士であるように努めなければならない。

そのうち、第３項の厚生労働省令は健康増進法施行規則第９条であり、さらに、厚生労働省通知「特定給食施設における栄養管理に関する指導・支援等について」には、栄養管理の留意事項について記されている（図表1-3）。

（４）管理栄養士・栄養士の配置基準

❶健康増進法に基づく配置基準

健康増進法第21条第１項により、管理栄養士を置かなければならない特定給食施設として健康増進法施行規則第７条に規定されている（図表1-4）。また、管理栄養士を置くように努めなければならない特定給食施設は、健康増進法第21条第２項と健康増進法施行規則第８条に規定されている（図表1-5）。

❷管理栄養士・栄養士配置基準に関わるその他の法令等

給食施設は、健康増進法の関連法令に基づくが、さらに種別ごとの施設の特性に応じた栄養管理、栄養士配置基準などについては別の法令等で定めている。図表1-6は、各種施設の栄養士配置基準を定めた主な法令である。なお、各種施設における給食経営管理の特性については、本書第３部で詳しく述べる。

❸給食施設の種類別にみた管理栄養士・栄養士配置状況

2013（平成25）年度から2022年度までの10年間を計画期間とした「21世紀における国民健康づくり運動（健康日本21（第二次））」では、基本的な方向として、①健康寿命の延伸と健康格差の縮小、②主要な生活習慣病の発症予防と重症化予防の徹底（NCD（非感染性疾患）の予防）、③社会生活を営むために必要な機能

図表 1-3　特定給食施設が行う栄養管理の基準

栄養管理の基準	特定給食施設が行う栄養管理に係る留意事項	
1　当該特定給食施設を利用して食事の供給を受ける者（以下「利用者」という。）の身体の状況、栄養状態、生活習慣等（以下「身体の状況等」という。）を定期的に把握し、これらに基づき、適当な熱量及び栄養素の量を満たす食事の提供及びその品質管理を行うとともに、これらの評価を行うよう努めること。	第２　特定給食施設が行う栄養管理について	
	1　身体の状況、栄養状態等の把握、食事の提供、品質管理及び評価について	(1)利用者の性、年齢、身体の状況、食事の摂取状況、生活状況等を定期的に把握すること。 なお、食事の摂取状況については、可能な限り、給食以外の食事の状況も把握するよう努めること。 (2)(1)で把握した情報に基づき給与栄養量の目標を設定し、食事の提供に関する計画を作成すること。 なお、利用者間で必要な栄養量に差が大きい場合には、複数献立の提供や量の調整を行う等、各利用者に対して適切な選択肢が提供できるよう、工夫すること。複数献立とする場合には、各献立に対して給与栄養量の目標を設定すること。 (3)(2)で作成した計画に基づき、食材料の調達、調理及び提供を行うこと。 (4)(3)で提供した食事の摂取状況を定期的に把握するとともに、身体状況の変化を把握するなどし、これらの総合的な評価を行い、その結果に基づき、食事計画の改善を図ること。 (5)なお、提供エネルギー量の評価には、個々人の体重、体格の変化並びに肥満及びやせに該当する者の割合の変化を参考にすること。 ただし、より適切にエネルギー量の過不足を評価できる指標が他にある場合はこの限りではない。
2　食事の献立は、身体の状況等のほか、利用者の日常の食事の摂取量、嗜好等に配慮して作成するよう努めること。	2　提供する食事（給食）の献立について	(1)給食の献立は、利用者の身体の状況、日常の食事の摂取量に占める給食の割合、嗜好等に配慮するとともに、料理の組合せや食品の組合せにも配慮して作成するよう努めること。 (2)複数献立や選択食(カフェテリア方式)のように、利用者の自主性により料理の選択が行われる場合には、モデル的な料理の組合せを提示するよう努めること。
3　献立表の掲示並びに熱量及びたんぱく質、脂質、食塩等の主な栄養成分の表示等により、利用者に対して、栄養に関する情報の提供を行うこと。	3　栄養に関する情報の提供について	(1)利用者に対し献立表の掲示や熱量、たんぱく質、脂質、食塩等の主要栄養成分の表示を行うなど、健康や栄養に関する情報の提供を行うこと。 (2)給食は、利用者が正しい食習慣を身に付け、より健康的な生活を送るために必要な知識を習得する良い機会であるため、各々の施設の実情に応じ利用者等に対して各種の媒体を活用することなどにより知識の普及に努めること。
4　献立表その他必要な帳簿等を適正に作成し、当該施設に備え付けること。	4　書類の整備について	(1)献立表など食事計画に関する書類とともに、利用者の身体状況など栄養管理の評価に必要な情報について適正に管理すること。 (2)委託契約を交わしている場合は、委託契約の内容が確認できるよう委託契約書等を備えること。
5　衛生の管理については、食品衛生法（昭和22年法律第233号）その他関係法令の定めるところによること。	5　衛生管理について	給食の運営は、衛生的かつ安全に行われること。具体的には、食品衛生法（昭和22年法律第233号）、「大規模食中毒対策等について」(平成９年３月24日付け衛食第85号生活衛生局長通知）の別添「大量調理施設衛生管理マニュアル」その他関係法令等の定めるところによること。
	第３　災害等の備え	
		災害等発生時であっても栄養管理基準に沿った適切な栄養管理を行うため、平時から災害等発生時に備え、食糧の備蓄や対応方法の整理など、体制の整備に努めること。

出所）健康増進法施行規則第９条（健康増進法第21条第３項の厚生労働省令で定める栄養管理の基準）、「特定給食施設における栄養管理に関する指導・支援等について」令和２年３月31日健健発0331第２号厚生労働省通知別添２

図表 1-4　管理栄養士の必置規定

対象施設		留意点
一号施設	（規則第７条第１号の対象施設）医学的な管理を必要とする者に食事を提供する特定給食施設であって、継続的に１回300食以上又は１日750食以上の食事を供給するもの	①病院等（病院または介護老人保健施設または介護医療院）に設置され、１回300食以上または１日750食以上の食事を供給する施設 ②許可病床数（または入所定員）300床（人）以上の病院等に設置されている施設。なお、許可病床数（または入所定員）が300床（人）未満の場合であっても、１日の食事の供給数が750食以上 ③病院等を含む複数の施設を対象に食事を供給する施設については、当該病院等の許可病床数（入所定員）の合計が300床（人）以上
二号施設	（規則第７条第２号の対象施設）一号施設以外の、管理栄養士による特別な栄養管理を必要とする特定給食施設であって、継続的に１回500食以上または１日1500食以上の食事を供給するもの	①救護施設、更生施設、養護老人ホーム、特別養護老人ホーム、軽費老人ホーム、乳児院、児童養護施設、福祉型障害児入所施設、児童心理治療施設、児童自立支援施設、独立行政法人国立重度知的障害者総合施設のぞみの園法第11条第１項の規定により設置する施設、障害者支援施設、事業所等（事業所、寄宿舎、矯正施設、自衛隊等） ②複数の施設へ食事を供給する場合、一号施設または二号施設を対象に、合計が１回500食以上または１日1500食以上の食事を供給する場合（一号施設③を除く）。この場合、病院等に対し供給する１回の食事数は、許可病床数または入所定員数とする（１日の食事数は、許可病床数または入所定員数の３倍）。 ③法令等により栄養士を必置とされている複数の社会福祉施設および児童福祉施設に限り、供給する食事数が１回500食以上または１日1500食以上となる施設がある場合 ④複数の施設に食事を供給する場合、当該供給先の施設に法令等により栄養士を必置としない施設を含むときは、一号施設または二号施設の対象となる施設種別である施設に供給される食事数が１回500食以上または１日1500食以上。ただし、供給先の施設を特定給食施設等として把握し、個別に管理する場合には、食数から除外し、重複しない。 ⑤事業所等で勤務または居住する者の概ね８割以上が喫食する施設であって１回500食以上または１日1500食以上供給する場合

注）特定給食施設に該当するか否かの判断において、例えば、病院内の職員食堂など当該施設の利用者以外の者に供給される食数も含めることとしても差し支えないが、管理栄養士を置かなければならない施設として指定する際の食数については、除外することが適当である。

出所）「特定給食施設における栄養管理に関する指導・支援等について」令和２年３月31日健健発0331第２号厚生労働省通知別添１をもとに作成

図表 1-5　管理栄養士配置の努力義務規定

食事数	配置規定	根拠法令
継続的に１回100食以上又は１日250食以上の食事を供給する特定給食施設（健康増進法第21条第１項に規定する特定給食施設を除く）	栄養士または管理栄養士を置くように努めなければならない	健康増進法第21条第２項
継続的に１回300食または１日750食以上の食事を供給する特定給食施設	栄養士のうち少なくとも１人は管理栄養士であるように努めなければならない	健康増進法施行規則第８条

の維持・向上、④健康を支え、守るための社会環境の整備、⑤栄養・食生活、身体活動・運動、休養、飲酒、喫煙及び歯・口腔の健康に関する生活習慣及び社会環境の改善の５項目をあげている。そのうち⑤を実現させるための目標の１つに「利用者に応じた食事の計画、調理及び栄養の評価、改善を実施している特定給食施設の割合の増加」として管理栄養士・栄養士を配置している特定給食施設の割合を70.5%から80%にする数値目標が掲げられている。

図表 1-6　主な給食施設の種類と栄養士配置基準に関わる法令等

分類名	主な施設の種類	施設の種類を定めた法律	栄養士配置基準に関わる法令
医療施設	病院、保険医療機関	医療法、健康保険法、高齢者医療確保法	医療法施行規則、入院時食事療養費及び入院時生活療養費の食事の提供たる基準等
高齢者・介護福祉施設	特別養護老人ホーム（指定介護老人福祉施設）、養護老人ホーム、軽費老人ホーム	老人福祉法、介護保険法（指定介護老人福祉施設）	特別養護老人ホームの設備及び運営に関する基準 養護老人ホームの設備及び運営に関する基準 軽費老人ホームの設備及び運営に関する基準 指定居宅サービス等の事業の人員、設備及び運営に関する基準 指定介護老人福祉施設の人員、設備及び運営に関する基準 介護老人保健施設の人員、施設及び設備並びに運営に関する基準 介護医療院の人員、施設及び設備並びに運営に関する基準 医療法施行規則
	介護老人保健施設、介護医療院	介護保険法、医療法	
児童福祉施設	第二種助産施設、乳児院、母子生活支援施設、保育所、幼保連携型認定こども園、児童養護施設、福祉型障害児入所施設、福祉型児童発達支援センター、児童心理治療施設、児童自立支援施設	児童福祉法	児童福祉施設の設備及び運営に関する基準 児童福祉法に基づく指定通所支援の事業等の人員、設備及び運営に関する基準* 児童福祉法に基づく指定障害児入所施設等の人員、設備及び運営に関する基準* 医療法施行規則
	第一種助産施設、医療型障害児入所施設、医療型児童発達支援センター	児童福祉法、医療法	
障害者福祉施設	障害者支援施設、障害福祉サービス事業所	障害者の日常生活及び社会生活を総合的に支援するための法律（通称：障害者総合支援法）	—
学校	小学校、中学校、特別支援学校	学校給食法	公立義務教育諸学校の学級編制及び教職員定数の標準に関する法律
事業所	事務所（オフィス）、工場、事業附属寄宿舎	労働安全衛生法、労働基準法	労働安全衛生規則 事業附属寄宿舎規程
保護施設	救護施設、更生施設、婦人保護施設	生活保護法、売春防止法	救護施設、更生施設、授産施設及び宿所提供施設の設備及び運営に関する基準

注）＊障害児施設には「児童福祉施設の設備及び運営に関する基準」とは別に「指定基準」が定められている。障害児施設は、利用者がサービスを選択し、契約により提供されたサービスについて都道府県等が給付を行う仕組み（給付費制度）であり、その給付対象施設となるためには、この指定基準に基づいて都道府県等の指定を受ける必要がある。人員基準については「児童福祉施設の設備及び運営に関する基準」に定められている職員配置と同様の内容である。

図表 1-7は、給食施設数と管理栄養士と栄養士の配置状況である。2020（令和２）年度末現在、特定給食施設数５万1, 005施設のうち「管理栄養士のいる施設」の割合（配置率）は51. 7%、「栄養士のいる施設」の割合は48. 7%で、管理栄養士・栄養士のどちらかがいる施設の割合は75. 5%まで進んでいる。配置されている管理栄養士・栄養士数は9万3, 396人にのぼり、その他の給食施設と合わせると13万4, 320人が配置されている状況である。

図表 1-7　給食施設の種類別にみた管理栄養士・栄養士配置状況

	総数			管理栄養士のいる施設	栄養士のいる施設	どちらもいない施設
	施設数	管理栄養士数	栄養士数			
総数	94,012	70,340	63,980	42.8%	44.8%	32.3%
特定給食施設	51,005	52,048	41,348	51.7%	48.7%	24.5%
学校	15,392	8,741	7,178	46.9%	34.0%	28.4%
病院	5,547	23,959	11,142	99.9%	74.2%	0.0%
介護老人保健施設	2,877	4,582	3,028	97.6%	65.3%	0.3%
介護医療院	82	183	79	90.2%	54.9%	7.3%
老人福祉施設	4,984	6,764	4,584	90.1%	61.1%	1.5%
児童福祉施設	14,235	4,244	11,579	24.7%	54.6%	32.6%
社会福祉施設	778	719	695	62.2%	60.9%	8.1%
事業所	5,212	1,805	1,701	28.4%	27.2%	52.0%
寄宿舎	519	167	236	26.8%	37.6%	41.6%
矯正施設	109	58	15	50.5%	11.0%	48.6%
自衛隊	195	176	55	85.6%	22.6%	2.6%
一般給食センター	344	302	519	48.0%	66.6%	22.7%
その他	731	348	537	32.4%	50.9%	33.4%
その他の給食施設	43,007	18,292	22,632	32.1%	40.2%	41.5%
学校	1,995	356	414	17.1%	18.7%	66.3%
病院	2,628	4,414	2,237	95.2%	57.4%	2.7%
介護老人保健施設	913	1,086	625	87.4%	52.6%	4.5%
介護医療院	169	208	119	79.3%	45.0%	16.0%
老人福祉施設	8,979	5,403	5,099	48.5%	43.9%	28.2%
児童福祉施設	15,122	3,681	9,554	20.5%	47.3%	40.8%
社会福祉施設	3,455	1,430	1,929	35.5%	45.2%	31.4%
事業所	3,206	258	426	5.5%	11.3%	85.2%
寄宿舎	1,224	146	190	10.6%	13.0%	78.0%
矯正施設	37	3	2	8.1%	5.4%	89.2%
自衛隊	56	17	20	30.4%	35.7%	33.9%
一般給食センター	16	3	5	18.8%	25.0%	62.5%
その他	5,207	1,287	2,012	19.9%	31.6%	54.6%

注）「管理栄養士・栄養士どちらもいる施設」の数については「管理栄養士のいる施設」及び「栄養士のいる施設」にそれぞれ計上しているため、合計が100%にならない。
出所）厚生労働省「令和２年度衛生行政報告例」をもとに作成

また、管理栄養士・栄養士のどちらかがいる施設の割合について、施設の種類別でみると、病院や介護老人保健施設の配置率は100%近くまで達しており、老人福祉施設や自衛隊も高い配置率であった。一方、児童福祉施設は約60%、事業所は約50%にとどまっている。

（５）行政による特定給食施設への指導

行政による特定給食施設への指導には、健康増進法に基づく指導と食品衛生法に基づく指導がある。また、給食施設の種類によって行政の管轄が異なる。健康増進法の第22条から第24条によれば、特定給食施設の設置者には以下の義務がある。

健康増進法（抜粋）

（指導及び助言）
第22条　都道府県知事は、特定給食施設の設置者に対し、前条第１項又は第３項の規定による栄養管理の実施を確保するため必要があると認めるときは、当該栄養管理の実施に関し必要な指導及び助言をすることができる。

（勧告及び命令）
第23条　都道府県知事は、第21条第１項の規定に違反して管理栄養士を置かず、若しくは同条第３項の規定に違反して適切な栄養管理を行わず、又は正当な理由がなくて前条の栄養管理をしない特定給食施設の設置者があるときは、当該特定給食施設の設置者に対し、管理栄養士を置き、又は適切な栄養管理を行うよう勧告をすることができる。
２　都道府県知事は、前項に規定する勧告を受けた特定給食施設の設置者が、正当な理由がなくてその勧告に係る措置をとらなかったときは、当該特定給食施設の設置者に対し、その勧告に係る措置をとるべきことを命ずることができる。

（立入検査等）
第24条　都道府県知事は、第21条第１項または第３項の規定による栄養管理の実施を確保するため必要があると認めるときは、特定給食施設の設置者若しくは管理者に対し、その業務に関し報告をさせ、又は栄養指導員に、当該施設に立ち入り、業務の状況若しくは帳簿、書類その他の物件を検査させ、若しくは関係者に質問させることができる。
（第２項、第３項略）

都道府県、保健所を設置する政令指定都市及び特別区が各施設の栄養管理の実態を把握し、評価するには、各施設が作成する**栄養管理報告書**を活用する（▶p.79）。また、特定給食施設において、第21条に定められている適切な栄養管理が実施されるために**栄養指導員**＊3が指導・助言を行う（第22条）。適切な栄養管理が行われていない場合には、勧告・命令（第23条）、立入検査等（第24条）がある。さらに、それにしたがわない場合には罰則がある（第37条第１項、第38条条第１項）。

適切な栄養管理のために行われる行政指導には、広義には、栄養指導員が個別指導や巡回指導として支援的に行う指導と、都道府県知事が行政措置として行う指導がある。したがって、実際には、栄養指導員が施設の設置者、管理者、給食従事者に対して個別指導や巡回指導を行い、その結果、さらに遵守すべき栄養管理に問題があった場合には、都道府県知事が行政措置の一環として、栄養指導員に立ち入り検査を実施させることになる。

用語解説

＊３　栄養指導員
住民の健康の増進を図るために必要な栄養指導その他の保健指導のうち、特に専門的な知識及び技術を必要とするものを行う。医師または管理栄養士の資格を有する都道府県、保健所を設置する市または特別区の職員のうちから、都道府県知事（保健所設置市または特別区の市長または区長を含む）が命じる（健康増進法第19条）。

2 …… 各種施設における給食の意義

（1）児童福祉施設給食の意義

児童福祉施設の給食は、利用者が発育・発達の過程にある18歳未満の児童であることから、単に必要な栄養量を補給するだけではなく、心身の健全な発育・発達を担うものでなければならない。

子どもにとっての食事は、適切に栄養を摂取することによって、健全な発育及び健康の保持増進を図る役割がある。摂食・嚥下機能や味覚などの身体発育だけではなく、おいしい、楽しいという情緒的な発達も促す。また、近年増加している生活習慣病の予防には、子どものころからの正しい生活習慣、その中でも特に食習慣が重要であると指摘されている。生涯にわたって望ましい食習慣をつくることは、生活習慣病の予防の観点からもたいへん重要である。

（2）学校給食の意義

学校給食は、1954（昭和29）年に制定された「学校給食法」に基づいて、教育の一環として実施されてきた。2008（平成20）年、同法は第１条の法の目的、第２条の学校給食の目標といった法の根幹に関わる条項を含めて大幅に改正が行われ、2009（平成21）年４月に施行された。

学校給食の目的は、発育・成長に応じた必要栄養量の供給、食事を通した食生活に対する正しい知識の獲得などである。また、学校給食の目標は、学校給食法第２条に定められている（▶p.231）。

学校給食は、心身ともに成長が著しい大切な時期にある児童生徒に対して、バランスのよい食事を継続して実施できるため、健康の保持増進、栄養教育を進めるうえで極めて重要である。

（3）事業所給食の意義

事業所給食は、オフィス、工場、寄宿舎の勤労者などを対象として福利厚生の一環として実施され、健康の保持増進、生活習慣病の予防、勤労意欲や作業効率を高めることによる生産性の向上、食事を通した利用者間のコミュニケーションと人間関係の円滑化を図ることを目的としている。

（4）高齢者・介護福祉施設給食の意義

高齢者・介護福祉施設給食の目的は、利用者である高齢者の身体的・機能的特徴から、健康の保持増進、必要な栄養量の確保、正しい食生活やライフスタイルによる生活習慣病の予防、慢性疾患の重症化予防、コミュニケーションを通じての社会参加を含めたQOLの向上など広範囲にわたる。

特に入所型の施設においては、利用者にとって生活の場であり、家庭と同じである。利用者の生命維持を保障しつつ、利用者が求めているその人らしい生活も保障される場でなければならない。その中で、食べるという行為は、単に栄養状態の維持・向上を図ることだけを目的としているのではなく、生活の中での楽しみ、張り合いとなる。食事を通しての心の交流によって生きる喜びを感じてもらうとともに自立支援にもつながる。

（５）病院給食の意義

病院給食は、入院中の患者に対して、疾病の治療、病状の改善、必要な栄養量の確保、食事を媒体とした食生活の改善などを目的として、医療の一環として行われる。すべての食事が治療食として扱われ、大きく一般治療食と特別治療食に区別される。糖尿病、肝臓病、腎臓病などの疾病を治療するために栄養成分を制限したり、付加するなど医学に基づく適切な食事の提供が求められる。

（６）障害者福祉施設給食の意義

障害者福祉施設の給食は、利用者の個人としての尊厳にふさわしい自立した日常生活や社会生活を営むことができるように、一人一人の健康状態の保持増進と生活の質の向上を図ることが目的である。

障害者の栄養状態や食生活には、障害の程度や障害の原因となっている疾患、摂食・嚥下機能、治療状態などが複雑に関係している。特別な栄養管理が必要な場合や障害特性に応じた支援など個々の利用者に対応し、QOLの向上を図る。

3 …… 医療施設

「医療法」（1948（昭和23）年制定）は、医療を提供する体制の確保と国民の健康維持を図ることを目的として、医療施設の管理、施設整備に関する必要事項を定めた法律である。

同法によれば、医療提供施設には、病院、診療所、介護老人保健施設、調剤を実施する薬局がある。さらに病院のうち一定の機能を有し、人員配置基準、構造設備基準、管理者の責務など一般の病院とは異なる要件を満たした病院については特定機能病院＊4、地域医療支援病院＊5として名称独占が認められている。病床数100床以上の病院での栄養士必置義務については、同法の規定によって省令である「医療法施行規則」に委任されている。

日本の医療保険制度は、75歳未満の人について大きく分けると「職域保険」と「地域保険」がある。そのうち、職域保険の１つであり、常時５人以上の従業員を使用する事業所または法人の事業所に適用される被用者医療保険について定め

用語解説

＊４　特定機能病院
高度の医療の提供、高度の医療技術の開発及び高度の医療に関する研修を実施する能力等を備えた病院として、厚生労働大臣が個別に承認するものである（医療法第４条の２）。医療施設機能の体系化の一環として、第二次医療法改正において1993（平成５）年から制度化された。

用語解説

＊５　地域医療支援病院
地域で必要な医療を確保し、地域の医療機関の連携等を図る観点から、紹介患者への医療提供、医療機器の共同利用等を通じて、第一線の地域医療を担うかかりつけ医等を支援する医療機関として、都道府県知事が個別に承認している（医療法第４条）。医療施設機能の体系化の一環として、第三次医療法改正において1997（平成９）年から制度化された。

た法律が「健康保険法」(1922(大正11)年制定)である。保険の運営は政府が管掌する保険(社会保険)と健康保険組合が管掌する保険があり、保険料は被保険者と事業主で折半して負担する。本法によって被保険者は、病気やけがで保険医療機関に入院したときに療養の給付とあわせて食事の費用の給付が受けられる。

また、地域保険とは、健康保険法等による職域保険の適用を受けない農業者・自営業者などが医療保険の適用を受けられるように「国民健康保険法」(1938(昭和13)年制定)によって定められた保険で、市町村及び特別区が運営する国民健康保険のことである。同法は1958年に改正され、これにより国民皆保険が実現した。

なお、高齢化が進み、医療費が増えていく中でも国民皆保険を持続するために、2008(平成20)年4月から75歳以上の後期高齢者と65歳から74歳で一定の障害があると認定を受けた前期高齢者については、それまで加入していた国民健康保険や健康保険などの被保険者から長寿医療制度(後期高齢者医療制度)の被保険者として加入することとなった(「高齢者の医療の確保に関する法律」)。運営は、都道府県単位で全市町村が加入する後期高齢者医療広域連合が行う。

4 …… 高齢者・介護福祉施設

「老人福祉法」(1963(昭和38)年制定)は、高齢者の福祉を図ることを目的とし、心身の健康の保持や生活の安定に必要な措置により提供されるサービスを定めた法律である。「介護保険法」(1997(平成9)年制定)は、加齢によって介護が必要になった人が、その人の能力に応じて自立した日常生活を送ることができるように、国民の共同連帯の理念に基づいて、必要な保健・医療・福祉サービスの給付を行うことを目的とした法律である。高齢者・介護福祉施設には、老人福祉法に定められた「老人福祉施設」と介護保険法に定められた「介護保険施設」などがある。

老人福祉施設とは「老人デイサービスセンター」「老人短期入所施設」「養護老人ホーム」「特別養護老人ホーム」「軽費老人ホーム」「老人福祉センター」「老人介護支援センター」をいい、介護保険施設とは「指定介護老人福祉施設(老人福祉法上の特別養護老人ホーム)」「介護老人保健施設」「介護療養型医療施設*6」「介護医療院」がある。栄養士の配置、食事の提供などを行う施設については、施設ごとに定められた人員、設備及び運営に関する基準(老人福祉法、介護保険法などの省令)に委任されている。

なお、介護保険法第106条によれば、介護老人保健施設は医療法にいう病院や診療所ではない。ただし、医療法や医療法に基づく命令(政令や省令など)以外の規定に病院や診療所とある場合、一部の規定を除き、介護老人保健施設も含まれる。

補足説明

*6 介護療養型医療施設は、2023年度末までに廃止され、転換先として2018(平成30)年4月に介護医療院が新たに創設された。

5 …… 児童福祉施設

「児童福祉法」（1947（昭和22）年制定）によれば、児童福祉施設には目的に応じて「助産施設」「乳児院」「母子生活支援施設」「保育所」「幼保連携型認定こども園」「児童厚生施設」「児童養護施設」「障害児入所施設」「児童発達支援センター」「児童心理治療施設」「児童自立支援施設」「児童家庭支援センター」がある。

栄養士の配置、入所施設における食事の提供など児童福祉施設の最低基準については、同法の規定によって省令である「児童福祉施設の設備及び運営に関する基準」に委任されている。

6 …… 障害者福祉施設

「障害者の日常生活及び社会生活を総合的に支援するための法律」（通称：障害者総合支援法、2012（平成24）年）によれば、障害者に入浴、排せつ、食事の介護を行うほか、創作活動や生産活動の機会の提供、あるいは、身体機能や生活能力、就労に必要な知識及び能力などを向上させるために必要な訓練を行う入所施設を「障害者支援施設」という。

食事の提供に関する基準については、同法の規定によって省令である「障害者の日常生活及び社会生活を総合的に支援するための法律に基づく障害者支援施設の設備及び運営に関する基準」に委任されている。

7 …… 学校

「学校給食法」（1954（昭和29）年制定）は、学校給食の目標、実施に関する基本的な事項を定め、学校給食の普及充実と学校における食育の推進を図ることを目的に定められている。

同法による学校給食とは、義務教育諸学校である小学校、中学校、中等教育学校の前期課程、特別支援学校の小学部もしくは中学部の児童・生徒に対して実施される給食である。学校給食の種類などについては、同法の規定によって省令である「学校給食法施行規則」に定められており、学校給食の具体的な内容や衛生管理など学校給食の実施に関する具体的な事項については、同法の規定によって告示である「学校給食実施基準」「学校給食衛生管理基準」に委任されている。

特別支援学校の幼稚部及び高等部で学ぶ幼児と生徒、夜間課程を置く高等学校（中等教育学校の後期課程を含む）で学ぶ生徒については、「特別支援学校の幼稚部及び高等部における学校給食に関する法律」と「夜間課程を置く高等学校における学校給食に関する法律」において、教育の特性をふまえて給食を実施するために必要な事項を定めている。

8 …… 事業所

「労働安全衛生法」（1972（昭和47）年制定）は、労働災害を防止するために「労働基準法」の安全衛生に関する規定を拡充させた法律であり、職場における労働者の安全と健康を確保し、快適な職場環境をつくることを事業者に義務づけている。

社員食堂として事業所で給食を行う場合の栄養士の配置などの基準については、同法の規定によって省令である「労働安全衛生規則」に委任されている。また、社員寮などの寄宿舎における栄養士の配置などについては、労働基準法の規定によって省令である「事業附属寄宿舎規程」に委任されている。

☑ 確認テスト

①健康増進法における特定給食施設とは、不特定かつ多数の者に対して継続的に食事を供給する施設のうち栄養管理が必要なものとして厚生労働省令で定めるものをいう（健康増進法第20条第１項）。

②厚生労働省令で定める施設とは、継続的に１回100食以上または１日250食以上の食事を提供する施設とする（健康増進法施行規則第５条）。

③健康増進法で定める栄養管理とは、特定給食施設の設置者は、厚生労働省で定める基準に従って、適切な栄養管理を行わなければならない（健康増進法第21条第３項）。

④特定多数人への対応には、継続的に食事を提供する施設における利用者の身体の状況、栄養状態、利用の状況等に応じた特別の配慮を必要とする栄養管理及びこれらの施設に対する栄養改善上必要な指導と疾病者に対する療養のために必要な栄養指導の２つがある。

⑤トータルシステムとは実働作業システムと支援システムの２つのことを意味し、サブシステムとは給食全体を意味している。

【引用文献】

1）日本給食経営管理学会監修『給食経営管理用語辞典　第３版』第一出版　2020年　p.3

2）同上書　p.4

第2章 給食経営管理の概念

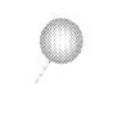

章の目的

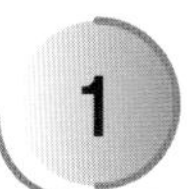

管理栄養士は、給食部門の責任者として、給食に必要な食材料の調達から調理、配膳、後始末だけでなく、給食運営業務の総合的なマネジメント力が必要となっている。そのためには、喫食者や調理員、食材料や調理器具、給食にかかる費用、給食に関係する情報など、その組織の有する能力（資源）を、状況のニーズに適応させながら最大限に生かし、組織の目標を達成していくことである。この章では、給食に必要な経営学の基礎を学ぶ。

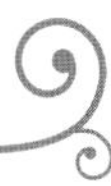

1 給食経営と献立

1 …… 献立の意義と目的

給食の献立とは、対象者の身体状況や栄養状態などの評価に基づいて作成された給与栄養目標量を満たしたものである。これを基本に対象者の嗜好を配慮し、給食の予算や調理能力、食品衛生などいろいろな要素を勘案しながら主食、主菜、副菜などの料理を組み合わせて作成される。このように、対象者に最適な給食を提供することにより、健康状態の改善・予防だけでなく、正しい食習慣の形成に

図表 2-1　施設ごとの給食対象者と給食の目的、目標・意義

施設の種類	給食の対象者	主な目的	目標・意義
病院	患者	医療の一環	疾病の治療や病状の改善を図る
学校	生徒・児童	教育の一環	心身の健全な発達と食に関する正しい知識を養う
高齢者・介護福祉施設	高齢者	老人福祉	心身の健康の保持及び生活の質の向上
事業所	従業員	福利厚生の一環	健康の保持・増進や勤労意欲、生産性の向上を図る
児童福祉施設	幼児・児童	児童福祉	発育期に必要な栄養を確保し、正しい食事のあり方や好ましい人間関係について学ぶ

出所）医療情報科学研究所『栄養士・管理栄養士のためのなぜ？　どうして？　⑥給食経営管理論』2018年　メディクメディア　p. 7 を一部改変

も配慮することが可能となる。

給食は、病院や学校、高齢者・介護福祉施設などの施設で提供されており、各施設により給食の対象者や給食の目的、目標・意義が異なる（図表 2-1）。

2 …… 献立の機能

給食の献立は、それぞれの給食施設の目的や利用する対象者に合わせて作成されることから、献立は、施設の目的や対象者に対する計画書となる。そして、給食は単なる栄養補給としてだけではなく、継続的な提供によって、料理の組み合わせや味つけを経験し、食品や栄養に対する興味や関心を高め、対象者の心身に働きかけて食生活の改善に寄与するなど、教育的な機能を備えている。また、給食を提供する側からの献立は、給食を生産し、提供するための作業指示書となり、予定献立表をもとに発注計画がなされ、給食の実施によって実施献立表が作成され、評価し、次の計画へとフィードバックする、PDCAサイクルを活用することにより、効果的なものとなる。

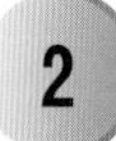

2 経営管理の概要

1 …… 経営管理の意義と目的

経営とは、企業などの組織が目的をもって方針を定め、それにしたがって事業を行うことである。これまで経営の対象はビジネスが中心であったが、病院や大学、NPOや地方自治体など、多くの組織へと広がっている。

経営管理とは、トップの責任者である経営者が、組織の経営を管理していくことである。そのためには、「求める目的に向かって効率的に動くために、資源を統合し、調整すること」[1]である。

給食における経営管理は、特定給食施設での事業を通して、対象者の栄養状態の改善やQOLの向上などを目指し、対象者に喜ばれる献立を安全に提供し続けなければならない。そのために、給食の目的にそって計画を立案し、組織の経営資源を用いて事業活動を行うという、経営手法の導入が必要である。

2 …… 経営管理の機能と展開

（1）経営管理の機能

企業は、共通して仕事を６つの活動（職能）に分類することができる。生産活動、販売活動、財務活動、保全活動、会計活動、管理活動である（図表 2-2）。いずれも企業にとって欠くことのできない活動であるが、その中でも管理活動が最も重要であると、ファヨール（Fayol, J .Henri）は、経営管理の機能として位置づけた（図表 2-3）。

経営管理の機能は、計画、組織化、指揮・命令、調整、統制という 5 つの要素が一連のサイクルを成しており、経営管理の機能を円滑に遂行するためには、14 の管理原則が有効であると指摘した（図表 2-4）。

（2）PDCAサイクル

経営管理の機能は、ファヨールが経営者としての立場で考え出されたものであるが、商品の品質管理においても、デミング（William, E. Deming）がPDCA

図表 2-2　ファヨールによる 6 つの活動（職能）

生産活動	商品を生産する活動
販売活動	商品を販売する活動
財務活動	企業の資金に関する活動
保全活動	企業の安全に関する活動
会計活動	企業で生じた売上や費用、利益などに関する活動
管理活動	計画し組織化し指揮・命令し、調整し、統制する活動

図表 2-3　経営管理の機能

計画	目標や方針を設定するために資料を収集、分析し予測を立てる
組織化	職務分担、権限、責任を明確にし、職務相互の関係を合理的に編成する
指揮・命令	目標達成にむけて、適切な指揮指導により、実際に行動を行わせる
調整	計画と実際のズレが生じた場合に改善する
統制	計画の進行状況の分析・評価、業務をコントロールする

図表 2-4　経営管理の機能を円滑に遂行するための14の管理原則（抜粋）

専門化	各人の専門知識や経験を活用して、専門化された業務活動を担当する
管理範囲	1 人の管理者が直接管理する部下の数は一般的に 8 から15人が適当
権限責任（責任と権限）	各管理責任者の果たす役割と、それに対応した権限を明確にする
命令の一元化	業務上の指示・命令・報告の系統を一元化（多くの組織を 1 つの本元に統一）する
例外（例外業務）	日常業務は部下、例外事項は管理者が管理

図表 2-5　PDCAサイクル

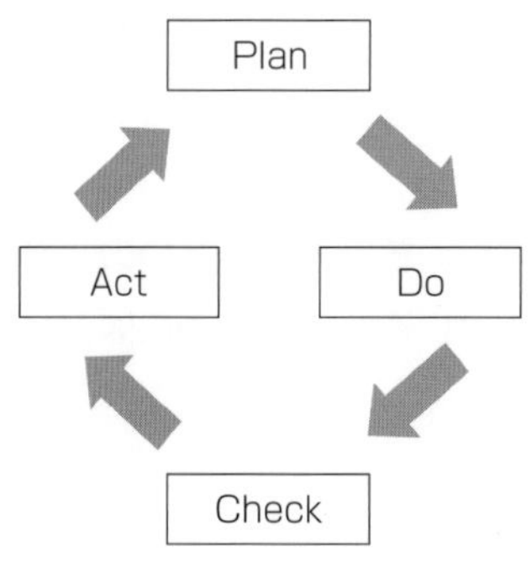

図表 2-6　PDCAサイクルの考え方

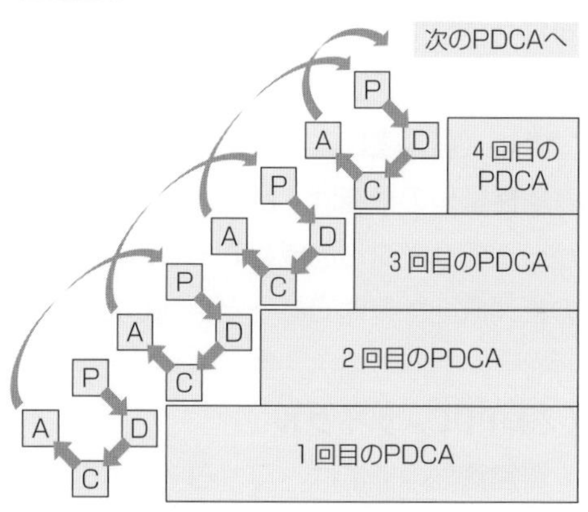

サイクルを世に知らしめた。いずれも組織の目標達成に役立つ経営管理の原則となっている。給食におけるPDCAサイクルとは、喫食者へ食事を提供するために、対象者の栄養アセスメントから栄養計画、食事計画がなされ、計画に基づいた食事を提供するために、食材料の調達、調理・食事サービスなど、一連の給食の運営が実施される。そして、給食の実施後は、結果を検証し、次の計画への見直しや改善などに反映させていく。

これらの流れは、図表 2-5の通り、計画（Plan）→実施（Do）→点検・評価（Check）→修正・改善（Act）のプロセスで行われ、修正・改善の先には、次の計画→実施→点検・評価→修正・改善へとステップアップしていかなければならない（図表 2-6）。

3 …… 給食の資源と管理

資源とは、ある目的に利用されるもとになる原料や材料をさす。たとえば、車を動かすガソリンのもととなる石油、パンをつくるために必要な小麦など、身近に資源は存在するが、いつでも好きなときに好きな分だけ手に入るというわけではない。資源とは限りがある存在である。

給食においても資源という概念が存在する。これは、経営資源といわれるものであり、経営資源とは、企業が経営活動を行ううえで必要な資源や能力をさしている。経営資源は「ヒト」「モノ」「カネ」「情報」の４つが代表的であるが、ほかにも「方法」や「技術」「ブランド」「時間」「知識」などがある。また、これらの資源のうち、「ヒト」「モノ」「カネ」は有形資源とされ、「情報」「方法」「技術」「ブランド」「時間」「知識」は、無形資源といわれる。

給食の経営資源について代表的なものを取り上げ、以下に説明する。

（１）有形資源

❶ヒト

「ヒト」という経営資源は、その組織で必要な人材のことである。給食において、中心となる「ヒト」とは、管理栄養士、栄養士、調理師、調理員などで、いずれも給食の生産に必要である。そのほかに関与する「ヒト」には、院長や施設長など、その施設の経営責任者や、医師、看護師、薬剤師、介護福祉士などの他職種、そして、施設を利用する患者、利用者、喫食者なども含まれる。

❷モノ

「モノ」という経営資源は、その組織を運営するために必要な物体や物質のことである。給食の「モノ」には、給食の生産に関わる食材料や調理器具、食器、消耗品など、毎日の食事づくりに欠かせない「モノ」もあれば、給食に直接関わらないが、医療や介護にとって必要な施設備品なども「モノ」に含まれる。

❸カネ

「カネ」という経営資源は、その事業を動かすための費用であり、収入と支出がある。収入としては、利用者が負担する給食費や、会社からの補助金、医療保険や介護保険からの診療報酬や介護報酬による給付であり、それらを使って食材料などを購入し、管理栄養士や調理師などの人件費を支出する。また、施設の目的にそって運営を継続するうえでは、利益も必要である。

（２）無形資源

❶情報

「情報」という経営資源には、内部の情報と外部の情報とがある。内部情報の代表的なものは、給食を提供する際に必要となる対象者のアセスメントなど、喫食者から得られる情報がある。外部情報には、栄養計画や献立計画を作成する際に用いる食事摂取基準や食品成分表など、公的に発表された情報がある。さらに、社会の動きや他施設の状況なども給食運営に関わる外部情報となる。

❷ブランド

「情報」と同じ無形資源に属する。「ブランド」とは、商品やサービスを特徴づけるために付与された名前やマークなどをいう。企業は、優れたブランドを手にすることができれば、価格や購買力を高めることが可能となるため、企業の資源として重要である。また、ブランド力は、人材募集や事業の拡張など、波及効果があるため、ほかとの差別化にも影響させることができる。給食においては、給食会社のトレードマークがあり、オリジナルの献立や優れた管理栄養士の存在がブランド力となれば、給食としての商品の価値を高めることができる。その結果、施設の社会的評価が高まり、それが顧客の心に確立されることで、信頼性と独自性を生み出すことにつながる。

(3)可変的資源と固定的資源

経営資源は、外部からの調達が可能かどうかにより可変的資源と固定的資源とに分けることができる。可変的資源とは、他の企業もお金さえ出せば同じものを購入することができる資源とされている。一方、固定的資源は外部からの調達が不可能な経営資源といわれる。

たとえば、新入社員と熟練社員とでは、同じ「ヒト」という資源ではあるが、外部から調達可能なのは新入社員であって、熟練社員は調達しにくく、優秀な人材ほど企業が手放すことはない。また、給食を例にすれば、技術的なスキルをもった管理栄養士や調理師は固定的な資源の「ヒト」であり、その施設で作成されたオリジナルの献立や生産された給食は、固定的な資源の「モノ」であり、その技術を安易に入手することができないのである。このように固定的な資源は、企業内部で時間をかけて作り出さなければ生み出すことができない資源となっている。

(4)給食における経営資源

給食における経営資源といっても、直接給食に関わる経営資源もあれば、間接的に関わる経営資源もある。直接的な経営資源とは、給食生産に関係する経営資源であり、管理栄養士や調理師などの給食業務従事者(ヒト)、食材料や調理機器(モノ)、給食費や材料費(カネ)、給食の生産に必要な情報をさす。給食生産に直接関わらない、医師や看護師、給食を食べる側である喫食者、給食以外で施設に必要なモノや情報は、間接的な給食の経営資源である(図表 2-7)。

図表 2-7　給食における経営資源

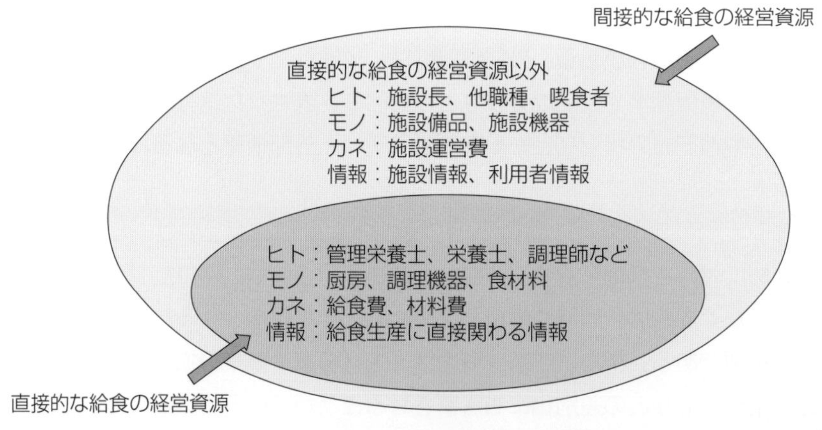

4 …… 給食運営業務の外部委託

給食施設において、その運営を外部に任せることを外部委託といい、アウトソーシングともいう。給食を委託する方法には、給食運営全体を委託する方法（全面委託）と、部分的に委託する方法（部分委託）とがある（図表 2-8）。

給食施設を外部委託する場合、委託の種類には、専門の給食会社に任せる業者委託や企業の子会社や系列会社に任せる準委託、地域などの共同出資でできた協同組合のほか、フランチャイズなどがある（図表 2-9）。契約するという意味から、契約先である給食会社をコントラクトフードサービスともいう。

また、具体的な契約方法には、業務の内容による契約（図表 2-10）と給食の経費による契約（図表 2-11）があるが、業務内容の範囲については、委託に関する法規を確認する必要がある（図表 2-12）。

図表 2-8　委託契約業務範囲

全面委託	栄養食事管理、生産管理、人事管理など給食運営業務全般を委託すること。
部分委託	食材管理、調理、洗浄、清掃などの業務を部分的に委託すること。業務内容により、管理部分のみを委託する管理委託と管理部分を除いた労働業務のみを委託する労務委託がある。

出所）日本給食経営管理学会監修『給食経営管理用語辞典　第３版』第一出版　2020年　p. 9

図表 2-9　委託の種類

業者委託	給食の専門業者に委託すること。
準委託	子会社、系列会社、関連団体等に委託すること。
協同組合	地域または同業者による協同出資組合に委託すること。

出所）図表２-８に同じ

図表 2-10　業務内容による委託契約方法

マネジメントフィー契約	給食会社から管理部門の専門家が、委託側または受託側の人材を使って、運営管理業務全般の業務指導を行う。
コンサルティングフィー契約	給食経営全体のコンサルティングを行う。
フードサプライフィー契約	食材の購買、管理業務の指導、管理を行う。
テクニカルフィー契約	新システムの導入や最新の知識・技術などを要する施設で、システムの計画から実施までの指導や管理の手法など、業務の指導を行う。
メニュープランニングフィー契約	マスターメニューを基本に治療食への展開など、特殊な献立・レシピ作成に関して業務指導を行う。

出所）図表２-８に同じ　p.10

図表 2-11　経費による委託契約方法

食単価契約	食事単価を決めて契約する方式。食数で変動する。
管理費契約	食事単価を食材料費と管理費に分けた契約方法。食数で変動しない。
その他の契約	食単価や管理費以外の契約方法。たとえば水光熱費や地代のみクライアント側が負担する、賃貸料を払ってスペースを借りるテナント方式など。

出所）図表 2 - 8 に同じ　p.10を一部改変

（1）外部委託する目的

給食業務を外部委託することによって得られるクライアント側の効果としては、以下が考えられる。

①経済的な効果が得られる。
②人件費や食材料費の削減が期待できる。
③給食業務を外部の業者にすることにより、業者を競わせることによって競争原理を導入し、サービスの質やスピードを上げることができる。
④より専門的で高度な給食サービスを受けることができる。
⑤給食業務を少数の本質的な活動に特化させることによって、より深い独自能力を蓄積することができる。

（2）委託に関する法規等

❶病院給食

病院給食の業務委託については、1993（平成 5 ）年「医療法の一部を改正する法律の一部の施行について」において、患者等の食事の提供の範囲及び委託方法について、病院自らが実施すべき業務が示されている（図表 2-12）。

❷学校給食

学校給食の業務委託については、1985（昭和60）年「学校給食業務の運営の合理化について」において、パートタイム職員の活用、共同調理場方式、民間委託の実施が学校給食業務の合理化の推進項目とされた。民間委託ができるのは、調理や運搬、洗浄などの作業であり、献立の作成や物資の購入については、設置者である教育委員会や学校が行っている。

❸保育所給食

保育所給食の業務委託については、1998（平成10）年「保育所における調理業務の委託について」により、委託が認められた。調理業務の委託について基本的な考え方は、児童の発育段階や健康状態、アレルギーなどに配慮し、安全面や衛生面、栄養面での質の確保がなされていることが前提とされている。さらに、2011（平成23）年「児童福祉施設の設備及び運営に関する基準」において、満 3 歳以上の児童に対する食事の提供に限り、公立・私立を問わず外部搬入が認められた。

図表 2-12　病院自ら実施すべき業務

区分	業務内容	備考
栄養管理	病院給食運営の総括 栄養管理委員会の開催、運営 院内関係部門との連絡・調整 献立表作成基準の作成 献立表の確認 食数の注文・管理 食事箋の管理 嗜好調査・喫食調査等の規格・実施 検食の実施・評価 関係官庁等に提出する給食関係の書類等の確認・提出・保管管理	受託責任者等の参加を求めること。 治療食等を含む。 受託責任者等の参加を求めること。
調理管理	作業仕様書の確認 作業実施状況の確認 管理点検記録の確認	治療食の調理に対する指示を含む。
材料管理	食材の点検 食材の使用状況の確認	病院外の調理加工施設を用いて調理する場合を除く。
施設等管理	調理加工施設、主要な設備の設置・改修 使用食器の確認	病院内の施設、設備に限る。
業務管理	業務分担・従事者配置表の確認	
衛生管理	衛生面の遵守事項の作成 衛生管理簿の点検・確認 緊急対応を要する場合の指示	
労働衛生管理	健康診断実施状況等の確認	

出所）「医療法の一部を改正する法律の一部の施行について」平成５年２月15日健政発98号厚生省通知

❹事業所給食

事業所給食における業務委託は、他の給食施設よりも最も早く導入された。現在ではそのほとんどが委託により行われている。委託の範囲や委託の方法など、給食の運営の規制が他の給食施設よりも緩やかなため、急速な委託化が進展した。

5 …… 給食運営業務の収支構造

給食の運営は、施設の方針に沿って食事計画を立て、具体的に展開することである。しかし、運営するための費用がなければ、円滑に進めることができない。

給食施設の費用には、図表 2-13のように収入と支出とがある。収入となるのは、給食利用者の自己負担のほか、各給食施設によって公費による負担もある。

一般的に、病院など傷病者に対して食事を提供する給食施設では、医師の指示のもと食事が提供されるため、食数の変動が少ない。よって、収入は、比較的安定しているといえる。一方、事業所給食は、対象者に食事の選択が委ねられているため、近隣の飲食店やコンビニエンスストアのテイクアウトといった、外食や

図表 2-13　給食の運営費

施設	収入	支出
医療施設	入院時食事療養費、 入院時生活療養費 一部自己負担	調理従事者の人件費 食材料費 経費 　水光熱費 　消耗品費 　研修費 　保健衛生費 　事務費 　設備修繕費等
高齢者・介護福祉施設	自己負担　基準費用額1,445円／日	
学校	保護者負担、自治体負担	
事業所	企業（福利厚生費）負担、自己負担	

出所）全国栄養士養成施設協会・日本栄養士会監修、韓順子・大中佳子著『サクセス管理栄養士講座　給食経営管理論　第６版』第一出版　2017年　p.60を一部改変

中食産業と競合している。そのため食数の変動が大きく、収入は病院や施設に比べると安定的ではない。従業員の福利厚生＊1の一環として安価で食事を提供するだけでは、顧客の満足を高めることができなくなっている。しかし、従業員の健康を経営の視点で組織的に考える健康経営＊2や、健康的な食事や環境を社員食堂等で支援するスマートミール＊3といった新しい動きが加速しており、食事に対する役割と期待がますます高まっている。

用語解説

＊1　**福利厚生**
組織が従業員の確保、定着、勤労意欲及び労働能率の向上や労使関係の安定のために、従業員とその家族に対して行う、賃金以外の施策。

用語解説

＊2　**健康経営**
特定非営利活動法人健康経営研究会によると、企業が従業員の健康に配慮することによって、経営面においても大きな効果が期待できるとの基盤に立って、経営視点から戦略的に実践する取り組み。経済産業省では、積極的な企業に対し健康経営優良法人として認定する制度を実施している。

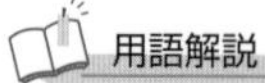
用語解説

＊3　**スマートミール**
健康に資する要素を含む栄養バランスのとれた食事（主食・主菜・副菜のそろった食事）をさし、健康的な食事や食環境の整備をすすめる活動のこと。

3　給食とマーケティング

1 …… マーケティングの原理

マーケティングとは、その企業が売りたい商品やサービスについて、市場の調査や開拓を行い、販売に至るまでの一連の流れを示している。マーケティングは商品を購入するお客（顧客＊4）と売りたい企業との関係で成立するため、「企業が顧客との関係の創造と維持を様々な企業活動を通じて実現していくこと」[2)]ととらえることができる。

給食は、特定の対象者を把握することができるので食数の変動が少ない。そのため、給食を売るにはどうすればよいかといったマーケティングの手法や計画を考えなくても販売がされてきた。病院や施設を利用する患者などがその代表である。しかし、社員食堂など事業所給食では、利用者の嗜好が食数に影響されることもあり、食数の変動が大きい。このような背景をもとに、給食ではニーズを的確につかみ、マーケティングへの関心を高めてきた。

用語解説

＊4　**顧客**
商品、サービスを購入する人々のこと。給食施設の場合、顧客は喫食者、対象者、利用者となる。

（1）ニーズ、ウオンツ、シーズ

マーケティングを考える際、最初に考えることは、顧客を理解することである。そのために顧客が何を求めているのかというニーズを把握しなければならない。そして、いろいろな顧客のニーズに対し、具体的に何を望んでいるのか、どのような商品をつくれば顧客に喜んでもらえるかというウオンツを探り、自社がもつ経営資源（＝シーズ）を有効的に生かした商品づくりを考えるのである。

（2）マーケティング・ミックス（４Ｐ）

マーケティング・ミックスとは、「商品」「価格」「流通・場所」「プロモーション」の４つの要素に分類される、マーケティングの機能（基本的戦略要素）である。４つの要素を組み合わせて戦略を立てるため、これをマーケティング・ミックス（４Ｐ）という。

❶商品（Product）

商品とは、顧客が購入しようとする直接的な対象である。商品の価値は、その機能や品質だけで決まるのではなく、デザインや包装、サイズなども含まれる。給食の場合、商品とは出来上がった料理をさし、その料理をつくるために必要となる食材料や調味料を用いて商品がつくられる。商品はお客が購入するものであって、単なる食材料や調味料を商品とはいわない。

❷価格（Price）

価格とは、商品の販売価格をさす。価格は企業がその商品をつくるのに必要なコストを回収し、適正な利益を得ることができる金額を設定する。また、価格の範囲には、現金以外にもクレジットなどのカード決済、銀行振り込みなどがあり、買い手がその商品を買いたいと思う意思決定に影響される。

❸流通・場所（Place）

流通・場所とは、商品がどこでつくられ、どのルートを通って販売されるかという、生産と消費の範囲である。消費とは、購入する段階であり、給食では食べる行為も含まれる。給食における流通・場所は、厨房等で食事がつくられ、盛りつけ、配膳後、食堂や病室などの食事をする場所までを含む。

❹プロモーション（Promotion）

プロモーションとは、商品をどのように売り込むかを考えることである。大規模な場合では、新聞やテレビなどのメディア、インターネット、SNSなどを駆使した方法があるが、広告宣伝費などの費用も考慮しなければならない。給食の場合は、食堂や施設内へのポスター掲示、ちらしなどの配布、給食利用者への声かけ、サンプル品の試食・試飲とクーポン券の配布で、新しいお客の開拓と利用率の増加を狙う。このように、顧客とのコミュニケーションによって、買い手の心理的・行動的変化を段階的にとらえようとすることをアイドマ（AIDMA）＊5

＊5　アイドマ（AIDMA）
Attention, Interest, Desire, Memory, Action の頭文字をとって表現したもので、消費者の購買決定過程を５つの段階に分けて説明している。

モデルという。アイドマモデルにおける5つの段階とは、注意→興味→欲望→記憶→行動である。

（3）マーケティングの方法

マーケティングは、マーケティング・リサーチなどで動向を事前に調査し、環境を分析することから始まる。売りたい商品をどうすれば買ってもらえるかを多角的に分析することが必要となる。マーケティングは図表2-14のような段階を経て行われる。

❶環境分析

環境分析では、自社を取り巻く状況を考える。ここでいう環境とは、「自社（company）」「顧客（customer）」「競合（competitor）」であり、これらの頭文字から3Cという。

「自社」では、自社（企業）の強みと弱みについて客観的に分析し、「顧客」では、商品を売りたい対象者を、「競合」では、競争となりうる企業の強みや弱みから、自社の強みで競合する相手の市場を奪うことができるか、自社の市場をどのように守るべきかを考える。

SWOT分析とは、自社の強み（S：strengths）と弱み（W：weaknesses）、新たな機会（O：opportunities）と脅威（T：threats）を検討する枠組みである。マーケティング・ミックスを検討する際に、自社の強みを生かし、弱みをカバーできるのか、新たな機会や脅威に対応したものとなるかを評価し、戦略を立てなければならない。

図表2-14　マーケティングの流れ

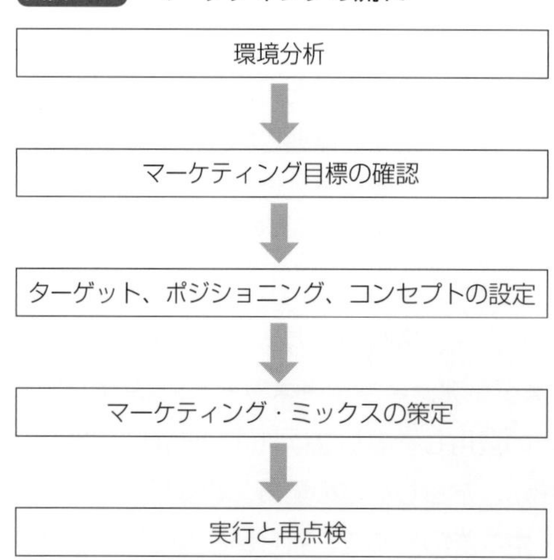

❷マーケティング目標の確認

環境分析から得られた結果をもとに、売上げや利益などの目標を設定する。ここでは、その商品の達成できる売上げや利益の可能性について、一定期間に何をどの程度まで達成しようとするのかを考える。

❸ターゲット、ポジショニング、コンセプトの設定

マーケティング目標を明確にして、次にそれを実現させる「ターゲット」「ポジショニング」「コンセプト」を設定する。

「ターゲット」とは、その商品を購入する顧客は誰なのかということであり、それによって商品の仕様や価格水準、販売方法などが異なってくる。「ポジショニング」は、商品の位置づけであり、その商品を市場のどの位置に置くかということである。市場では、多数の売り手と買い手がいて、モノやサービスの売り買いがなされており、競争のない市場は存在しない。そのため、ニーズの類似によって買い手をいくつかに分割した市場細分化がなされている。このような市場で生き抜くために、競争する他の企業よりも優れているか、他の企業と異なる方法は何かを考えなければならない。

「コンセプト」とは、その商品の概念や構想を意味し、ベネフィット（便益、利益、価値）を顧客に与えるものである。同じ商品でもターゲットやポジショニングが異なれば、コンセプトも異なるため、これらの適切な関係と、次のマーケティング・ミックスとの整合性にも注意が必要である。

❹マーケティング・ミックス（４P）の策定

「ターゲット」「ポジショニング」「コンセプト」の設定後、「商品」「価格」「流通・場所」「プロモーション」を具体的にどのように展開させるかを考える。

マーケティング･ミックスは、顧客側からみると４Cになるといわれる。これは、顧客に何がもたらされるのかを示しており、４Pと４Cは以下のように対応することができる（図表 2-15）。

❺実行と再点検

策定したマーケティング・ミックスを実行し、その結果をもとに修正する。

図表 2-15　顧客からみた４つのP（４C）

4P			4C	
商品	Product	⇒	Customer solution	顧客の抱える問題の解決
価格	Price	⇒	Cost	顧客が支払う費用
流通・場所	Place	⇒	Convenience	顧客の購買時の利便性
プロモーション	Promotion	⇒	Communication	顧客へのコミュニケーション

出所）石井淳蔵・栗木契・嶋口充輝・余田拓郎『ゼミナール　マーケティング入門　第２版』日本経済新聞出版社　2013年　p.36

2 …… プロダクト・ポートフォーリオ・マネジメント（PPM）

企業が商品を外部に販売する際に、縦軸にその商品の市場の成長率と、横軸に競合する企業（自社商品の市場シェア）との間における、商品の位置を４つに区分し、資金の集中と選択的投資を行う方法をPPM（プロダクト・ポートフォーリオ・マネジメント（商品ポートフォーリオ））という。ボストンコンサルティンググループが開発した手法であり、それぞれの特徴に対応して「金のなる木」「問題児」「花形商品」「負け犬」となる（図表 2-16）。

「金のなる木」は、市場シェアは大きいが、市場成長率は低いグループである。市場成長率が低いため、市場の競争は緩やかである。積極的な投資は必要ないが、市場シェアが大きいので利益を出しやすい。ここで資金を稼いで他の商品へ投資する。

「問題児」は、市場シェアが小さいが市場成長率が高いグループである。ここでは、市場成長率が高いため市場の競争が激しく、積極的に投資が必要となってくる。しかし、市場シェアが小さいので、利益が出しにくい。

「花形商品」は、市場シェアが大きく、市場の成長率も高いグループである。ここでは、市場シェアが大きいので利益を出しやすいが、市場成長率も高いため、市場の競争が激しく、積極的な投資も必要である。

「負け犬」は市場シェアが小さく、市場成長率も低いため、市場の競争は緩やかである。市場が成熟しており、成長の可能性も利益もないため、撤退すべき商品となる。

プロダクト・ポートフォーリオ・マネジメントは、給食におけるメニュー分析に応用することができる。対象者が多くのメニューから選べる事業所給食などにおいて、各メニューの市場成長率と市場競争力を表して分類することにより、継続すべきか撤退すべきかの指標となる。

図表 2-16　商品ポートフォーリオ

高←市場成長率（売上高）→低	大←相対的な市場競争力（市場シェア）→小	
高	花形製品 （成長期待：維持）	問題児 （競争激化：育成）
低	金のなる木 （成熟分野・安定利用：収穫）	負け犬 （停滞・衰退：撤退）

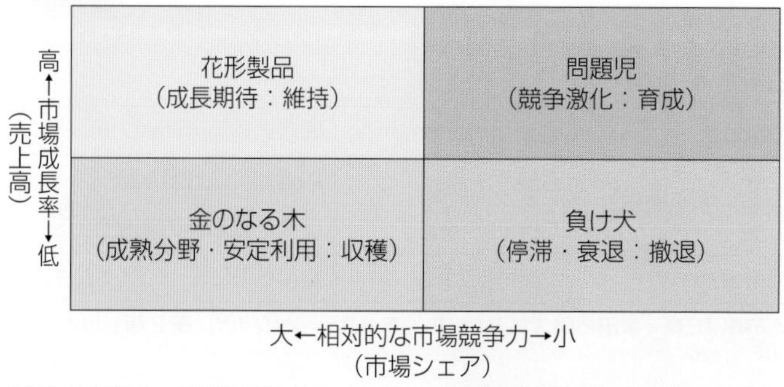

出所）富岡和夫・富田教代編『エッセンシャル給食経営管理論　第４版　給食のトータルマネジメント』医歯薬出版　2017年　p.72を一部改変

3 …… 商品ライフサイクルとマーケティング

商品は、いったん市場に売り出されると、その種類によって期間が異なるが、顧客を得ることで成長し、やがて衰退するという４つの段階をたどる。どんな商品もいつかは寿命を迎えるという、商品の推移を商品ライフサイクルという。

商品ライフサイクルの各段階では、市場で様々な現象が生じているため、各段階に応じたマーケティング・ミックスを考える必要がある（図表 2-17）。たとえば、導入期では商品の認知、成長期は市場シェアの拡大、成熟期は利益の最大化、衰退期には事業の縮小と撤退などである。

図表 2-17　商品ライフサイクル

生成期（導入期）	新商品が、市場に投入される時期、需要は小さい。
成長期	需要が急速に拡大する時期。競争相手が参入する。
成熟期	成長が鈍化し、需要がピークに達する時期。
衰退期	需要が減少する時期。

出所）石井淳蔵・栗木契・嶋口充輝・余田拓郎『ゼミナール　マーケティング入門　第２版』日本経済新聞出版社　2013年　p.319を一部改変

4 …… サービスマーケティング

マーケティングという概念は、約100年前にアメリカで生まれた学問である。当時は、工場でつくった商品をどのように販売するかということに焦点を当てたものであった。しかし、日本の産業は、戦後、製造業を中心に急速に成長し、その後縮小し、サービス業や情報関連の産業へと変化した。そのため、こうした産業構造の変化に対応したマーケティングが考えられるようになってきた。たとえば、管理栄養士は、給食という「商品」を販売すると同時に、人を対象に「サービス」活動も行っている。

サービスマーケティングとは、「商品」よりも「サービス」に重点を置くマーケティングである。サービスは、生産と消費を区別することができないため、サービスの特性をふまえたマーケティングが展開される（図表 2-18）。「商品」では、４つの要素（４Ｐ）で議論されるが、サービスマーケティングの場合は、図表 2-15に示した顧客からみた４Ｃでマーケティングミックスを考えなければならない。

図表 2-18　商品とサービスの特徴

商品 （例：給食、メニュー）	サービス （例：管理栄養士による喫食者への声かけ等）
在庫ができる （例：クックチル等による商品管理）	在庫ができない
目に見える	目に見えない
再生できる	再生できない
元に戻せる	元に戻せない

5 …… 給食におけるマーケティングの活用

従来のマーケティングは、営利を求める企業によって行われてきた。しかし、営利を第一目的としない病院や福祉施設などについても、それぞれの目的をもって対象者のニーズを充足しなければならない。給食についても同じことがいえる。

給食の利用者である喫食者が、食事に対してどのように感じているかは、喫食者満足度調査により把握することができる。顧客満足（customer satisfaction: CS）*6ともいう。また、「商品」に付随した付加価値やサービスも顧客満足の重要な要素であることから、付加価値を高める工夫や顧客との良好な人間関係にも心配りが必要となってくる。喫食者満足度調査は、このように喫食者の主観的判断に左右されやすい欠点があるが、喫食者のニーズを直接的に把握する調査である。

用語解説
＊6　**顧客満足(CS)**
提供された商品やサービスが顧客の期待を満たしている程度のこと。期待以上であれば満足、期待未満であれば不満足となる。

また、給食のマーケティングは、「商品」と「サービス」の両方を考えることができる。要するに、給食の献立やメニューが「商品」であり、「サービス」は「商品」を顧客に提供する際に生じる、調理従事者などによる声かけであろう。「サービス」は、ヒトに一体化されているため、ヒトが提供する以外にないのだから、利用者とのコミュニケーションは、最も「サービス」を伝える機会となる。

4　給食経営と組織

1 …… 組織の構築

組織とは、「二人以上の人々が意識的に調整された活動や諸力の体系」[3)]といわれる。また、組織の成立には、共通の目的をもち、協同する意欲があり、コミュニケーションによって情報が伝達できる仕組みが整う必要がある。

組織はその規模や業務に応じ、様々な形態として企業活動を支えているが、基本となるのはラインとスタッフである。ラインとは、企業目的の達成に直接関わる役割をさし、スタッフは、ラインが有効に動くために助言やサービスで補佐する役割をさす。

（１）ライン組織

ラインだけで構成された組織のことをいう。直系組織ともいい、製造や販売を行う部門だけで構成された組織である（図表 2-19）。特定給食施設では、栄養部門の長をトップに給食の生産など専門業務に直接関わる人員で構成された組織である。ライン組織は、組織の成員間で直接指揮・監督する関係であり、指揮命令系統が明瞭で混乱が起こりにくいとされる。ライン組織は小規模組織に対応しやすいが、規模が拡大してくると、意思決定がラインのトップに集中するため、負担が生じやすい。

（２）ラインアンドスタッフ組織

ラインとスタッフで構成された組織のことをいう。直系参謀組織ともいう。ライン組織の活動を助けるために設けたスタッフ部門とで構成されている（図表 2-20）。特定給食施設では、ライン組織よりも複雑になるため、栄養部門の中に給食業務には直接関わらず、助言を行うスタッフ（図表 2-20 では、栄養部危機管理室）が配置される。ラインアンドスタッフ組織では、組織全体や部門の長にスタッフやスタッフ部門を配置することによって、スタッフが情報収集や代替案の提案といった補佐や支援活動を行い、ラインの権限関係を損なうことなく、ラインの意思決定の負荷を軽減することができる。

（３）ファンクショナル組織

職能別組織ともいう。職能とは、担当する仕事を果たす能力を意味するが、具体的には、生産や販売、商品開発、人事、経理、マーケティングなど、それぞれの部門領域について責任をもつ組織形態である（図表 2-21）。病院や福祉施設に

図表 2-19　ライン組織

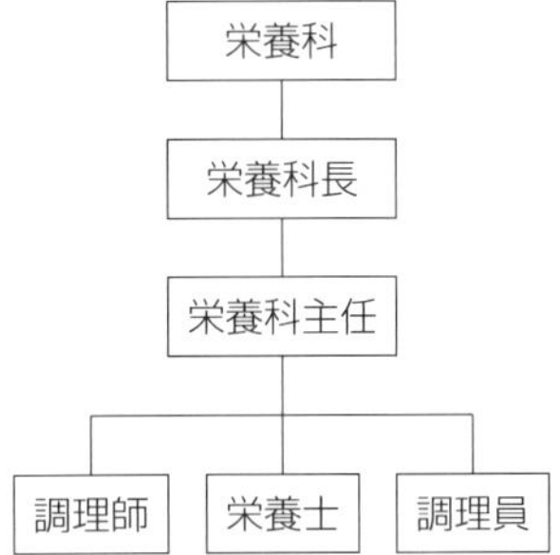

図表 2-20　ラインアンドスタッフ組織

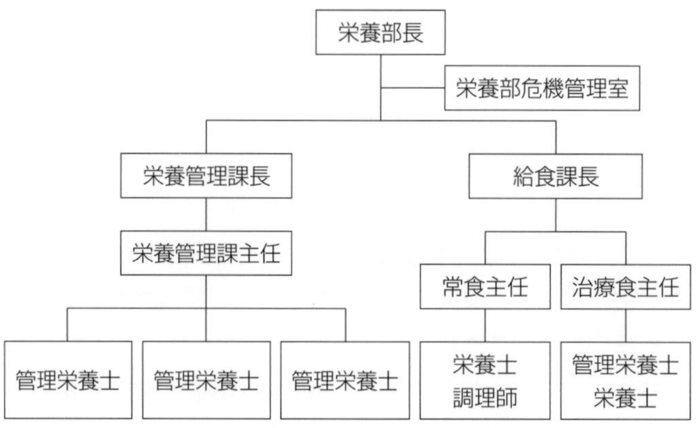

図表 2-21　ファンクショナル組織

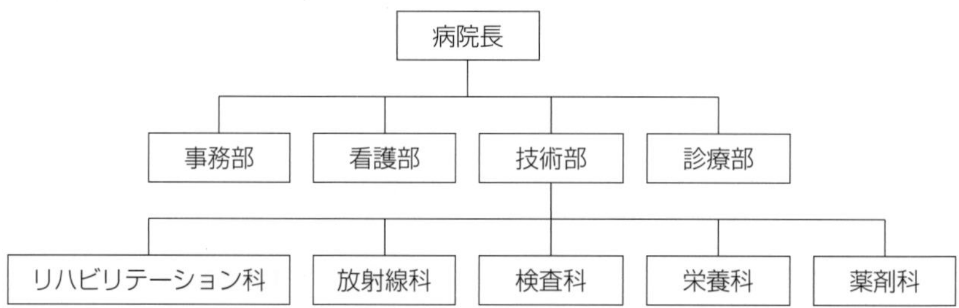

おいては、管理栄養士や栄養士、調理師などで構成される職能組織があり、ほかにも医師や看護師、薬剤師、介護職員など他職種の専門的な組織が存在している。職能別組織では、その職能に専念して専門的な知識や技術を発揮することができるが、部門間にまたがる問題が生じた場合に、院長や施設長といったトップマネジメントが調整を行わなければならない。

（4）マトリックス組織

横断型組織または格子型組織という。職能別組織と事業部制組織というように、2種類の組織を組み合わせて、それぞれの利点を最適化しようとする構造である。その結果、他の組織と異なり、二元的な組織編成となっている（図表 2-22）。多くの病院や施設では職能別組織で構成されているが、栄養サポートや緩和ケアなど、他職種による連携した組織形態も存在しており、2つの部門に所属したマトリックス組織を形成している。また、給食業務だけに限ると、給食会社の栄養士で、病院などに派遣された場合、給食会社に所属しながら病院側にも所属するといったマトリックス組織を形成することになる。

（5）事業部制組織

事業部制組織は、本社と事業部という 2 層の構造をもつ組織である。事業部は、商品別、顧客別、地域別に編成され、独立した組織とし、日常業務など一定の権限が与えられた組織である（図表 2-23 図表 2-24）。大規模な病院や施設では、法人本部以外に複数の病院や施設を抱えており、病院や福祉や地域といった事業に分かれて一定の権限が与えられている。

図表 2-22　マトリックス組織

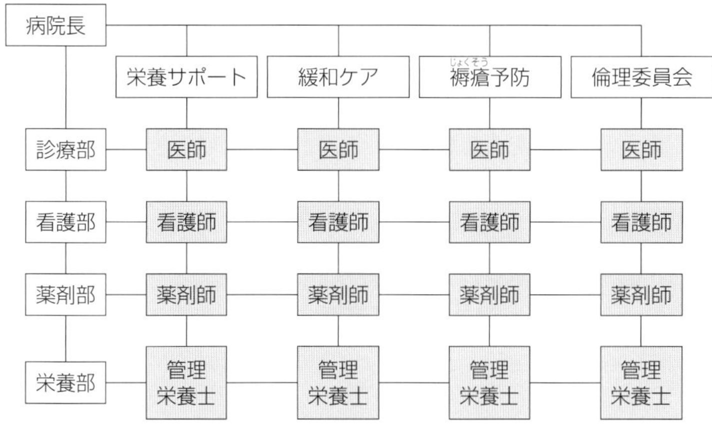

図表 2-23　事業部制組織（病院の場合）

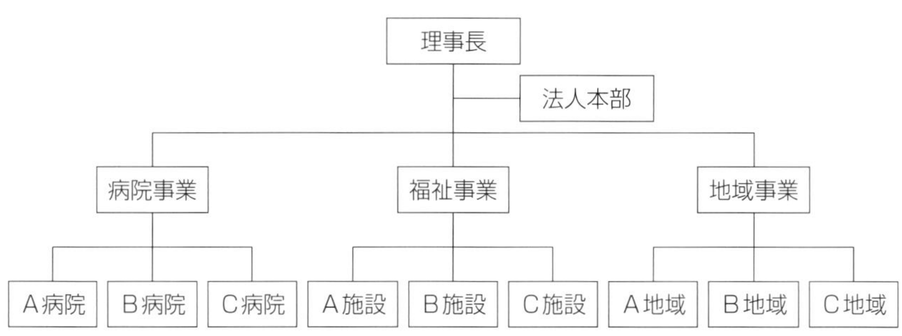

図表 2-24　事業部制組織（給食会社の場合）

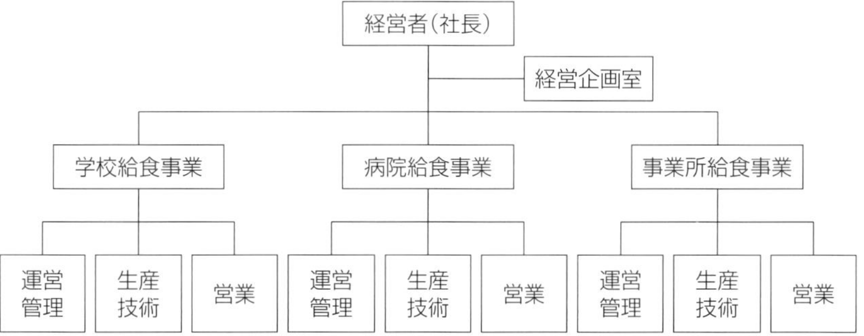

（6）プロジェクトチーム（プロジェクト組織）

プロジェクト組織とは、社内の新規問題に対処しようとする個別計画の組織である。具体的なプロジェクトの組織には、プロジェクトチームや、タスクフォースがある。多くの場合、部門を横断してチームが編成され、メンバーも正規社員の場合もあれば、非正規雇用の社員も含まれるなど様々である。プロジェクト組織は、臨時の組織であり、目的が達成されれば解散する。

2 …… 組織の階層

組織において、責任と権限の関係を明確にするために、経営者を頂点とした職務の階層構造が生じる。これは、一人の上司が管理できる部下の人数に限りがあるためであり、階層が多い組織を縦長型組織、階層が少ない組織をフラット型組織という。

階層構造は、頂点に経営者であるトップマネジメントがあり、その下にミドルマネジメント、次いでロワーマネジメント、最下層にはロワーワーカーで構成され、権限の移譲が上から下へと移動する（図表 2-25）。階層構造は、企業の組織ピラミッドのように三角形となっている。こうした階層構造は、組織の規模に関係なく、組織の人数が増えれば階層が形成される。また、組織に雇用された際には、多くの人がロワーワーカー（一般作業者）に位置づけられ、ここから経験年数や試験などを経て順次上の職階（職務上の階級）へと移動する。そのため、管理栄養士や栄養士といった有資格者であっても、新入社員であれば、同様であり、職階と資格とは別に考えなければならない。

❶トップマネジメント

企業の経営者などの最高幹部をさす。企業であれば経営者であるが、施設では施設長や病院長、園長であり、その組織の運営方針の決定や指揮、監督を行う。

図表 2-25　組織の階層（特定給食施設における事例）

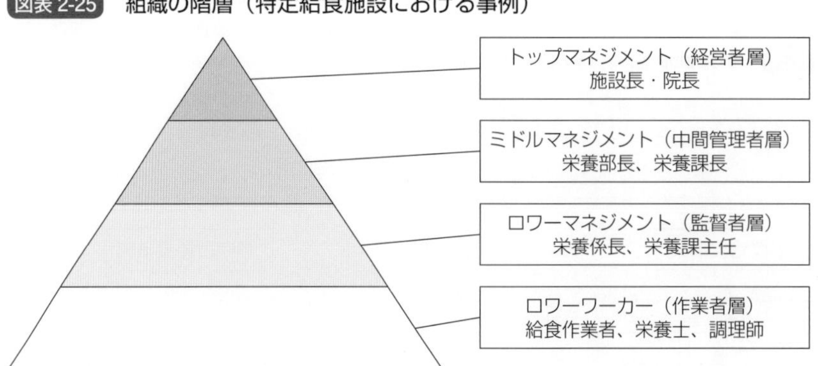

❷ミドルマネジメント

部長や課長級の中間管理者をさす。事務部長や看護部長、栄養部長など部門の長や、その直属にあたる担当課長（総務課長、看護課長、栄養課長）なども含まれる。

❸ロワーマネジメント

係長や主任、監督者など、現場での管理を行う。特定給食施設では、栄養係長や栄養課主任、調理主任など調理現場における指揮を行う。

❹ロワーワーカー

現場で働く一般作業者。特定給食施設では、ロワーマネジメントの指揮のもと、栄養士や調理師、調理補助を行う作業者が大量調理作業に従事する。

3 …… 給食組織と関連分野との関係

組織がその目的を達成し、社会的役割を果たすためには、様々な仕事が遂行されなければならない。給食組織は、対象者への適切な栄養管理を遂行するために、図表 2-26に示す関連分野と連携を図ることが重要となっている。

図表 2-26　給食組織と関連分野

給食施設	関連組織	連携内容
病院	医師、看護師、薬剤師	医療チーム、NST
福祉施設	施設長、医師、看護師、理学療法士、作業療法士、介護士	介護チーム、栄養ケアマネジメント
学校	校長、教諭、養護教諭	給食の時間の食指導、教科･学級活動･総合学習における食指導
事業所	産業医、産業保健師、看護師	特定健診・特定保健指導、THP

出所）井川聡子・松月弘恵編『栄養管理と生命科学シリーズ　給食経営と管理の科学』理工図書　2011年　p.26を一部改変

4 …… リーダーシップとマネジメント

リーダーシップとは、その組織の指導者であるリーダーの指導力であり、組織に関わる人々を率いていく中心的な役割を果たすことである。

リーダーという存在は、トップマネジメントである社長以外にも、その企業組織の中に多く存在している。たとえば、部長や課長、係長など、一定の集団を率いているならば、それぞれの集団にはリーダーが存在する。栄養部門の長である管理栄養士は、統括責任者であり、他の関係部署との連携や外部との調整を行い、給食現場で部下に指導するなど複数の側面をもつ。

すぐれたリーダーには、集団の目標達成に向けてメンバーに仕事を与え、必要な情報を提供し、集団の活動を方向づける「生産志向の行動」と、仕事上の調整や配慮などの「人間関係志向の行動」という2つが備わっており、あらゆる状況の変化に対応できるリーダーシップ力が、リーダーとして支持される要因となっている。

確認テスト

①ファヨールによる経営管理の機能において、計画と実際のズレが生じた場合に改善することを統制という。

②給食業務の全部または一部を専門の給食会社などに任せることを委託という。

③大学を卒業後、入社した管理栄養士の場合、会社の組織の階層構造では一般的に中間管理者層に位置づけられる。

④固定的資源は、他の企業がすぐに真似できない優位の資源である。

⑤給食においてマーケティング対象となる商品とは、給食の食材料である。

【引用文献】

1）野中郁次郎『日経文庫512　経営管理』日本経済新聞出版社　2016年　p.10
2）石井淳蔵・栗木契・嶋口充輝・余田拓郎『ゼミナール　マーケティング入門』日本経済新聞社　2004年　p.45
3）C. I. バーナード『新訳　経営者の役割』ダイヤモンド社　1971年　p.76

第2部
各論

第3章 栄養・食事管理

章の目的

第１章で述べた通り、特定給食施設の設置者は「栄養管理の基準」にしたがって適切に栄養管理を行うことと定められている*1。本章では、その基準にしたがって栄養管理を行うとはどういうことなのか、その具体的な方法について、サブシステムの１つである栄養・食事管理、すなわち、栄養素レベル、食品・料理レベルの管理に関して学ぶことが目的である。対象集団の特性に合わせて「日本人の食事摂取基準」を活用した科学的根拠のある栄養計画を作成し、食事計画へと展開して、食事によるケアを行い、評価して食事計画の改善を図る一連のプロセスについて学ぶ。

補足説明

＊１　栄養管理については、第１章で述べた通り、法的な根拠がある。特定給食施設が行うべき栄養管理の基準は、健康増進法施行規則の第９条に定められており、各基準の留意事項については、厚生労働省通知「特定給食施設における栄養管理に関する指導及び支援について」に示されている。

1　栄養・食事のアセスメント

1 …… 利用者の身体状況、生活習慣、食事摂取状況（給食と給食以外の食事）

（１）栄養・食事管理

栄養・食事管理とは、喫食者の栄養状態の改善、健康状態の保持増進、疾病の予防・治療、QOLの向上を図るために、適正な栄養を補給することができる食事を継続して提供し、その食事を通して栄養教育を行うことである。

栄養・食事管理全体の流れを図表3-1に示した。まず、利用者の栄養アセスメントを行い、その結果から、栄養計画と食事計画を立案する。栄養計画では、集団に食事を提供することを前提とした適正量として給与栄養目標量（食事で提供する栄養量の目標値）や栄養補給方法などについて立案する。食事計画では、利用者の栄養計画に基づいて献立作成基準、さらにそれに基づく食品構成の作成、献立計画の立案（料理の種類、食品の量といった食事内容の設計、料理レベルの計画）のほか、施設・設備の条件をふまえた提供方法やサービス内容など食事に関わる一連の業務について立案する。そして、食事の生産（調理）と提供、栄養教育を行い、栄養計画・食事計画が計画通りに実施されたかについて評価し、次の栄養計画、食事計画に反映させていく。

図表 3-1　栄養・食事管理システム

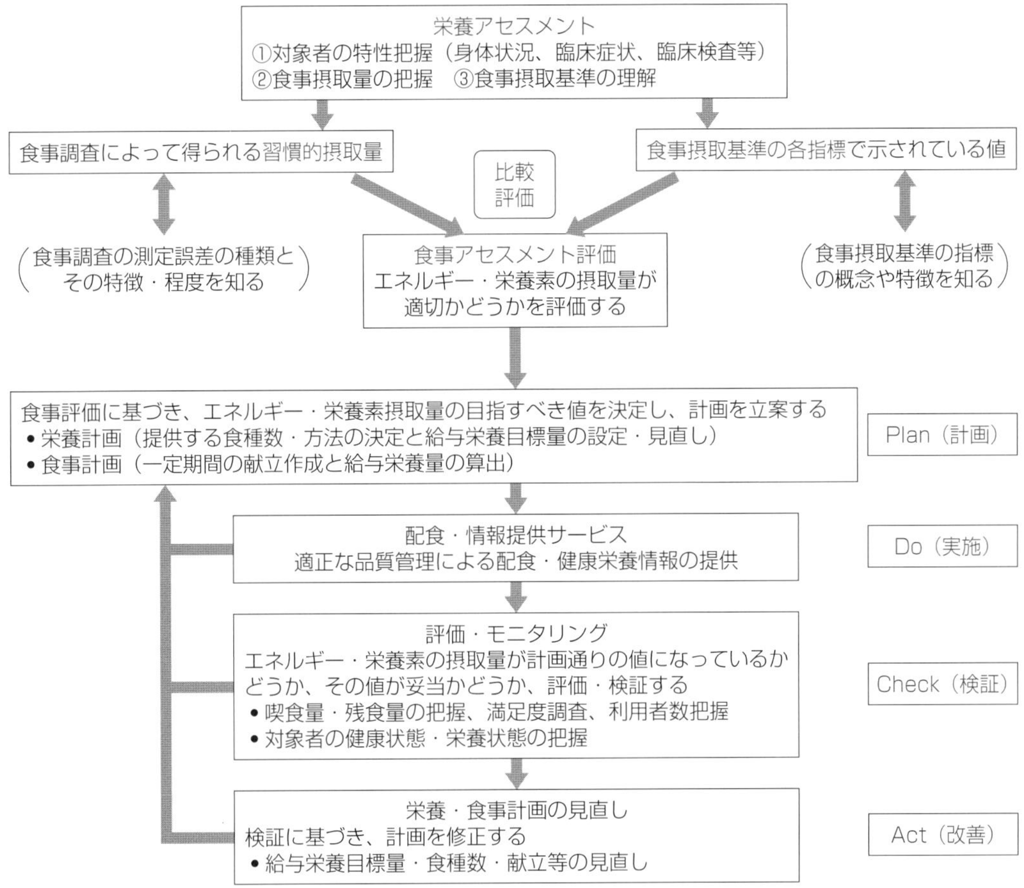

出所）『日本人の食事摂取基準（2020年版）の実践・運用―特定給食施設等における栄養・食事管理―』第一出版　2020年　p.51

（2）栄養アセスメント

栄養アセスメントとは、利用者の身体状況、生活習慣、栄養摂取状況等を把握し、その結果に基づいて評価することである。栄養アセスメントは、対象集団を決定するための特性を把握し、利用者に合った**給与栄養目標量**を設定するために必要となる（図表 3-2）。また、アセスメントは、計画を実施した後の効果判定にも用いる。

利用者の栄養状態を把握し、アセスメントを行うためには、利用者の「身体状況」「生活習慣」「食事摂取状況」などの情報をもとに総合的に判断する。

（3）利用者の身体状況

対象集団を決定するためには、性別、年齢、身体活動レベル、身長、体重、BMI（body mass index）の把握は必須である。可能であれば、それらに加えて、

図表 3-2　栄養アセスメントから給与栄養目標量を設定するまでの流れ

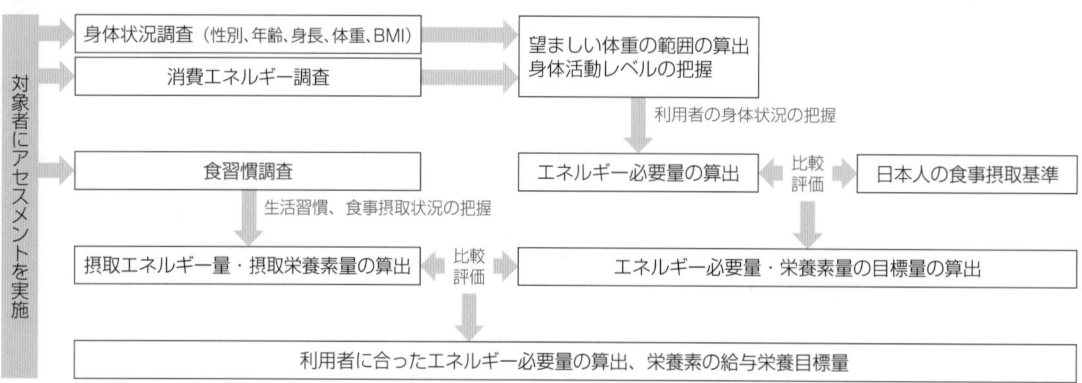

血圧、腹囲、血液生化学検査値なども把握する。エネルギー摂取量の過不足の評価にBMIまたは体重変化量を用いるため、定期的に体重を把握することが望ましい。そのときの根拠となるものが食事摂取基準である。

施設によっては、身長、体重、BMI といった身体状況が把握できないことがある。その場合には、後述の通り、食事摂取基準の参考表である推定エネルギー必要量（kcal／日）に基づいて設定する（▶p.60）。

（4）利用者の生活習慣

食習慣、運動習慣、休養、喫煙、飲酒などの生活習慣を把握し、利用者の身体状況と生活習慣の関連を評価する。食習慣については、朝食の摂取状況、欠食の頻度、外食の頻度、食事時間などを把握する。また、喫煙や飲酒については、習慣的な喫煙の状況や飲酒の頻度、１日当たりの喫煙本数や飲酒量などの頻度と量について把握する。

（5）利用者の食事摂取状況　―給食と給食以外の食事―

日常の食事摂取量、給食の摂取状況、給食と給食以外の食事の摂取量、食嗜好や食習慣などを把握する。清涼飲料水や糖類を多く含む「飲み物」の摂取状況を調査する。「間食」として、糖質や脂質の多い菓子類、スナック菓子類、おつまみ類、ナッツ類、アイスクリーム類の摂取状況（頻度、内容、量）なども参考にする。

食事アセスメントを実施する場合に用いられる食事調査法には、食事記録法、24時間食事思い出し法、陰膳法、食物摂取頻度調査法など目的に応じて様々な種類がある＊2。栄養素等摂取量の評価には、習慣的な摂取量が必要であるが、食事調査で得られた摂取量は測定誤差が生じやすく、利用者の申告に基づいた過小申告・過大申告と日間変動に注意する。また、日曜日や行事食のような特別な日の食事調査ではなく、恒常的な日常の食事摂取量を把握する。

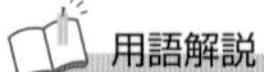

＊2　「食事記録法」は、摂取した食物を自分で調査票に記録する方法、「24時間食事思い出し法」は、24時間以内に摂取した食物を調査員が問診する方法、「陰膳法」は、摂取した食物と同じものを同量集め、食物試料を化学分析して栄養素摂取量を計算する方法、「食物摂取頻度調査法」は、調査票で習慣的な食品の摂取頻度を尋ね、食品成分表を用いて栄養素摂取量を計算する方法である。

2 …… 利用者の病状、摂食機能

適切な食事を提供するためには、利用者の病状、摂食機能を把握することが重要である。特に高齢者・介護福祉施設においては、慢性疾患にかかっている場合や加齢に伴う様々な摂食機能＊3の低下がみられる場合がある。適切に病状を把握し、治療、回復、重症化予防につなげる。また、咀嚼（そしゃく）・嚥下機能、消化吸収に関連する生理的機能の低下、口内炎や義歯の不都合などを把握し、嘔吐、便秘、下痢、腹部膨満感、腹痛の有無、食事摂取量の減少、食欲不振などについて定期的に確認する。摂取量の低下を抑えるためにも、摂食・嚥下機能障害があると食べにくい、以下の食品には注意する[2)]。

- かたいもの。咀嚼しにくく、口腔や咽頭通過時に変形しやすい
- ぱさぱさしているもの。ばらつきが生じ、残留しやすい
- 大きくて、咀嚼しにくいもの
- 粘膜にくっつきやすいもの（餅、海苔、わかめ）
- 密度が不均一、異なる性状のものが混在している
- 残留しやすいもの
- つるっと滑りやすいもの（こんにゃくゼリー）
- かたくて粒々したもの（カットしたナッツ類、ごま粒）
- スポンジ状で水分を含むもの（凍り豆腐）
- 口腔内の水分を吸い取り、塊になるもの（パン）

＊3　摂食機能
摂食機能とは食べ物を口に含め、咀嚼し、飲み込む機能のことである。摂食状態に影響を及ぼす要因として、食環境、食事内容、栄養の認識、栄養状態、病態・症状、口腔の状態、食事の姿勢、手指の動作などがある[1)]。これら摂食機能の状態を正しく把握して、咀嚼・嚥下能力、消化・吸収能力などを評価する。

また、服薬状況を確認し、栄養成分や食物が医薬品に影響を及ぼさないように注意する必要がある。たとえば、グレープフルーツジュースを多飲すると、薬物代謝が低下する、ビタミンKを含む納豆、クロレラ、青汁などは抗凝固剤であるワルファリンカリウムの効果を減弱させる、抗結核薬のイソニアジド服用者がチラミンを含むチーズ、チョコレートなどを多食すると血圧上昇が起こりやすいなどがある。

3 …… 利用者の嗜好・満足度調査

嗜好調査や満足度調査は、利用者を対象として、提供した食事の好みのほか、献立や調理、味つけ、提供方法、サービスや栄養教育、食環境などに対する満足度について定期的に調査することである。調査結果は献立に反映して改善し、利用者の満足度を高め、喫食率を上げることにつなげる。

利用者にとって、食事は楽しみの1つである。満足度や喫食率の高い食事を提供することは、利用者の生活を充実させることになる。

4 …… 食事の提供量

食事の提供量を把握するために、喫食量調査、残菜調査を行う。喫食量調査は、喫食者ごとに個人的な喫食量を調査することである。病院や高齢者・介護福祉施設などでは、盛りつけ量から残菜量を引き、食べた量を把握して喫食量を求める。

残菜調査とは、食べ残した食事の量（残菜量）を調査することである。残菜調査は、事業所など多数の利用者を対象に喫食量調査を実施することが困難な場合に用いることが多い。残菜の内容は、目視によって把握し、総残菜量を食数で割り、平均的な残菜量を求める。残菜量が多い場合には、食事の提供量や食事の品質、盛りつけ、食事環境、サービスなどを見直し、改善を図る必要がある*4。栄養管理においても、残菜が多いほど摂取栄養素量が減るため、給食としての効果は低くなる。なお、残食調査は、調理した食数に対し、提供して残った食数（残食数）を調査することであり、喫食して残ったものの調査ではない。

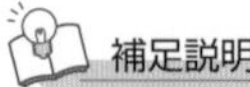
補足説明

＊4　残菜率
残菜率とは、残菜量と実際に摂取した量を把握して、供食した実施量に対する食べ残した量の割合〔残菜率(%)＝残菜重量/供食重量×100〕のことであり、評価項目の1つとなる。

2 食事の計画

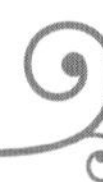

1 …… 給与エネルギー量と給与栄養素量の計画

（1）日本人の食事摂取基準に基づく給与栄養目標量の設定

❶「日本人の食事摂取基準」の対象範囲と指標

給与エネルギー目標量*5や給与栄養目標量を設定する際には、「日本人の食事摂取基準」を用いる。食事摂取基準をもとに計画をする対象は、健康な個人や健康な人を中心に構成されている集団である。歩行や家事などの身体活動を行い、体格も標準より著しく外れていない利用者は、高血圧や脂質異常、高血糖、腎機能低下のリスクをもっていても、自立した日常生活を営んでいる場合には、健康な人として扱う。疾病を有する人は、各疾患のガイドラインの栄養管理にしたがう。

用語解説

＊5　給与エネルギー目標量
給与エネルギー目標量とは、提供する食事によって給与するエネルギー量の目標値のことである。また、提供する食事によって給与する栄養素量の目標値のことを「給与栄養素目標量」という。

日本人の食事摂取基準は、エネルギーの指標として推定エネルギー必要量（EER）、栄養素の指標は、3つの目的からなる5種類の指標で構成されている（図表3-3）。栄養素の摂取不足の回避として推定平均必要量、推奨量があり、これらを推定できない場合の代替指標として目安量がある。過剰摂取による健康障害の回避には耐容上限量、生活習慣病の発症予防として目標量がある。この5つの指標とは別に、生活習慣病の重症化予防およびフレイル予防を目的とした量を設定している栄養素もある。これらを栄養計画に活用していく。

❷栄養素等の優先順位

給与栄養目標量を設定する栄養素等は、食事摂取基準において優先順位が示さ

図表3-3　食事摂取基準の指標

推定平均必要量 （estimated average requirement：EAR）	栄養素の摂取不足の回避を目的としている。推定平均必要量は半数の人が必要量を満たすと推測される摂取量である。測定した摂取量の分布とEARから、EARを下回る者を算出し、その割合を減らす。
推奨量 （recommended dietary allowance：RDA）	栄養素の摂取不足の回避を目的としている。推奨量はほとんどの人が充足している量である。測定された摂取量の分布とEARを下回る者の割合を算出し、その割合を減らす。
目安量 （adequate intake：AI）	十分な科学的根拠が得られず、推定平均必要量と推奨量が設定できない場合に用いる。一定の栄養状態を維持するのに十分な量であり、目安量以上を摂取している場合は不足のリスクはほとんどない。摂取量の中央値がAI付近であれば、その量を維持する。
耐容上限量 （tolerable upper intake level：UL）	過剰摂取による健康障害の回避を目的としている。測定した摂取量の分布とULから、過剰摂取の可能性を有する者の割合を算出する。摂取量は常にUL未満とする。
目標量 （tentative dietary goal for preventing life-style related diseases：DG）	生活習慣病の発症予防を目的としている。生活習慣病の発症予防のために現在の日本人が当面の目標とすべき摂取量として、測定した摂取量の分布とDGから、DGの範囲を逸脱する者の割合を算出し、増やすようにする。

注）十分な科学的根拠がある栄養素については、上記の指標とは別に、生活習慣病の重症化予防およびフレイル予防を目的とした量を設定している。
出所）厚生労働省「日本人の食事摂取基準（2020年版）」pp. 4 - 6

れている。基本的には、エネルギー、たんぱく質、脂質、ビタミンA、ビタミンB_1、ビタミンB_2、ビタミンC、カルシウム、鉄、ナトリウム（食塩）、食物繊維とされているが、利用者の健康状態や栄養摂取状況などによって、どの栄養素を優先的に考慮するのかが異なるため、これらの状況と指標の特性、示された数値の信頼度、栄養素の特性を総合的に把握して判断する必要がある。

（2）エネルギー・栄養素の給与栄養目標量の設定手順

❶利用者の栄養アセスメントを行う

栄養アセスメントで、性別、年齢、体重及びBMI、身体活動レベルを把握する。また、食事摂取状況や嗜好調査などによって、利用者の食生活状況も把握する。

❷BMIの分布を確認する

給与エネルギー量は、望ましいBMIを維持するためのエネルギー摂取量であることが重要である。そのため、エネルギー摂取量、消費量のバランス維持を示す指標としてBMIを用いる。給与エネルギー量は、目標とするBMIの範囲を確認し、BMIが適切な範囲（18.5以上25.0未満）にある者の割合が高くなるように計画する（図表3-4）。BMIが目標範囲未満のやせの範囲にある者や、目標範囲以上の肥満の範囲にある者がいる場合は、推定エネルギー必要量を算定して、栄養教育計画にそうように調整することが望ましい。給与エネルギー量の評価は、BMIが適切な範囲にあれば、おおむね良好ととらえる。また、毎年目標とするBMIの範囲の分布を調べておくと、栄養状態の推移を評価することができる。

❸推定エネルギー必要量を算出する

集団は個人の集まりであることから、それぞれの栄養アセスメントから栄養状

補足説明

＊6　健康な成人で、体重の増減がなければエネルギー消費量＝エネルギー摂取量である。よって、エネルギーの消費量の推定値が推定エネルギー必要量となる。この推定エネルギー必要量は、エネルギー消費量を計る最も正確な手法である「二重標識水法」という方法で導き出されている。

用語解説

＊7　**基礎代謝量**
基礎代謝量は、早朝空腹時に快適な室内などにおいての安静時の代謝量であり、基礎代謝量を求めるには、基礎代謝基準値と参照体重をかけ合わせる。参照体重には、該当年齢の平均的な体重が示されている。

態や食習慣などを踏まえて推定エネルギー必要量＊6を求める。基礎代謝基準値を用いて算出する場合は、利用者ごとの年齢階級、性別、身長、体重、身体活動レベルを把握し、基礎代謝量＊7に身体活動レベル＊8を乗じて推定エネルギー必要量を算定する（図表3-5 図表3-6 図表3-7）。健康な人（体格が普通・BMI 18.5以上25未満）は、食事摂取基準の値を用いる。なお、個々の利用者の推定エネルギー必要量が算出できない場合は、図表3-8「参考表　推定エネルギー必要量」を用いて設定する。

推定エネルギー必要量＝基礎代謝量（kcal／日）＊×身体活動レベル
＊基礎代謝量（kcal／日）＝基礎代謝量基準値（kcal／kg／日）×体重（kg）

図表3-4　目標とするBMIの範囲（18歳以上）＊1、2

年齢（歳）	目標とするBMI（kg/m^2）
18～49	18.5～24.9
50～64	20.0～24.9
65～74＊3	21.5～24.9
75以上＊3	21.5～24.9

注）＊1　男女共通。あくまでも参考として使用すべきである。
＊2　観察疫学研究において報告された総死亡率が最も低かったBMIを基に、疾患別の発症率とBMIの関連、死因とBMIとの関連、喫煙や疾患の合併によるBMIや死亡リスクへの影響、日本人のBMIの実態に配慮し、総合的に判断し目標とする範囲を設定。
＊3　高齢者では、フレイルの予防及び生活習慣病の発症予防の両者に配慮する必要があることも踏まえ、当面目標とするBMIの範囲を21.5～24.9 kg/m^2とした。

出所）図表3-3に同じ　p.61

図表3-5　参照体重における基礎代謝量

性別	男性			女性		
年齢（歳）	基礎代謝基準値（kcal/kg体重/日）	参照体重（kg）	基礎代謝量（kcal/日）	基礎代謝基準値（kcal/kg体重/日）	参照体重（kg）	基礎代謝量（kcal/日）
1～2	61.0	11.5	700	59.7	11.0	660
3～5	54.8	16.5	900	52.2	16.1	840
6～7	44.3	22.2	980	41.9	21.9	920
8～9	40.8	28.0	1,140	38.3	27.4	1,050
10～11	37.4	35.6	1,330	34.8	36.3	1,260
12～14	31.0	49.0	1,520	29.6	47.5	1,410
15～17	27.0	59.7	1,610	25.3	51.9	1,310
18～29	23.7	64.5	1,530	22.1	50.3	1,110
30～49	22.5	68.1	1,530	21.9	53.0	1,160
50～64	21.8	68.0	1,480	20.7	53.8	1,110
65～74	21.6	65.0	1,400	20.7	52.1	1,080
75以上	21.5	59.6	1,280	20.7	48.8	1,010

出所）図表3-3に同じ　p.74

図表 3-6　身体活動レベル別にみた活動内容と活動時間の代表例

身体活動レベル*[1]	低い（Ⅰ） 1.50 （1.40～1.60）	ふつう（Ⅱ） 1.75 （1.60～1.90）	高い（Ⅲ） 2.00 （1.90～2.20）
日常生活の内容*[2]	生活の大部分が座位で、静的な活動が中心の場合	座位中心の仕事だが、職場内での移動や立位での作業・接客等、通勤・買い物での歩行、家事、軽いスポーツ、のいずれかを含む場合	移動や立位の多い仕事への従事者、あるいは、スポーツ等余暇における活発な運動習慣を持っている場合
中程度の強度（3.0～5.9メッツ）の身体活動の１日当たりの合計時間（時間/日）*[3]	1.65	2.06	2.53
仕事での１日当たりの合計歩行時間（時間/日）*[3]	0.25	0.54	1.00

注）＊１　代表値。（　）内はおよその範囲。
　＊２　Black, *et al.*、Ishikawa-Takata, *et al.*を参考に、身体活動レベル（PAL）に及ぼす仕事時間中の労作の影響が大きいことを考慮して作成。
　＊３　Ishikawa-Takata, *et al.*による。
出所）図表３-３に同じ　p.76

図表 3-7　年齢階級別にみた身体活動レベルの群分け（男女共通）

身体活動レベル	レベルⅠ（低い）	レベルⅡ（ふつう）	レベルⅢ（高い）
１～２（歳）	－	1.35	－
３～５（歳）	－	1.45	－
６～７（歳）	1.35	1.55	1.75
８～９（歳）	1.40	1.60	1.80
10～11（歳）	1.45	1.65	1.85
12～14（歳）	1.50	1.70	1.90
15～17（歳）	1.55	1.75	1.95
18～29（歳）	1.50	1.75	2.00
30～49（歳）	1.50	1.75	2.00
50～64（歳）	1.50	1.75	2.00
65～74（歳）	1.45	1.70	1.95
75以上（歳）	1.40	1.65	－

出所）図表３-３に同じ　p.79

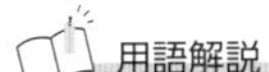

＊８　身体活動レベル
身体活動レベルとは、１日当たりの総エネルギー消費量を１日当たりの基礎代謝量で割った指標である。年齢階層別に示してあり、男女共通である。レベル１、２はそれぞれ集団としてとらえ、レベル３になると個人対応となることが多い。身体活動レベルⅠは、生活の大部分が座位で、静的な活動が中心の場合であり、身体活動レベルⅡは、座位中心の仕事だが職場内での移動や立位での作業・接客等、通勤などを含む場合であり、身体活動レベルⅢは、移動や立位の多い仕事への従事者、あるいはスポーツなど余暇における活発な運動習慣をもっている場合とする。

❹人員構成表を作成する

身体活動レベル別、性別、年齢階層別に利用者数を一覧に示した人員構成表を作成する。

❺給与エネルギー目標量を設定する

類似した必要量の幅を考慮して、給与エネルギー目標量の代表値を設定する。

図表 3-8　参考表　推定エネルギー必要量（kcal/日）

性　別	男　性			女　性		
身体活動レベル＊1	Ⅰ	Ⅱ	Ⅲ	Ⅰ	Ⅱ	Ⅲ
0～5（月）	－	550	－	－	500	－
6～8（月）	－	650	－	－	600	－
9～11（月）	－	700	－	－	650	－
1～2（歳）	－	950	－	－	900	－
3～5（歳）	－	1,300	－	－	1,250	－
6～7（歳）	1,350	1,550	1,750	1,250	1,450	1,650
8～9（歳）	1,600	1,850	2,100	1,500	1,700	1,900
10～11（歳）	1,950	2,250	2,500	1,850	2,100	2,350
12～14（歳）	2,300	2,600	2,900	2,150	2,400	2,700
15～17（歳）	2,500	2,800	3,150	2,050	2,300	2,550
18～29（歳）	2,300	2,650	3,050	1,700	2,000	2,300
30～49（歳）	2,300	2,700	3,050	1,750	2,050	2,350
50～64（歳）	2,200	2,600	2,950	1,650	1,950	2,250
65～74（歳）	2,050	2,400	2,750	1,550	1,850	2,100
75以上（歳）＊2	1,800	2,100	－	1,400	1,650	－
妊婦（付加量）＊3　初期				＋50	＋50	＋50
中期				＋250	＋250	＋250
後期				＋450	＋450	＋450
授乳婦（付加量）				＋350	＋350	＋350

注1）＊1　身体活動レベルは、低い、ふつう、高いの3つのレベルとして、それぞれⅠ、Ⅱ、Ⅲで示した。
　　＊2　レベルⅡは自立している者、レベルⅠは自宅にいてほとんど外出しない者に相当する。レベルⅠは高齢者施設で自立に近い状態で過ごしている者にも適用できる値である。
　　＊3　妊婦個々の体格や妊娠中の体重増加量及び胎児の発育状況の評価を行うことが必要である。
注2）活用に当たっては、食事摂取状況のアセスメント、体重及びBMIの把握を行い、エネルギーの過不足は、体重の変化又はBMIを用いて評価すること。
注3）身体活動レベルⅠの場合、少ないエネルギー消費量に見合った少ないエネルギー摂取量を維持することになるため、健康の保持・増進の観点からは、身体活動量を増加させる必要がある。
出所）図表3-3に同じ　p.84

利用者の年齢構成が幅広い場合や身体活動レベルが異なる人が存在する施設など、人員構成が複雑な場合は、許容できる範囲で食事の種類を集約して同じ食事で対応を可能とする。そのため、複数の代表値を設定する。該当する利用者を確認するために、給与エネルギー目標量を図表化して分布をとらえておくことが大切である。

給与エネルギー目標量の幅は、1日当たり±200 kcal程度が許容される範囲とされている。昼食など1食の給食の場合は、100 kcalごとの分布で設定する。給食の調理や提供が複雑にならないように、献立数は可能な限り少なくする。昼食など1食の場合は、1日の推定エネルギー必要量の35%で求めることが多いが、

図表 3-9　エネルギー産生栄養素バランス（%エネルギー）

性別	男性				女性			
	目標量*1、2				目標量*1、2			
年齢等	たんぱく質*3	脂質*4 脂質	脂質*4 飽和脂肪酸	炭水化物*5、6	たんぱく質*3	脂質*4 脂質	脂質*4 飽和脂肪酸	炭水化物*5、6
0～11（月）	—	—	—	—	—	—	—	—
1～2（歳）	13～20	20～30	—	50～65	13～20	20～30	—	50～65
3～5（歳）	13～20	20～30	10以下	50～65	13～20	20～30	10以下	50～65
6～7（歳）	13～20	20～30	10以下	50～65	13～20	20～30	10以下	50～65
8～9（歳）	13～20	20～30	10以下	50～65	13～20	20～30	10以下	50～65
10～11（歳）	13～20	20～30	10以下	50～65	13～20	20～30	10以下	50～65
12～14（歳）	13～20	20～30	10以下	50～65	13～20	20～30	10以下	50～65
15～17（歳）	13～20	20～30	8以下	50～65	13～20	20～30	8以下	50～65
18～29（歳）	13～20	20～30	7以下	50～65	13～20	20～30	7以下	50～65
30～49（歳）	13～20	20～30	7以下	50～65	13～20	20～30	7以下	50～65
50～64（歳）	14～20	20～30	7以下	50～65	14～20	20～30	7以下	50～65
65～74（歳）	15～20	20～30	7以下	50～65	15～20	20～30	7以下	50～65
75以上（歳）	15～20	20～30	7以下	50～65	15～20	20～30	7以下	50～65
妊婦　初期					13～20	20～30	7以下	50～65
中期					13～20			
後期					15～20			
授乳婦					15～20			

注）＊1　必要なエネルギー量を確保した上でのバランスとすること。
＊2　範囲に関しては、おおむねの値を示したものであり、弾力的に運用すること。
＊3　65歳以上の高齢者について、フレイル予防を目的とした量を定めることは難しいが、身長・体重が参照体位に比べて小さい者や、特に 75歳以上であって加齢に伴い身体活動量が大きく低下した者など、必要エネルギー摂取量が低い者では、下限が推奨量を下回る場合があり得る。この場合でも、下限は推奨量以上とすることが望ましい。
＊4　脂質については、その構成成分である飽和脂肪酸など、質への配慮を十分に行う必要がある。
＊5　アルコールを含む。ただし、アルコールの摂取を勧めるものではない。
＊6　食物繊維の目標量を十分に注意すること。

出所）図表 3-3 に同じ　p.170

栄養アセスメントの結果に基づき、適切な割合とする。やせや肥満傾向の範囲にある者がいた場合は、摂取不足や摂取過剰にならないように配慮する。

❻たんぱく質、脂質、炭水化物量の摂取範囲の設定をする

エネルギー産生栄養素バランス＊9（%エネルギー）から、たんぱく質、脂質、炭水化物量の摂取範囲を設定する（**図表 3-9**）。目標量は、たんぱく質13～20%エネルギー、脂質20～30%エネルギー、炭水化物50～65%エネルギーである。範囲については、おおむねの値を示したものであり、弾力的に運用する。

用語解説

＊9　**エネルギー産生栄養素バランス**
エネルギー産生栄養素バランスとは、エネルギーを産生する栄養素であるたんぱく質、脂質、炭水化物（アルコールを含む）の総エネルギー量に占める構成比率のこと（％エネルギー、％E)。それぞれの栄養素が１ｇ当たりに産出するエネルギー量の概数として、たんぱく質及び炭水化物は４kcal／ｇ、脂質は９kcal／ｇのAtwater係数が用いられる。それぞれの量をエネルギー量に換算し、エネルギーに占める比率を計算し求める[3)]。

たんぱく質の不足は許されないことから、たんぱく質が推定平均必要量を下回らないかを確認する。脂質は、その構成成分である飽和脂肪酸など、質への配慮を十分に行う。炭水化物は、食物繊維の目標量に十分注意する。

❼その他の栄養素の給与栄養目標量を設定する

その他の栄養素の給与栄養目標量を設定する際には、基準値の最も高いものが推定平均必要量を下回ることがないように注意する。日常的に摂取量が不足気味の栄養素は、推奨量から耐容上限量の範囲を給与栄養目標量として設定するとよい。

ビタミン類、ミネラル類は、栄養アセスメントの結果から利用者の食習慣をふまえて、栄養素ごとに食事摂取基準にそった範囲で設定する。

カルシウム、鉄、ビタミンA、ビタミンB_1、ビタミンB_2、ビタミンCは、推奨量付近を目指した給与栄養目標量とする。鉄は月経ありで設定する。

食物繊維と食塩相当量は、目標量付近を目指す。特にナトリウム（食塩相当量）は、高血圧予防の観点から過剰摂取にならないように、目標量である男性7.5ｇ／日未満、女性6.5ｇ／日未満で設定する。

以下に、事業所給食における給与栄養目標量の設定例を示す。

給与栄養目標量の設定例　―事業所給食の場合―

事業所給食を例として、Ａ事業所（従業員2,000人）の昼食の給与エネルギー目標量と給与栄養素目標量を設定してみる。

❶利用者の栄養アセスメントを行う

身体状況は、事業所で実施した定期的な健康診断の結果から把握した。

❷BMIの分布を確認する

BMIの分布を確認して、摂取不足や過剰摂取の可能性がある人の割合を推定する。Ａ事業所では、過剰摂取が男性50～64歳に30%、女性50～64歳に20%存在していることがわかった（図表3-10）。

❸推定エネルギー必要量を算出する

個々に基礎代謝基準値から基礎代謝量を算定し、推定エネルギー必要量を求める（図表3-11）。

❹人員構成表を作成する

一般的に身体活動レベルⅢが若干名の場合は、ふつう（Ⅱ）に入れることが多い。その場合は、身体活動レベルⅢの人は個別対応となる（図表3-12）。

❺給与エネルギー目標量を設定する

１日分の推定エネルギー必要量から昼食分（35%）の推定エネルギー必要量を算定し、±100 kcalの幅にまとめた給与エネルギー目標量を設定する（図表3-13）。

図表 3-10　BMIの分布（例）

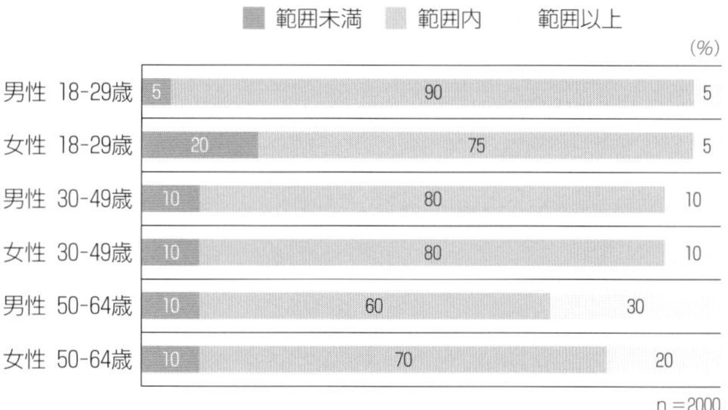

図表 3-11　栄養アセスメント集計表（例）

対象者	性別 男性・女性	年齢	身体活動レベル (1.5､1.75､2.0)	身長 (cm)	体重 (kg)	推定エネルギー必要量（kcal/日）
○○○○	男性	23	1.75	170	63	2613
○○○○	男性	35	1.50	166	66	2228
○○○○	男性	42	1.75	163	65	2559
○○○○	男性	57	1.50	171	60	1962
○○○○	女性	26	1.50	162	49	1624
○○○○	女性	31	1.50	165	51	1675
○○○○	女性	48	1.50	156	54	1774
○○○○	女性	54	1.50	152	58	1801
:	:	:	:	:	:	:

図表 3-12　人員構成表（例）

身体活動レベル	低い（Ⅰ）		ふつう（Ⅱ）	
性別	男性	女性	男性	女性
18～29歳	100	200	400	100
30～49歳	150	150	300	50
50～64歳	200	150	150	50
小計	450	500	850	200
合計	2000			

図表 3-13　昼食の給与エネルギー目標量

対象者	推定エネルギー必要量（kcal/日）	推定エネルギー必要量（kcal/昼食35%）	給与エネルギー目標量（kcal/昼食１食）
○○○○	2613	915	900
○○○○	2228	780	800
○○○○	2559	896	900
○○○○	1962	687	700
○○○○	1624	568	600
○○○○	1675	586	600
○○○○	1774	621	600
○○○○	1801	630	600
:	:	:	:

図表 3-14　給与エネルギー目標量の対象人数

給与エネルギー目標量（kcal/食）	対象人数（人）	丸め値（kcal/食）	対象人数（人）
600	500	600	650
650	50		
650	100		
650	50	700	500
700	200		
750	250		
800	150	800	150
900	700	900	700

700 kcalと900 kcalの２種類の給与エネルギー目標量を設定することで、すべての利用者に対応することができる（図表 3-14）。

❻たんぱく質、脂質、炭水化物量の摂取範囲を設定する

エネルギー産生栄養素であるたんぱく質、脂質、炭水化物を給与栄養目標量の範囲で設定する。

図表 3-15　700 kcal、900 kcalの給与栄養目標量

栄養素等	給与栄養目標量	700 kcal定食	900 kcal定食
		18～29歳　女性	50～64歳　男性
エネルギー（kcal）	推定エネルギー必要量	700	900
たんぱく質（g）	目標量の範囲を目指す	29（23～35）	37（29～45）
脂質（g）		19（16～23）	25（20～30）
炭水化物（g）		101（88～114）	129（113～147）
カルシウム（mg）	推奨量付近を目指す	230（195を下回らず230付近）	260（210を下回らず260付近）
鉄（mg）		3.7（3.0を下回らず3.7付近）	2.6（2.3を下回らず2.6付近）
ビタミンA（μgRAE）		230（160を下回らず900未満）	315（230を下回らず900未満）
ビタミンB_1（mg）		0.4（0.3を下回らず0.4以上）	0.5（0.4を下回らず0.5以上）
ビタミンB_2（mg）		0.4（0.4を下回らず0.4以上）	0.5（0.4を下回らず0.5以上）
ビタミンC（mg）		35（30を下回らず35以上）	35（30を下回らず35以上）
食塩相当量（g）	目標量付近を目指す	2.3未満	2.6未満
食物繊維（g）		6.3以上	7.4以上

❼その他の栄養素の給与栄養目標量を設定する

700 kcal定食は、18～29歳の女性とし、900 kcal定食は、50～64歳の男性を対象に設定した（図表 3-15）。食塩相当量と食物繊維は目標量付近を目指し、その他の栄養素は、推奨量付近を目指して設定する。

2 …… 栄養補給法及び食事形態の計画

給与栄養目標量を設定した後、利用者の口腔状態、消化管の機能の状態、栄養状態、病態などに配慮して、栄養補給法や食事形態を計画する。

栄養補給法は、図表 3-16の通り、栄養補給経路によって区分される。経消化管栄養としては、経口栄養法と経管・経腸栄養法があり、経口栄養法が最も生理的な摂取方法である。経管・経腸栄養法は、嚥下障害などにより必要栄養量の確保が困難な場合や、経口摂取が不十分でも消化管が機能している場合に用いる。

食事形態とは、食事を構成する主食、副食のやわらかさや形状の違いのことで、主菜や副菜に使用する食品の種類と量、調理法は、主食のやわらかさに対応する。主食のやわらかさによる分類には常食、軟食、流動食があり、形状の違いによる分類には、きざみ食、ソフト食（軟菜食）、ペースト食、ゼリー食、ミキサー食などがある。

図表 3-16　栄養補給法の分類

分類		内容
経消化管栄養法	経口栄養法（食事療法）	一般治療食（常食、軟食、流動食） 特別治療食（治療食、無菌食、検査食）
	経管・経腸栄養法 • 鼻腔栄養法 • 瘻管栄養法	自然食品流動食（普通流動食、ミキサー食、濃厚流動食） 半消化態栄養剤 消化態栄養剤 成分栄養剤
経静脈栄養法	末梢静脈栄養法 中心静脈栄養法	脂肪乳剤、アミノ酸製剤、糖質輸液、総合ビタミン剤、微量元素製剤、高カロリー輸液など

出所）渡邉早苗・寺本房子・笠原賀子・松崎政三編『新しい臨床栄養管理　第３版』医歯薬出版　2016年　p.16

そのほかにも、アレルゲンを含む食品、薬との相互作用のある食品、宗教食など食品や料理によって個別に対応する食事がある。

3 …… 献立作成基準

（１）献立作成基準とは

献立作成基準とは、設定した給与栄養目標量を食事によって提供するための献立作成の方針を示した基準である。主に以下の内容が示される[4)]。

- １日当たりのエネルギー量や栄養素量の目標量
- 食事区分ごとのエネルギーや栄養素の配分
- 主食・主菜・副菜といった食事のパターン
- 料理区分ごとの主材料の使用頻度
- １回当たりの提供量の目安（図表 3-17）
- 食品構成

（２）献立の条件

献立とは、１回の食事を構成する料理や食品の組み合わせを形にしたものである。給食施設において献立は、給与栄養目標量、献立作成基準のほか、利用者の嗜好、施設・設備、調理従事者と調理技術などの諸条件を考慮し、提供方式に応じて作成する。

（３）献立の形態と組み合わせ方

提供方式には、単一献立方式、複数献立方式、カフェテリア方式、バイキング方式（ビュッフェスタイル）などがある（図表 3-18）。

献立の組み合わせ方は、主食、主菜１品、副菜２品と汁物を組み合わせる一汁

図表 3-17　１回当たりの提供量の目安（例）

料理区分	食品	ポーションサイズ
主食	飯	小盛り120ｇ、ふつう盛り160ｇ、大盛り200ｇ
	パン	食パン６枚切り１枚、ロールパン２個、食パン８枚切り１枚とロールパン１個
	めん	１玉
主菜	肉、魚、卵、豆・大豆製品	肉、魚は60～100ｇ
		卵は30～50ｇ
		豆腐は50～100ｇ
副菜	野菜、芋、海藻、きのこ類	緑黄色野菜は50ｇ
		淡色野菜は80ｇ
		芋類は20～50ｇ
デザート	果物、乳、乳製品、菓子類	50～100ｇ

注）１回当たりの提供量の目安が均一化され、定量化されていると、毎食安定した量の食事を提供することができる[5)]。

出所）辻ひろみ／三好恵子・山部秀子・平澤マキ編『給食経営管理論』第一出版　2017年　p.37を一部改変

図表 3-18　献立の形態

提供方式		特徴
定食方式	単一献立方式	●給与栄養目標量に基づいた１種類の献立を提供される。 ●１食の中で栄養バランス、嗜好に配慮する必要がある。
	複数献立方式	●２種類以上の献立が用意され、利用者が自分の意思で選択することができる。 ●肉料理と魚料理の主菜を用意するなど料理数が多くなり、調理作業が増す。 ●選択方法の教育が必要になる。
カフェテリア方式		●多数の単品料理から自由に選択できる方式で、各食器に盛りつけられた料理を自由に選べる定量選択方式と、好きな料理を適量選べるバイキング方式（ビュッフェスタイル）がある。 ●選択されるパターンを想定して、栄養バランスがとれるように多くの料理の種類をそろえる。 ●利用者への栄養教育が必要になる。

三菜が基本といわれる。「主食、主菜、副菜、汁物、（デザート）」を基本型と考え、そこから応用していく（図表 3-19）。

応用型１：肉じゃがなど「主菜と副菜１が１品になった料理」には、主食、副菜２、汁物、デザートを組み合わせる。

応用型２：シチューなど「主菜と副菜１と汁物が１品になった料理」には、主食、副菜２、デザートを組み合わせる。

応用型３：親子丼など「主食と主菜と副菜１が１品になった料理」には、副菜２、汁物、デザートを組み合わせる。

図表 3-19　献立の配膳例

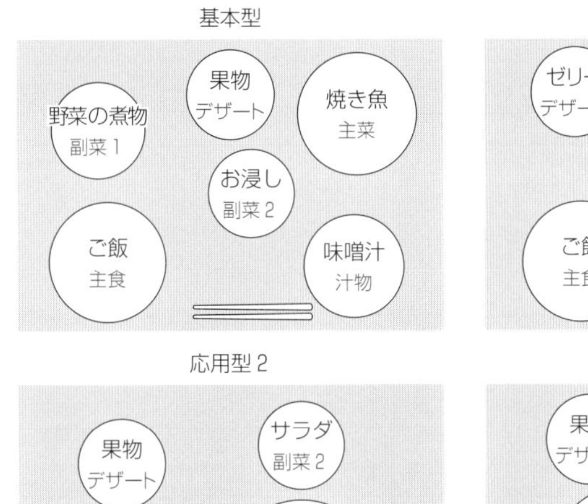
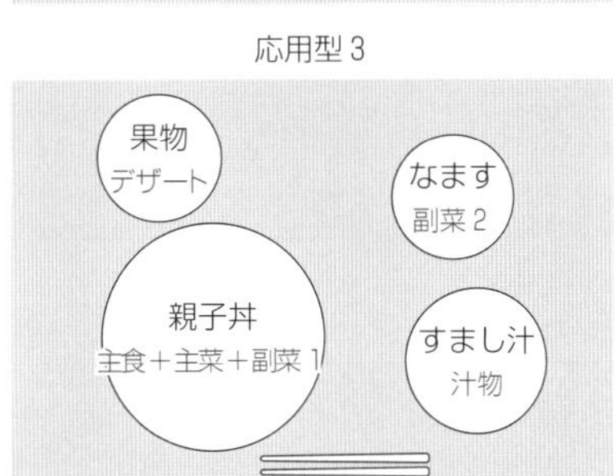

基本型と応用型1から3以外にもあるが、同じようにバランスを考えて組み合わせていく。なお、大量調理の献立表は、作業を複数人で分担するため、主食、汁物、主菜、副菜、（デザート）の順にすることが多い。

（4）献立表

❶献立表とは

1回の食事を単位として料理や食品の組み合わせを示したものを**献立表**という。献立表の示し方は様々だが、主に以下の項目を記載する。

- 食事区分（時間帯ごと：朝食、昼食、夕食）
- 料理名
- 料理内容（1回の料理の組み合わせ：主食、主菜、副菜など）
- 食品名
- 食品の規格
- 1人当たりの純使用量と栄養価

❷献立一覧表とサイクルメニュー

献立表には、1回の食事のみを示すものだけではなく、一定の期間を定めて一覧にして示す**献立一覧表**もある。期間を定めて献立を作成することによって、給食業務を円滑に進めることができ、食材料の購入や調理作業を計画的に運営することができる。また、同一期間内の料理や食材に変化をつけやすくなる。具体的には、料理の様式（和食、洋食、中華）や、主食（飯、パン、麺類など）と主菜

図表 3-20　期間献立表の例

No.	様式			主食			主菜				調理方法					主食	汁物	主菜	副菜1	副菜2	デザート・フルーツ
	和	洋	中	飯	パン	麺	肉	魚	卵	豆	焼	揚	蒸	煮	炒						
1日目		○		○				○			○					コーンライス	コンソメスープ	鮭のクリームチーズソースかけ	パンプキンと枝豆サラダ	きのこのカレーソティー	ティラミス
2日目	○					○	○								○	肉うどん	うどんのつけ汁	ひき肉のみそ炒め（うどんの具）	卵ちぐさ焼	小松菜の柚香和え	わらびもち
3日目			○	○						○		○				ごはん	卵入りスープ	鶏唐揚げねぎソースかけ	麻婆豆腐	春雨サラダ	ココナッツミルク
4日目	○			○				○					○			ごはん	豆腐とわかめのみそ汁	かれいのホイル蒸	揚げなす	ほうれん草の胡麻和え	デザート・フルーツ
5日目		○			○		○							○		パン	コーンスープ	トマト煮込みハンバーグ	ホワイトソースの青菜入りココット焼き	しめじのマリネ	イチゴミルクゼリー
6日目																					

出所）松月弘恵・韓順子・亀山良子『トレーニーガイド　PDCAによる給食マネジメント実習』医歯薬出版　2013年　実習ノートp.15の期間献立表を一部改変

（肉類、魚介類、卵類、豆類など）との組み合わせ方、使用する食品、調理法（焼く、揚げる、蒸す、煮る、炒める）などに変化をつけ、利用者の満足度を高めるように工夫する（図表 3-20）。

期間は、その施設の給食の目的、規模、運営方法などによって様々であるが、通常２週間から４週間を１期（１サイクル）として２週間前から３週間前には作成する。この１サイクルの献立を期間献立といい、一定期間の献立を重複しないように繰り返して用いる献立作成の方法をサイクルメニューという。同じ食材を繰り返し使用するため、食品の購入に無駄がなくなり、調理作業が標準化しやすく、献立作成の時間も短縮することができるなど利点が多い。サイクル期間中に、食品構成表に示された摂取目標量を満たすように配分する。

❸予定献立表と実施献立表

献立表は、予定献立表と実施献立表に区分することができる。計画段階で作成する献立表のことを予定献立表という。また、予定献立表に基づいて実際に調理した際に、食材、調味料などの重量、調理法、料理などを変更した場合に、予定献立表に変更部分を訂正したものを実施献立表という（図表 3-21）。実施献立表は、利用者が実際に喫食した記録であり、給与栄養量の計算や栄養管理報告書の資料として保管しなければならない。

図表 3-21　実施献立表の例（昼食130食）

管理者	作成者

実施献立　　　　○年○月○日（○）

料理／食品・規格	使用量（g）	エネルギー（kcal）	たんぱく質（g）	脂質（g）	炭水化物（g）	カルシウム（mg）	鉄（mg）	ビタミンA（μgRAE）	ビタミンB_1（mg）	ビタミンB_2（mg）	ビタミンC（mg）	食物繊維総量（g）	食塩相当量（g）
白飯													
精白米	70	251	4.3	0.6	54.3	4	0.6	0	0.06	0.01	0	0.4	0.0
	料理合計	251	4.3	0.6	54.3	4	0.6	0	0.06	0.01	0	0.4	0.0
かきたま汁													
鶏卵	5	8	0.6	0.5	0.0	3	0.1	8	0.00	0.02	0	0.0	0.0
絹さや	3	1	0.1	0.0	0.2	1	0.0	1	0.00	0.00	2	0.1	0.0
和風だし（粉末）	0.5	1	0.1	0.0	0.2	0	0.0	0	0.00	0.00	0	0.0	0.2
片栗粉	0.5	2	0.0	0.0	0.4	0	0.0	0	0.00	0.00	0	0.0	0.0
本みりん　600 mL	0.5	1	0.0	0.0	0.2	0	0.0	0	0.00	0.00	0	0.0	0.0
日本酒　300 mL	1	1	0.0	0.0	0.0	0	0.0	0	0.00	0.00	0	0.0	0.0
食塩	0.07	0	0.0	0.0	0.0	0	0.0	0	0.00	0.00	0	0.0	0.07
薄口醤油　1 L	2.7	2	0.2	0.0	0.3	1	0.0	0	0.00	0.00	0	0.0	0.4
	料理合計	15	0.9	0.5	1.2	4	0.1	9	0.00	0.02	2	0.1	0.7
豚肉の梅ソースがけ													
豚ロース　80 g	80	210	15.4	15.4	0.2	3	0.2	5	0.55	0.12	1	0.0	0.1
濃口醤油　1 L	2	1	0.2	0.0	0.2	1	0.0	0	0.00	0.00	0	0.0	0.3
本みりん　600 mL	1	2	0.0	0.0	0.4	0	0.0	0	0.00	0.00	0	0.0	0.0
日本酒　300 mL	2	2	0.0	0.0	0.1	0	0.0	0	0.00	0.00	0	0.0	0.0
グリーンアスパラ	15	3	0.4	0.0	0.6	3	0.1	5	0.02	0.02	2	0.3	0.0
大葉	1	0	0.0	0.0	0.1	2	0.0	9	0.00	0.00	0	0.1	0.0
大根	40	7	0.2	0.0	1.6	10	0.1	0	0.01	0.00	5	0.6	0.0
薄口醤油　1 L	2.5	1	0.1	0.0	0.2	1	0.0	0	0.00	0.00	0	0.0	0.4
日本酒　300 mL	2	2	0.0	0.0	0.1	0	0.0	0	0.00	0.00	0	0.0	0.0
本みりん600 mL	3	7	0.0	0.0	1.3	0	0.0	0	0.00	0.00	0	0.0	0.0
梅干（練り梅）	4	8	0.0	0.0	1.9	1	0.3	0	0.00	0.00	0	0.1	0.3
	料理合計	243	16.3	15.4	6.7	21	0.7	19	0.58	0.14	8	1.1	1.1
かぼちゃの煮物													
かぼちゃ（西洋）	45	41	0.9	0.1	9.3	7	0.2	149	0.03	0.04	19	1.6	0.0
上白糖	3	12	0.0	0.0	3.0	0	0.0	0	0.00	0.00	0	0.0	0.0
和風だし（粉末）	0.5	1	0.1	0.0	0.2	0	0.0	0	0.00	0.00	0	0.0	0.2
	料理合計	54	1.0	0.1	12.5	7	0.2	149	0.03	0.04	19	1.6	0.2
野菜の酢の物													
プチトマト　15 g	15	4	0.2	0.0	1.1	2	0.1	12	0.01	0.01	5	0.2	0.0
長芋	15	10	0.3	0.0	2.1	3	0.1	0	0.02	0.00	1	0.2	0.0
おくら	15	5	0.3	0.0	1.0	14	0.1	8	0.01	0.01	2	0.8	0.0
みょうが	5	1	0.0	0.0	0.1	1	0.0	0	0.00	0.00	0	0.1	0.0
穀物酢　1.8 L	8	2	0.0	0.0	0.2	0	0.0	0	0.00	0.00	0	0.0	0.0
食塩	0.1	0	0.0	0.0	0.0	0	0.0	0	0.00	0.00	0	0.0	0.1
上白糖	2	8	0.0	0.0	2.0	0	0.0	0	0.00	0.00	0	0.0	0.0
	料理合計	30	0.8	0.0	6.5	20	0.3	20	0.04	0.02	8	1.3	0.1
ミルクくずもち													
牛乳（低脂肪乳）　500 mL	50 cc	24	2.0	0.5	2.8	67	0.1	7	0.02	0.09	0	0.0	0.1
片栗粉	6	20	0.0	0.0	4.9	1	0.0	0	0.00	0.00	0	0.0	0.0
上白糖	1.5	6	0.0	0.0	1.5	0	0.0	0	0.00	0.00	0	0.0	0.0
黒糖	4	15	0.0	0.0	3.9	0	0.0	0	0.00	0.00	0	0.0	0.0
きな粉	2	9	0.7	0.5	0.6	4	0.2	0	0.00	0.00	0	0.4	0.0
	料理合計	74	2.7	1.0	13.7	72	0.3	7	0.02	0.09	0	0.4	0.1
昼食の合計		667	26	17.6	94.9	128	2.2	204	0.73	0.32	37	4.9	2.2

（5）献立作成と食数把握

食数の把握は、献立作成後、承認を得てから食材を発注する1週間前から2週間前になる。食数は、給食施設での利用者の人数、調理数、食種の数などを予測して把握する。食数が変動する要因は、給食施設によって異なる。

たとえば、病院では、毎日の入退院で患者数が変動するだけでなく、患者の病状の変化によって食種の変更も多い。事業所では、出張や会議など業務の都合や天候で利用者数は大きく変動する。さらに、提供するメニュー数が多いうえに、利用者の嗜好により選択され、また同時に提供されるメニューによっても変動する。

食種と食数が変動する要因を把握し、見直しを行い、発注した食材に無駄が生じないように管理する。ITなどを活用して組織的に取り組むことが必要である。

4 …… 食品構成の意義

（1）食品構成表とは

食品構成とは、給与エネルギー目標量、給与栄養目標量を満たすために栄養のバランスに配慮して、各食品を食品群別の使用量に置き換えて示したものである。また、食品構成を一覧表にしてまとめたものが食品構成表である。食品構成表に基づいて献立を作成することで、栄養価、食品類、使用量が簡単で適切に設定することができる。給与栄養目標量が異なる食事は、食種ごとに食品構成表を作成する。

食品構成表は、給与エネルギー目標量、給与栄養目標量のほかに、栄養比率をもとに作成する。栄養比率には、三大栄養素のエネルギー比率であるエネルギー産生栄養素バランス（図表3-9）と食物ベースの比率である穀類エネルギー比率、動物性たんぱく質比率などがある。エネルギー産生栄養素バランスは、食事摂取基準で示されている指標をもとに設定し、穀類エネルギー比率、動物性たんぱく質比率は経験的に知られている比率[*10]をもとに設定する。

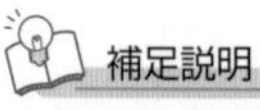

＊10　栄養素の制限がない場合には、穀類エネルギー比率45%から55%エネルギー、動物性たんぱく質比率40%から50%エネルギーで決定されることが多い。

食品群とは、主に食品の栄養成分の特性によって食品を分類したものであるが、その分類には、3群、4群、6群、14群、15群、18群などがある。食品構成の食品群は、各給食施設の状況や利用者の特性に応じて栄養管理がスムーズに行われる分類とする。分類数が少ない食品群は一般の人にもわかりやすく、主に栄養教育に用いられている。また、都道府県等に提出が義務づけられている栄養管理報告書や栄養出納表は、主に15群が用いられ、各都道府県等の様式にそった食品群の分類にしておくと効率的である。

（２）食品群別荷重平均成分表とは

食品構成を作成するためには、食品群ごとに平均的な栄養成分値を算定することが必要である。この食品群ごとの栄養成分の平均値（加重平均した栄養成分値）のことを荷重（加重）平均成分値といい、この荷重平均成分値を一覧表にした栄養成分表が食品群別荷重平均成分表である（図表3-22）。

荷重平均栄養成分値は、施設ごとで嗜好や食習慣、調理頻度の高い料理が異なるため、各給食施設で過去１年間程度の期間中に実際に使用した食品から割り出し、施設ごとに作成することが望まれる。算出方法は、以下の通りである。

①過去１年間程度の実施献立から、１人１日当たりの食品と使用量（可食部）を食品群別に集計する。

②食品群別に集計した食品ごとの使用量から比率（構成比率）を求め、その合計が100％になるように調整する。

③この構成比率（％）を重量（g）に置き換え、日本食品標準成分表を用いて、個々の食品の栄養価を算出する。これを合計すると食品群100ｇ当たりの荷重平均成分値となる。

なお、各施設で荷重平均成分表を作成することが困難な場合には、行政機関などが作成した同種・同規模の施設の成分表を利用する。また、食品の使用実績のない場合には、食品群を代表するいくつかの食品を選び出し、その比率を設定して、荷重平均を求める。

（３）食品構成表の作成手順

❶穀類の使用量を決定する

穀類エネルギー比率より、穀類から摂取するエネルギー量を算出して穀類の使用量を決定する（穀類エネルギー比率の目安：45～55％エネルギー）。

❷動物性食品の使用量を決定する

たんぱく質の給与栄養目標量から動物性食品の使用量を決める。動物性たんぱく質比率より、動物性食品からのたんぱく質量を算出し、動物性食品の使用量を決定する（動物性たんぱく質比率の目安：40～50％エネルギー）。脂質の構成成分である飽和脂肪酸など脂質の質に配慮して、動物性食品群（魚介類、肉類、卵類、乳類）の構成を決定する。

❸豆類の使用量を決定する

穀類以外の植物性たんぱく質として豆類の使用量を決める。たんぱく質の給与栄養目標量から❷で算出した動物性たんぱく質を引いた残りが植物性たんぱく質となる。そのうちの❶で算出される穀類から摂取するたんぱく質を差し引いた残りの半分以上を豆類で補う。

図表 3-22　食品群別荷重平均成分表の例

（可食部100ｇ当たり）

食品群名		エネルギー (kcal)	たんぱく質 (g)	脂質 (g)	炭水化物 (g)	カルシウム (mg)	鉄 (mg)	ビタミン				食物繊維 (g)	食塩相当量 (g)
								A (μgRAE)	B_1 (mg)	B_2 (mg)	C (mg)		
穀類	米類	356	6.1	0.9	77.1	6	0.8	0	0.10	0.00	0	0.5	0.0
	パン類	290	10.0	5.0	52.0	20	0.9	0	0.11	0.00	0	3.0	1.0
	めん類	312	10.0	1.7	61.7	15	0.8	0	0.00	0.00	0	2.5	0.8
	その他の穀類	495	18.8	30.6	40.6	213	3.8	2	0.36	0.00	4	8.8	1.0
いも類	じゃがいも類	99	1.6	0.2	23.0	11	0.6	0	0.11	0.11	31	1.6	0.0
	こんにゃく類	5	0.0	0.0	2.4	49	0.6	0	0.00	0.00	0	2.4	0.0
砂糖類	砂糖類	383	0.0	0.0	99.0	14	0.3	0	0.00	0.00	0	0.0	0.0
	菓子類	191	2.2	7.5	29.0	0	0.0	0	0.00	0.00	0	0.5	0.2
油脂類	動物性	918	0.0	68.0	0.0	18	0.1	510	0.00	0.00	0	0.0	2.0
	植物性	924	0.0	100.3	0.0	2	0.1	6	0.00	0.00	0	0.0	0.0
豆類	みそ	192	12.5	6.0	21.9	71	4.4	0	0.06	0.13	0	4.9	12.4
	豆・大豆製品	110	9.0	6.5	3.6	110	1.8	0	0.11	0.05	0	1.5	0.2
魚介類	生もの	135	19.1	5.8	0.1	29	0.5	37	0.10	0.17	1	0.0	0.2
	塩蔵・缶詰	227	25.9	13.2	1.0	627	1.3	10	0.03	0.06	0	0.0	1.8
	練り製品	90	10.9	0.7	9.8	23	0.7	0	0.04	0.06	0	0.0	1.6
肉類	生もの	188	19.0	11.5	0.1	5	0.9	14	0.34	0.19	2	0.0	0.1
	その他の加工品	151	16.4	4.8	9.4	4	0.4	3	0.26	0.08	20	0.8	0.6
卵類		153	12.2	10.6	0.3	51	1.8	159	0.06	0.43	0	0.0	0.4
乳類	牛乳	67	3.3	3.8	4.8	110	0.0	38	0.04	0.15	1	0.0	0.1
	その他の乳類	81	3.8	1.5	13.0	110	0.0	59	0.03	0.12	1	0.1	0.1
野菜類	緑黄色野菜	30	1.8	0.2	6.6	42	1.0	360	0.09	0.12	39	2.7	0.1
	漬物	80	1.3	1.8	16.0	148	1.3	3	0.02	0.04	0	3.0	4.8
	その他の野菜	25	1.1	0.3	5.2	21	0.3	5	0.03	0.05	9	1.7	0.0
果実類		59	0.7	0.1	15.2	13	0.2	19	0.05	0.02	34	1.1	0.0
海藻類		132	8.3	0.6	37.8	880	15.0	254	0.18	0.48	9	12.8	8.9
調味料類		166	4.3	9.6	15.0	49	1.3	5	0.03	0.07	1	0.5	10.9
調理加工食品類		156	7.4	7.5	15.0	3	2.0	0	0.31	0.15	102	1.1	1.5

❹野菜類、きのこ類、藻類、いも類、果実類、種実類の使用量を決定する

野菜類の使用量は１日350ｇを目標とし、そのうち１/３程度（約120ｇ）を緑黄色野菜とする。きのこ類、藻類、いも類、果実類、種実類の使用量は、健康日本21、食事バランスガイド、食生活指針などを参考にして決定する。

❺油脂類の使用量を決定する

脂質の給与栄養目標量を満たすように、❶から❹で決定した食品群の脂質量を差し引いて、油脂類の脂質量を算出し、油脂類の使用量を決定する。脂肪エネルギー比率が適正な範囲におさまるように考慮する。

❻残りの食品の使用量を決定する

残りの食品は、総エネルギー量と使用実績から決める。残りの食品のうち、エネルギー源となるいも類、果実類、砂糖類の使用量は、偏りのないように注意する。

❼砂糖類、調味料類の使用量を決定する

❶から❻で決定した食品群のエネルギー量を、給与エネルギー目標量から差し引いて、砂糖類、調味料類のエネルギー量としてその使用量を決定する。

食品構成表の例を図表3-23に示す。食品構成は、給与栄養目標量を満たすための食品群の種類と量を示しているが、１食で目標量を満たそうとすると献立に変化をつけにくいので、１週間から10日単位の平均値で目標量に近づくように調整して献立を作成する。

5 …… 個別対応の方法

個人対応とは、個人に対する対応のことであるが、**個別対応**とは、同じ個人をパターン化させたもののことである。第１章で述べた通り、特定給食施設の食事は、個人を対象とした集団としてとらえ、集団を構成するすべての個人に対応した栄養的に望ましい食事を提供することが基本となるが、すべての個人に対応することは限られた施設を除き、困難である場合が多い。

そこで、可能な限り食事の種類を集約して、すべての利用者に対して許容できる範囲（幅）で食事を提供することで、個人に対応する（個人対応に近づける）。つまり、複数の給与栄養目標量を設定して提供する食事を複数用意して個別対応を行う。

図表 3-23　食品構成表の例

食品群名		重量 (g)	エネルギー (kcal)	たんぱく質 (g)	脂質 (g)	炭水化物 (g)	カルシウム (mg)	鉄 (mg)	ビタミン A (μgRAE)	ビタミン B_1 (mg)	ビタミン B_2 (mg)	ビタミン C (mg)	食物繊維 (g)	食塩相当量 (g)
穀類	米類	240	854	14.6	2.2	185.0	14.4	1.9	0.0	0.2	0.0	0.0	1.2	0.0
	パン類	2	6	0.2	0.1	1.0	0.4	0.0	0.0	0.0	0.0	0.0	0.1	0.0
	めん類	2	6	0.2	0.0	1.2	0.3	0.0	0.0	0.0	0.0	0.0	0.1	0.0
	その他の穀類	3	15	0.6	0.9	1.2	6.4	0.1	0.1	0.0	0.0	0.1	0.3	0.0
いも類	じゃがいも類	20	20	0.3	0.0	4.6	2.1	0.1	0.0	0.0	0.0	6.2	0.3	0.0
	こんにゃく類	20	1	0.0	0.0	0.5	9.9	0.1	0.0	0.0	0.0	0.0	0.5	0.0
砂糖類	砂糖類	7	27	0.0	0.0	6.9	1.0	0.0	0.0	0.0	0.0	0.0	0.0	0.0
	菓子類	10	19	0.2	0.8	2.9	0.0	0.0	0.0	0.0	0.0	0.0	0.1	0.0
油脂類	動物性	1	9	0.0	0.7	0.0	0.2	0.0	5.1	0.0	0.0	0.0	0.0	0.0
	植物性	8	74	0.0	8.0	0.0	0.2	0.0	0.5	0.0	0.0	0.0	0.0	0.0
豆類	みそ	17	33	2.1	1.0	3.7	12.0	0.7	0.0	0.0	0.0	0.0	0.8	2.1
	豆・大豆製品	60	66	5.4	3.9	2.2	66.0	1.1	0.0	0.1	0.0	0.0	0.9	0.1
魚介類	生もの	65	88	12.4	3.8	0.1	18.6	0.3	24.3	0.1	0.1	0.6	0.0	0.1
	塩蔵・缶詰	2	5	0.5	0.3	0.0	12.5	0.0	0.2	0.0	0.0	0.0	0.0	0.0
	練り製品	8	7	0.9	0.1	0.8	1.8	0.1	0.0	0.0	0.0	0.0	0.0	0.1
肉類	生もの	65	122	12.4	7.5	0.1	3.1	0.6	9.1	0.2	0.1	1.3	0.0	0.1
	その他の加工品	2	3	0.3	0.1	0.2	0.1	0.0	0.1	0.0	0.0	0.4	0.0	0.0
卵類		40	61	4.9	4.2	0.1	20.5	0.7	63.5	0.0	0.2	0.0	0.0	0.2
乳類	牛乳	100	67	3.3	3.8	4.8	110.0	0.0	38.0	0.0	0.2	1.0	0.0	0.1
	その他の乳類	60	49	2.3	0.9	7.8	66.3	0.0	35.6	0.0	0.1	0.5	0.1	0.1
野菜類	緑黄色野菜	150	45	2.7	0.3	9.9	62.4	1.5	540.0	0.1	0.2	57.9	4.1	0.2
	漬物	5	4	0.1	0.1	0.8	7.4	0.1	0.2	0.0	0.0	0.0	0.2	0.2
	その他の野菜	230	58	2.5	0.7	12.0	47.6	0.7	10.8	0.1	0.1	21.7	3.9	0.0
果実類		100	59	0.7	0.1	15.2	13.5	0.2	18.7	0.0	0.0	33.8	1.1	0.0
海藻類		2	3	0.2	0.0	0.8	17.6	0.3	5.1	0.0	0.0	0.2	0.3	0.2
調味料類		45	75	1.9	4.3	6.8	22.1	0.6	2.4	0.0	0.0	0.5	0.2	4.9
調理加工食品類		20	31	1.5	1.5	3.0	0.5	0.4	0.0	0.1	0.0	20.4	0.2	0.3
合計			1805	70.2	45.2	271.5	516.8	9.7	753.6	1.1	1.1	144.6	14.1	8.8
給与栄養目標量			1800	70.0	46.0	275.0	600.0	10.0	700.0	1.1	1.1	100.0	18.0	6.9
栄養比率			PFC比率＝16：23：61　動物性たんぱく質比：52.7%　穀物エネルギー比：48.8%											

3 食事計画の実施、評価、改善

1 …… 利用者の状況に応じた食事の提供とPDCAサイクル

食事計画の実施とは、品質管理を行った食事を生産（調理）、提供し、栄養教育を行うことである。利用者の状況に応じた食事を提供していくためには、PDCAサイクル（▶p.33）を繰り返し、提供した食事内容と食事計画が乖離していないか、一定期間ごとに利用者の摂取量や特性を再調査して食事計画を見直し、それに伴う献立の作成などの業務内容も改善するように努めなければならない。

2 …… 栄養教育教材としての給食の役割

給食施設では、利用者が栄養管理された食事を継続的に摂取することから、その提供される食事そのものが生きた栄養教育の媒体となる。利用者は、給食を実際に食べるという経験を通して、正しい食事の選択や食習慣の形成に役立てることができる。したがって、提供される食事は、栄養教育教材として望ましい食事であることが望まれる。

3 …… 適切な食品・料理選択のための情報提供

利用者の食生活や栄養状態を改善するためには、施設の利用者の状況に応じた情報を提供し、利用者自らが適切な食事を選択して摂取し、自己管理できるようになることが重要である。

第１章で述べたように、特定給食施設が行う栄養管理の基準の１つとして、栄養に関する情報の提供を行うことが健康増進法施行規則第９条で定められており、以下の点に留意することとなっている。

健康増進法施行規則第９条（抜粋）

①利用者に対し献立表の掲示や熱量、たんぱく質、脂質及び食塩等の主要栄養成分の表示を行うなど、健康や栄養に関する情報の提供を行うこと。
②給食は、正しい食習慣を身に付け、より健康的な生活を送るために必要な知識を習得する良い機会であり、各々の施設に応じ利用者等に各種の媒体を活用するなどにより知識の普及に努めること。

したがって、献立料理の栄養成分表示、望ましい料理の組み合わせ例の提示（複数献立や選択食などの場合)、生活習慣病予防のための栄養情報の提供、アレルギー表示*11、期間献立表などについて、卓上メモ(テーブルポップ)、リーフレット、ポスター、デジタルサイネージ(電子ボード)など様々な媒体を用いて提供する。

用語解説

*11 アレルギー表示
アレルギー物質の表示対象品目は、消費者庁通知「食品表示基準について」によれば、食物アレルギー症状を引き起こすことが明らかになった食品のうち、特に発症者数、重症度が高く、表示する必要性の高い食品7品目を「特定原材料」として定め、表示を義務づけている。また、「特定原材料に準ずるもの」として21品目を定め、可能な限り表示するように推奨している。2025(令和7)年度からは特定原材料に「くるみ」が追加され8品目になることが決定している。

4 …… 評価と改善

食事計画の評価・改善とは、食事の提供者側からの評価、利用者側からの評価、行政による評価がある。それらの評価を総合的に分析し、改善して、次の栄養・食事計画に反映させていく。

(1) 提供者側の評価

❶実施献立の評価

実施献立は、おおよそ2週間から4週間ごとに、実施給与栄養量、食品群別給与量を確認する。

❷栄養出納表による評価

栄養出納表とは、ある一定期間内において、利用者1人1日当たりの食品群別の食品使用量などを記録した表のことである(図表3-24)。適正な栄養量が給与されたかどうかを給与栄養目標量や食品構成と比較して評価する。

❸検食による評価

検食は、調理後、利用者に提供する前に、責任者が、栄養面、衛生面、嗜好面、経済面、調理面などについて総合的に点検する調理計画通りの食事であることを点検するために行う。結果は、検食簿に記録して改善の資料とする。

❹利用者の栄養状態の評価(再アセスメント)

栄養アセスメントの項目について、変化や達成度を確認する。計画との間に差があるときには、提供した食事を見直し、改善する。

❺食習慣の評価

栄養教育によって正しい知識が身につき、行動に変化がみられ、望ましい食行動や食習慣に結びついているのかなどを評価する。

(2) 利用者側の評価

前述の通り、利用者を対象とした満足度調査や喫食量調査(残菜調査)などを定期的に実施して、提供した食事の満足度、摂取状況、嗜好などを把握する。喫食率の高い食事を提供し、高い満足度が得られたかについては、食事の品質に大きく関わる。調査結果から原因を解明することができれば、献立や調理などに反映して改善していく。

図表 3-24　栄養出納表の例

栄養出納表

たんぱく質エネルギー比 16%
脂肪エネルギー比 22%
炭水化物エネルギー比 61%
穀類エネルギー比 50%
動物性たんぱく質比 53%

管理者	作成者

対象期間：○○年05月01日～○○年05月31日
対象食種：常食1800

日付		○○/５/１	○○/５/２	○○/５/31	期間合計	期間平均	所要量	充足率（%）
曜日		金	土	日				
エネルギー（kcal）		1800	1806	1804	55800	1800	1800	100
たんぱく質（g）		70.8	70.4	67.0	2175.2	70.2	70.0	100
脂質（g）		43.6	42.8	41.2	1357.9	43.8	43.0	102
炭水化物（g）		275.2	277.3	284.4	8479.7	273.5	280.0	98
カルシウム（mg）		576	541	588	18364	592	520	114
鉄（mg）		9.2	8.3	8.3	258.8	8.3	8.5	98
ビタミン	A（μgRAE）	636	553	598	19328	623	600	104
	B_1（mg）	0.95	0.86	0.88	27.18	0.88	0.85	103
	B_2（mg）	1.10	0.90	0.91	31.67	1.02	0.95	108
	C（mg）	121	124	124	3836	124	115	108
食物繊維（g）		16.0	14.5	15.7	456.2	14.7	13.0	113
食塩相当量（g）		8.9	9.1	9.0	271.3	8.8	8.0	109
穀類	米	240.0	240.0	240.0	7440.0	240.0	240.0	100
	パン類	0.0	0.0	0.0	90.0	2.9	2.0	145
	めん類	2.5	10.0	15.0	141.0	4.5	3.0	152
	その他の穀類	2.0	3.0	5.0	84.5	2.7	2.0	136
いも類	じゃがいも類	10.0	10.0	30.0	481.0	15.5	20.0	78
	こんにゃく類	50.0	0.0	50.5	609.5	19.7	20.0	98
砂糖類	砂糖類	5.0	5.4	8.0	179.7	5.8	7.0	83
	菓子類	0.0	10.0	10.0	322.0	10.4	10.0	104
油脂類	動物性	0.7	1.0	0.5	23.2	0.7	1.0	75
	植物性	6.1	8.0	6.1	207.0	6.7	8.0	83
豆類	みそ	16.0	20.5	20.0	505.5	16.3	17.0	96
	豆・大豆製品	100.0	50.0	50.0	1815.0	58.5	60.0	98
魚介類	生もの	70.0	70.0	40.0	2010.0	64.8	65.0	100
	塩蔵・缶詰	1.5	5.5	3.0	60.0	1.9	2.0	97
	練り製品	5.6	2.5	3.6	198.7	6.4	8.0	80
肉類	生もの	65.3	70.0	80.0	1998.0	64.5	65.0	99
	その他の加工品	2.5	0.0	0.0	119.0	3.8	5.0	77
卵類		38.0	35.0	35.0	1168.0	37.7	40.0	94
乳類	牛乳	100.0	0.0	50.0	3345.0	107.9	100.0	108
	その他の乳類	65.0	125.0	100.0	2008.0	64.8	60.0	108
野菜類	緑黄色野菜	160.0	140.0	159.2	4957.5	159.9	150.0	107
	漬物	6.0	14.0	0.0	178.0	5.7	5.0	115
	その他の野菜	253.0	279.0	251.0	7779.5	251.0	230.0	109
果実類		100.0	110.0	100.0	3154.0	101.7	100.0	102
海藻類		2.0	2.2	1.0	63.9	2.1	2.0	103
調味料類		45.0	47.0	52.0	1494.7	48.2	40.0	121
調理加工食品類		11.8	10.0	0.0	391.0	12.6	20.0	63

（３）行政による評価

第１章で述べた通り、都道府県等は、特定給食施設の設置者に対して栄養管理報告書の提出を求め、栄養管理の実施状況を評価し、指導・助言を行っている。

栄養管理報告書の内容、書式、提出回数は、自治体により異なる。**図表 3-25**は、東京都の栄養管理報告書（病院・介護施設等）の記入例である。給食延べ数や給食業務従事者数、給食の概要として給食委員会の設置の有無、栄養教育などを記載するようになっている。東京都の場合は、年に２回提出する。

図表 3-25　栄養管理報告書の例

栄養管理報告書（病院・介護施設等）　※「病院」に丸印

××区保健所長　殿

施 設 名　××病院
所 在 地
管理者名
電話番号

×年　11月分　（健康増進法第21条による管理栄養士必置指定　1 有　2 無）　※「1 有」に丸印

I　施設種類	II-1　1人1日平均食材料費及び食事区分別給食延べ数			II-2　定数及び1日平均利用者数
1 病院（丸印） 2 介護老人保健施設 3 老人福祉施設（・特別養護老人ホーム・通所介護施設・その他高齢者施設） 4 その他（有料老人ホーム等）	食材料費	890円	☑食材料費　□その他含	定数又は定員　340床（人）
	給食延べ数（食）			
	一般食	常　食	4,459	1日平均利用者数合計　324人
		そ の 他	10,020	
	その他	療養食（特別食）	12,115	再掲　デイサービス　人 ショートステイ　人 その他（　）人 （　）人
		職員食・その他	4,487	
	合　計		13,081	

III　給食従事者数	施設側（人）常勤	施設側（人）非常勤	委託先（人）常勤	委託先（人）非常勤
管理栄養士	13	1		
栄養士				
調理師	6			
調理作業員				
その他				
合　計	19	1		

IV　利用者の把握・調査　：☑有　□無

年1回以上、施設が把握しているもの
☑性別　☑年齢　☑身体活動レベル
☑身長　☑体重　☑BMI　☑血清アルブミン
☑生活習慣（給食以外の食事状況、運動・飲酒・喫煙習慣等）
☑その他（必要に応じて検査一般）

年1回以上、施設が調査しているもの
1　食事の摂取量把握　☑実施している（☑全員　□一部）
（頻度　☑毎日　□＿＿回／月　□＿＿回／年）
□実施していない
2　嗜好・満足度調査　☑実施している（頻度　4回／年）
□実施していない
3　その他（　）
（頻度　回／年）

V　給食の概要

1　給食会議	☑ 有（頻度：12回／年）	□ 無
1-2　有の場合	構成委員　☑管理者　☑管理栄養士・栄養士　☑調理師・調理担当者　□給食利用者　☑介護・看護担当者　☑その他（医師）	
2　衛生管理	衛生管理マニュアルの活用　☑ 有	□ 無
	衛生点検表の活用　☑ 有	□ 無
3　非常時危機管理対策	①食中毒発生時マニュアル　☑ 有	□ 無
	②災害時マニュアル　☑ 有	□ 無
	③食品の備蓄　☑ 有	□ 無
	④他施設との連携　☑ 有	□ 無
4　栄養ケア・マネジメントの実施	☑ 有（☑全員・□一部）	□ 無
5　NSTの導入（病院のみ記入）※	☑ 有	□ 無

VI　栄養計画

1　対象別に設定した給与栄養目標量の種類	☑ 20種類　☑個別に作成　□作成していない
2　給与栄養目標量の設定頻度	☑毎月設定　□3か月に1回設定　□その他（　）

施設名　××病院

3　給与栄養目標量と給与栄養量（最も提供数の多い給食に関して記入）（食種　☑一般食　□その他（　））

	エネルギー (kcal)	たんぱく質 (g)	脂質 (g)	カルシウム (mg)	鉄 (mg)	ビタミン A (μg)(RAE当量)	ビタミン B1 (mg)	ビタミン B2 (mg)	ビタミン C (mg)	食塩相当量 (g)	食物繊維総量 (g)	炭水化物エネルギー比(%)	脂肪エネルギー比(%)	たんぱく質エネルギー比(%)
給与栄養目標量	1803	70.5	44.7	598	8.5	590	0.89	1.01	117	9.0	14.6	62.1	22.3	15.6
給与栄養量(実際)	1804	70.3	43.9	594	9.4	612	0.90	1.09	119	8.9	15.9	62.5	21.9	15.6

4　給与栄養目標量に対する給与栄養量（実際）の内容確認及び評価　☑実施している（☑毎月　□報告月のみ）□実施していない

5　栄養改善の実施　☑ 有　□ 無

5-2　有の場合　内容（複数可）
☑有病者の治療　☑摂食・嚥下機能の改善
□適正体重者の増加　☑食事摂取の適正化
☑利用者の満足度の向上　☑品質管理の向上
□その他（　）

VII　栄養・健康情報提供　☑有　□無（有の場合は下記にチェック）
☑栄養成分表示　☑献立表の提供
□卓上メモ　☑ポスターの掲示
□給食たより等の配布　□実物展示
□給食時の訪問　☑その他（病院の広報新聞）

IX　課題と評価　☑有　□無（有の場合は下記に記入）

（栄養課題）
行事食が大変喜ばれるので、月に数回入れてゆきたい。

（栄養課題に対する取組）
行事食に因んだ栄養情報をポスターにして掲示した。栄養目標量に沿って献立を作成しているので、引き続き栄養管理を行う。

（施設の自己評価）
ノロなど感染性食中毒の多い季節柄、罹患患者が入院した場合の情報共有を確実に行ってゆくことを全員で再確認した。

XI　委託　□有　☑無（有の場合は下記に記入）
名称：
電話　FAX
委託内容：□献立作成　□発注　□調理　□盛付　□配膳　□食器洗浄　□その他
委託契約内容の書類整備：□有　□無

VIII　栄養指導　☑有　□無（有の場合は下記に記入）

	実施内容	実施数
個別	糖 尿 病	延　105人
	脂質異常症	延　30人
	高血圧・心臓病	延　38人
	心 不 全	延　10人
	胃がん術後食	延　5人
	胃潰瘍食	延　7人
集団		回　人
		回　人
		回　人
		回　人
		回　人

X　東京都の栄養関連施策項目（最も提供数の多い給食に対して記入）

（VI-3の食事について記入）	目標量	提供量
野菜の一人当たりの提供量（□1食　☑1日）	350 g	400 g
果物の一人当たりの提供量（□1食　☑1日）	100 g	100 g

作成者	
所属	栄養科
氏名	×
電話	FAX
職種	☑管理栄養士　□栄養士　□調理師　□その他（　）

保健所記入欄　特定給食施設・その他の施設（施設番号　）

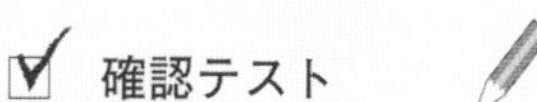

①栄養アセスメントでBMIが把握できないと、給与エネルギー量は求められない。

②目標とするBMIの範囲は、50歳代で20～25未満である。

③エネルギー産生栄養素バランスでたんぱく質を算定後に、推定平均必要量を下回っていることを確認する。

④食品構成表は、食品群別に構成する。

⑤保管する献立表は、発注のときに使用した予定献立表である。

【引用文献】

１）本田佳子編『臨床栄養学Ⅰ　総論』中山書店　2016年　p.37
２）藤島一郎・柴本勇監修『摂食・嚥下リハビリテーション』中山書店　2004年　p.15
３）日本給食経営管理学会監修『給食経営管理用語辞典　第３版』第一出版　2020年　p.46
４）同上書　p.49
５）石田裕美・富田教代編『給食経営管理論』医歯薬出版　2013年　p.106

第4章 給食経営における品質管理

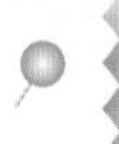

章の目的

栄養・食事管理の目標を達成するためには、利用者が満足する品質の高い食事を継続して提供しなければならない。管理栄養士・栄養士は、提供する食事の品質がどうあるべきなのかについて考えることができ、それを実際に調理することが求められる。

本章では、食事とサービスの品質を管理する基本的な考え方について理解し、さらに、食事の品質に大きく影響する食材料の品質、量、費用の管理と、大量調理による食事の生産（調理工程・作業工程）管理、提供管理の方法について学ぶ。

1 品質と標準化

1 …… 給食経営における品質と品質管理の意義

（1）品質管理の定義と目的

品質管理（QC：quality control）とは「利用者ニーズを満たす品質の製品やサービスを提供する過程において、組織の全部門が品質の改善と維持に取り組む体系のこと」[1)]と定義されている。

製品の品質やサービスの質の定義は様々であり、その製品やサービスを使用する目的を満たしているかどうかを決定する固有の性質・性能と、それに加えて、経済性、社会的・環境的な影響などを含む場合があり、製品やサービスがニーズを満たす程度・度合いには幅がある。いずれにしても、品質管理には、全社的に経営、製品のレベルを向上させ、社会に貢献するための取り組みであるといえる。さらに、給食経営における品質管理は、給食の利用者のニーズや満足度を満たす品質を管理するだけではない。調理する側の問題点や改善点、意識の向上などにも働きかけ、充実した食事やサービスを提供することが、利用者の満足度の向上に結びつく。

また、「顧客の要求する品質が十分に満たされることを保証するために、生産者が行う体系的活動」[2)]のことを品質保証という。品質保証は、顧客満足を達成するためのすべての活動であり、品質管理は、それを達成するための手段といえる。品質管理は、製品やサービスが生み出される過程に着目し、品質基準から外れる製品をなくす取り組みである。

(2) 品質保証システム

前述の通り、品質保証は、顧客満足を達成するためのすべての活動を含む。その中には、①顧客のニーズを把握し、それに合った製品・サービスを企画・設計する活動、②これを経済的に提供できるプロセスを確立する活動、③顧客のニーズが満たされていることを確認し、満たされていない場合には必要な処置を取る活動、④顧客に信頼感・安心を与える活動などが含まれる。

したがって品質保証は、製品ライフサイクルである「調査・企画」「設計・試作」「生産準備」「生産」「販売・サービス」「販売後の活動」「廃棄・リサイクル」を通じて実施され、製品の誕生から消失に至るすべての段階において品質を確保する活動である。

また、各段階で行われる品質保証活動を組織的、効果的に実行するためには、各部門の果たすべき役割を明確に規定したプログラムが必要である。これが品質保証システムである。

品質を保証するシステムには、国際標準化機構（ISO：International Organization for Standardization）による品質保証の認証取得がある。ISOは、「物資及びサービスの国際交流を容易にし、知的、科学的、技術的及び経済的活動分野の協力を助長させるために、世界的な標準化及びその関連活動の発展・開発を図ること」を目的に、スイスのジュネーブを本部として、1947年に設立された組織である。

品質管理システムに関する国際基準はISO9000シリーズで、品質マネジメントの認証審査の対象を定めているのが「品質マネジメントシステム規格（ISO9001）」である。また、環境管理システムに関する国際基準を制定した「ISO14000シリーズ」があり、環境影響や環境リスクを低減し、発生を予防するための環境マネジメントシステムの要求事項を規定した国際規格としてISO14001がある。

そのほかに給食業務に関わるものとしては、食品安全マネジメントシステムの国際規格であるISO22000が2005年に発行された。これは、品質マネジメントシステム規格（ISO9001）に食品危害分析のシステムであるHACCP（危害分析重要管理点）を組み込んだものである。

また、1994（平成6）年に成立した製造物責任法（PL法）の第1条によれば、「製造物の欠陥により人の生命、身体又は財産に係る被害が生じた場合における製造業者等の損害賠償の責任」について定められ、被害者の保護が図られている。給食施設で調理される食事もPL法の製造物に該当する。食材購入にあたっても品質検査（検収という）を十分に行い、調理工程もHACCPシステムで作業を進め、品質管理を完璧なものとする努力が求められる。

（3）給食における品質管理

製品の品質（総合品質）は、設計品質と適合品質から構成される（図表 4-1）。設計品質とは、製造の目標としてねらった品質のことで、適合品質とは、設計品質をねらって製造した製品の実際の品質のことで製造品質とも呼ばれている。設計品質がねらいの品質であれば、適合品質（製造品質）は、出来栄えの品質、適合の品質といえる。その両者がよくなれば、総合品質としての顧客満足度が向上することを意味する。

食事に置き換えれば、設計品質とは、栄養・食事計画に基づく予定献立表の作成である。栄養・食事計画で立案した給与栄養目標量、量、形状、色、食器、味、香り、温度（適時適温）、安全・衛生、原価（適切な価格設定）などを意味する。また、適合品質（製造品質）は、実際に調理された食事そのものになる。その実際に調理した食事が予定献立と異なる、あるいは反対に、利用者にとって適正な栄養・食事計画や予定献立が立案されていない場合には、いくら調理しても意味がない。給食施設においては、利用者を満足させ、提供する食事が完食されることが品質管理の目標である。

また、給食施設では、調理後、配膳前までに栄養・食事計画にそった食事であるかについて、味つけ、盛りつけ、衛生面などからチェックする検食が義務づけられている（▶p.78）。このことが品質保証につながっている。

図表 4-1　食事サービスにおける品質

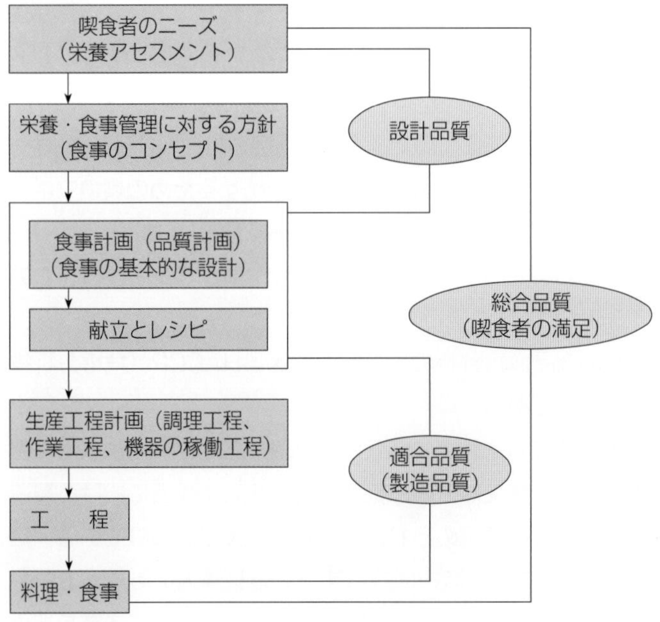

出所）石田裕美／鈴木久乃・太田和枝・定司哲夫編『給食マネジメント論』第一出版　2014年　p.229

2 …… 給食の品質基準と献立の標準化

（1）給食の品質基準

給食の品質を管理し、継続して高品質な食事の提供を行うためには、設計品質である予定献立の作成と、適合品質（製造品質）である調理工程、調理作業を標準化することが重要である。

給食の品質基準としては、食事の質や量、味、温度、色といった属性と利用者の満足度にわけて、できるだけ数量でとらえることができる指標を用いる（図表4-2）。

また、サービスの質の基準としては、料理の種類や選択メニューの幅、盛りつけの精度、接客、アメニティに配慮した食環境の整備などがある。

図表4-2　品質管理の対象と指標

品質の概念	品質管理の対象	設計品質の指標	適合品質の指標	総合品質の指標
製品属性	食材の質と量	重量・個数、質	重量・個数、いたみがない、賞味期限	
	給与栄養目標量	予定献立で供給が期待できる量	実施献立で供給が期待できる量	
		でき上がり予定量（全体・1人分）	でき上がり量（全体・1人分）	
		1人分盛りつけ予定量	1人分供食量	
	味	予定の味の濃度	実際の料理の味の濃度	
	温度	予定の提供温度・喫食温度	提供温度・推定喫食温度	
	色	予定の色（例えば、焼き物の場合の焼き色）	実際の料理の色（例えば、でき上がりの焼き物の焼き色）	
	衛生	異物混入などの衛生的なことに関するクレームが無い	異物混入など衛生的な事柄のクレーム数	
		加熱温度（加熱条件）	実際の加熱温度	
		保管温度と保管時間	実際の保管温度と保管時間	
	量・製品属性の総合化			販売数 残菜量 返品金額 苦情件数
顧客ニーズ・満足度	提供するエネルギー及び栄養素量	給与栄養目標量		摂取量
	喫食者の満足度			満足度

出所）石田裕美／鈴木久乃・太田和枝・定司哲夫編『給食マネジメント論』第一出版　2014年　p.231

（2）献立の標準化

献立の標準化の方法としては、まず、利用者の嗜好調査、残食調査などの結果から過去の献立を整理し、できるだけ内容の重複しない献立を6週間から8週間分のサイクルメニューとして基本献立にまとめる。次に、基本献立に対応した調理作業を標準化するためには、作業指示書（レシピ）を作成する。これらの基本献立を繰り返し実施して、より喫食率の高い内容の献立を検討して標準化していく。

標準化された献立をサイクルメニューとして活用することで、同じ食材を繰り返し使用するため、食品の計画購入が可能になり、無駄がなくなる。また、調理作業の標準化を行いやすくし、献立作成の時間を短縮することができるなど利点が多い。

一般的に回数を重ねるごとに、同一メニューの調理作業は合理化される。予定献立を計画する際には、一定レベルの品質に達する食事内容かどうかを見極め、施設の能力に見合った合理的なメニューを選択し、そのメニューの再現性を十分検討することが大切である。

たとえば、味つけは、献立上一定の味が保たれるように数値で示す。調味料中の塩分量については、調味料に含まれる塩分相当量をもとに使用した調味料の総塩分量を計算して求める。調味（%）は、「調味料中の塩分量（g）÷材料の重量（g）×100」で計算する。汁物の調味（%）は、「調味料中の塩分量÷汁の重量（g：具材は含めない）×100」で求める。これにより、誰でも同じ味つけで提供できる。一般的に好まれる塩分濃度は、人間の血液の塩分濃度と同じ0.9%程度である。

3 …… 調理工程と調理作業の標準化

設計品質で設定した品質を目標に、実際に調理を行う。限られた調理従事者と設備機器で指定された時間に、高品質の食事を提供するためには、調理工程を標準化する必要がある。調理工程とは「食材料が人や設備機器類を介して料理に変換される生産活動の過程」[3)]である。

調理工程を標準化するために考慮すべき要素は、食材料の加工度、調理の加熱温度、調味割合、調理時間、調理機器の能力、提供時間などがある。これらの要素を組み合わせて数量化したデータを積み上げて標準化に結びつける。

特に調理従事者による調理作業においては、調理技術を高め、作業はできるだけ単純化、機械化、専門化を図り、標準化につなげていく。

たとえば、ほうれん草のおかか和えの調理工程では、材料の計量、洗浄時間、回転釜の茹で水量、茹で時間、脱水時間、調味濃度などをあらかじめ数量化して

図表 4-3　調理工程表の例（ほうれん草のおかか和え）

料理名	食品名	エリア	付帯作業	作業時間 9:00　9:30	10:00　10:30	11:00　11:30	喫食開始 12:00　12:30
ほうれん草のおかか和え	ほうれん草 糸削り 濃口しょうゆ だし	汚染エリア	納品検収　原材料採取	献立確認　計量　洗浄　カット　水切り			
		準清潔エリア		回転釜洗浄　湯沸し	茹でる　冷却　脱水		
		清潔エリア			食器準備　和える　味つけ	計量　盛りつけ　配膳　保存食採取　保冷	提供

図表 4-4　作業指示書の例（ほうれん草のおかか和え）

料理名	食品名	純使用量（g）	純使用量（kg）	廃棄率（%）	総使用量（kg）	調理作業の指示
		1 人分	100人分			
ほうれん草のおかか和え	ほうれん草	70	7.0	5	7.4	ほうれん草は 3 センチ幅にカット、軸側と葉側に分けておく。 洗浄後にざるで水切り：ほうれん草は回転釜で茹でた後、脱水機で脱水する。 だししょうゆを作る：茹でたほうれん草にだししょうゆと糸削りを加える。 和えて、小鉢に中高に盛りつける。
	糸削り	1	0.1		0.1	
	濃口しょうゆ	5	0.5		0.5	
	だし	0.5	0.05		0.05	

おく。食材は、季節により水分量などが変動する場合は調整する。また、標準化した調理工程をもとに計画を作成しておくことが大切である（図表 4-3）。作業指示書は、１人分の純使用量、食数分の純使用量、廃棄率、総使用量を数値で示すことで、効率的な作業指示が可能となる（図表 4-4）。

4 …… 品質管理とPDCAサイクル

品質管理は、顧客に提供する商品やサービスの品質の向上を促すためのものであり、PDCAサイクルを回し、継続的に改善活動を行っていく必要がある。品質管理における改善には、製品やサービスの品質に関する改善（品質改善）と業務の改善がある。

利用者からみた品質（満足度）である総合品質の評価結果から、問題を明らかにして改善する。設計品質として計画（Plan）を立てて、実行（Do）した結果について、すなわち適合品質（製造品質）を確認・評価（Check）する。計画段階の問題であれば、予定献立表を改善（Act）する。実施段階で問題があれば、出来上がり量、盛りつけ量、検食の結果などから品質低下の原因を探し、調理工程や調理作業を改善する。

図表 4-5　作業研究の体系

作業研究	方法研究		作業または製造方法を分析して、標準化、統合化によって作業方法または製造工程を設計･改善するための手法体系（JIS Z 8141-5103）
		工程分析	生産対象物が製品になる過程、作業者の作業活動、運搬過程を系統的に、対象に適合した図記号で表して調査・分析する手法（JIS Z 8141-5201）
		動作研究	作業者が行うすべての動作を調査・分析し、最適な作業方法を求めるための手法の体系（JIS Z 8141-5206）
	作業測定		作業または製造方法の実施効率の評価及び標準時間を設定するための手法（JIS Z 8141-5104）
		稼働分析	作業者または機械設備の稼働率もしくは稼働内容の時間構成比率を求める手法（JIS Z 8141-5210）
		時間研究	作業を要素作業または単位作業に分割し、その分割した作業を遂行するのに要する時間を測定する手法（JIS Z 8141-5204）

品質が変動する要因としては、調理時間や提供時間、設備機器の能力、納品された食品の質、調理操作、作業者の熟練度、衛生的な要因など様々である。これらのどれに起因する問題であるのかを検討し、PDCAサイクルを繰り返すことで継続的に改善を行い、品質を向上させていく。

なお、生産活動を対象とした改善の技術として作業研究がある。作業研究とは「作業を分析して最も適切な作業方法である標準作業の決定と、標準作業を行うときの所要時間から標準時間を求めるための一連の手法体系」と定義され、さらに「作業研究は方法工学ともいい、方法研究と作業測定から構成される」とされている（JIS Z 8141-5102）。作業研究の体系は、図表 4-5の通りである。

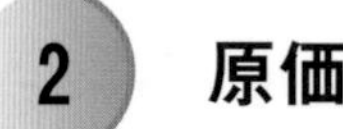

2　原価

1 …… 給食の原価構成

（1）原価とは

企業が製品を製造したり、サービスを提供する場合、いくらお金がかかったのかについてその企業が自ら計算する必要がある。たとえば、材料費、労働者の賃金、電力やガス、水道の料金といった費用である。このような製品の製造やサービスの提供に必要となる費用を金額で表したものを原価といい、製品やサービスの1単位当たりの費用を計算する手続きのことを原価計算という。原価計算期間

は、通常１か月単位である。

後述するが、会計には、財務会計（制度会計）と管理会計があり、それぞれの目的が異なるため、原価の分類の仕方が異なる。そのため、制度会計上の原価計算と管理会計上の原価計算の結果は異なる。財務会計による原価の分類は、以下の通りである。なお、管理会計による原価の分類は、損益分岐点分析（▶p.97）で述べる。

（２）原価の分類

❶総原価（給食原価）と製造原価の分類

原価は、どのような経営活動に使われたのかによって、製造原価、販売費、一般管理費に分類できる。これらの合計のことを総原価という（図表 4-6）。

製造原価……製品の製造活動に要した原価

販売費………販売活動に要した原価

　　　　　　例）広告宣伝費、販売手数料など

一般管理費…一般管理活動に要した原価

　　　　　　例）施設運営費、減価償却費（本社建物、営業用の自動車など）＊1など

そのうち、製造原価は、どのような財の対価であるのか、費用の発生を基礎として、材料費、労務費、経費に分類している。これを原価の３要素という。

①材料費…製造に使用する材料などを消費したことで発生する原価

　　　　例）生鮮食品、飲料、乾物食材、加工品など

②労務費…給食の生産に関わる従業員に支払われる費用

　　　　例）調理師や調理員の給料、諸手当、福利厚生費など

③経費……①②以外の給食の生産に要した（製造にかかる）費用

　　　　例）水光熱費、消耗品費、衛生品費、教育費、減価償却費（調理に関

用語解説

＊1　減価償却費、水光熱費、給与などは、製造に関わる場合と、販売業務や一般管理業務に関わる場合がある。したがって、「製造原価」にも「販売費及び一般管理費」にも、どちらにも同様の科目が含まれることがある。

図表 4-6　原価の構成

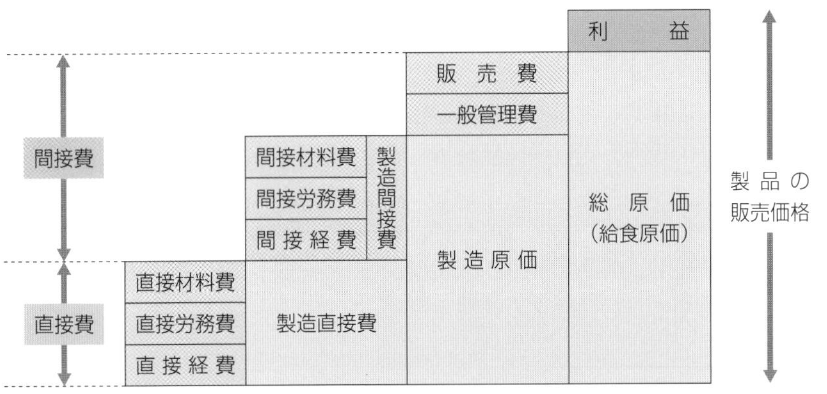

わる設備機器など）など

❷製品との関連による分類

上記の原価は、製品との関連という別の観点から直接費、間接費に分類することもできる。

①直接費…食材料費など生産に直接関係する費用で、その製品の費用として個別に対応していることが明らかな製造原価（直接材料費、直接労務費、直接材料費）

②間接費…複数の製品に共通して使われるなど、その製品の費用として個別に計算ができない製造原価（製造間接費、販売費、一般管理費）

❸製造原価の計算

製造業では、製品の原価がどのように計算されているのかを表す「製造原価報告書」あるいは「製造原価明細書」を作成する。

後述する通り、一定期間、通常は１事業年度における企業の経営成績を利害関係者に明らかにするために作成する財務諸表として損益計算書がある。ここで売上原価が表示されているが、これは合計額のみを表示しており、その計算のもととなる当期の総製造費用、つまり、材料費、労務費、経費の内訳を表示しているのが製造原価明細書である。

当期総製造費用は、①材料費、労務費、経費によって分類する形式と、②製造直接費、製造間接費によって分類する形式の２つがある。たとえば、①の分類の場合、以下のように計算する。

①材料費…次の計算式で求める。なお、このほかに材料の仕入諸掛費（仕入れ時にかかった運賃などの付随費用）などがある。

材料費＝期首材料棚卸高＋当期材料仕入高－期末材料棚卸高

②労務費…当期に発生した労務費のうち、調理や食事サービスに直接携わる部分を按分計算し、当期総製造費用に計上する。

③経費……当期に発生した経費のうち、調理や食事サービスに直接かかる部分を按分計算し、当期総製造費用に計上する。

なお、１事業年度の期首と期末に製造途中の未完成品（仕掛品＊2）が発生する製品の製造業の場合、それらを当期の総製造費用に加減算して製造原価報告書に表示する。その場合、当期の製品製造原価は、以下の計算式で表すことができる（図表 4-7）。

当期製品製造原価＝期首仕掛品棚卸高＋当期総製造費用＊－期末仕掛品棚卸高
＊当期総製造費用＝材料費＋労務費＋経費

用語解説

＊２　仕掛品
期末においていまだ完成していない製造途中の製品のことをいう。原価計算は、製品（完成品）の原価を計算するものであるため、期末において未完成品であるものに消費された原価は差し引いて考える。

図表 4-7　当期製品製造原価のボックス図

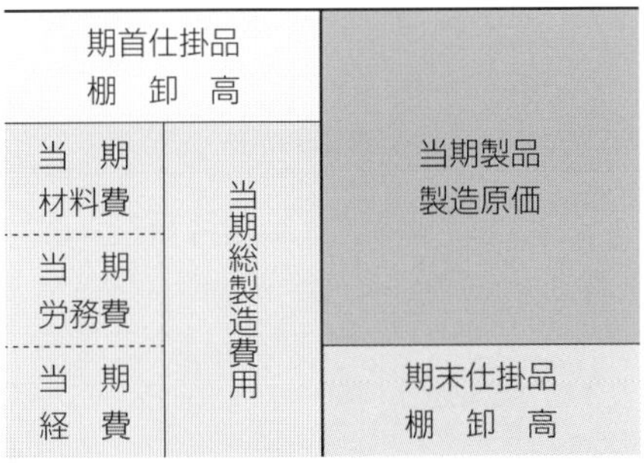

期首仕掛品 棚　卸　高		当期製品 製造原価
当　期 材料費	当期総製造費用	
当　期 労務費		
当　期 経　費		期末仕掛品 棚　卸　高

（3）財務諸表

❶会計の種類

会計とは、企業の財政状態や利益を計算するための方法のことで、財務会計と管理会計がある。財務会計とは、債権者や株主など、企業の外部関係者への報告を目的に行われる会計のことである。外部関係者に企業の真実の状態を報告するため、法令や会計基準などによって一定の作成上のルールが決められており、制度会計ともいう。管理会計は、外部関係者ではなく、会社内の経営戦略、経営計画の策定、製品の価格決定といった企業内部において意思決定を行うための報告を目的とする会計のことである。

❷財務諸表の種類

会計の報告にあたっては、計算書類、財務諸表が用いられる。会社法によれば、株式会社に対しては、①貸借対照表、②損益計算書、③株主資本等変動計算書、④個別注記表の 4 つの計算書類の作成を義務づけている。

また、金融商品取引法（財務諸表等規則[*3]）によれば、主として上場企業（上場株式会社）に対して、①貸借対照表、②損益計算書、③株主資本等変動計算書、④キャッシュフロー計算書、⑤附属明細表の 5 つの財務諸表の作成を義務づけている。

作成主体によって根拠法が異なるため違いはあるが、このうち、貸借対照表、損益計算書、キャッシュフロー計算書は、財務 3 表と呼ばれている（図表 4-8）。

❸貸借対照表（Balance Sheet：B/S）

貸借対照表とは、一定時点、通常は事業年度末時点における企業の財政状態を利害関係者に明らかにするために作成する財務諸表の 1 つである（図表 4-9）。財政状態とは、企業の資金の調達源泉（資金の出どころ）と、その運用形態（使い道）のことである。

貸借対照表は、左側（資産）を「借方」、右側（負債、純資産）を「貸方」という。借方と貸方は必ず一致することからバランスシートともいう。

資産の部は、債権者である金融機関や取引先などから調達した負債、株主から

用語解説

＊3　財務諸表等規則
金融商品取引法で提出することが義務づけられている財務諸表などの作成や表示に関する規則のことで、正式名は「財務諸表等の用語、様式及び作成方法に関する規則」（昭和38年大蔵省令第59号）という。

図表 4-8　財務 3 表の概要

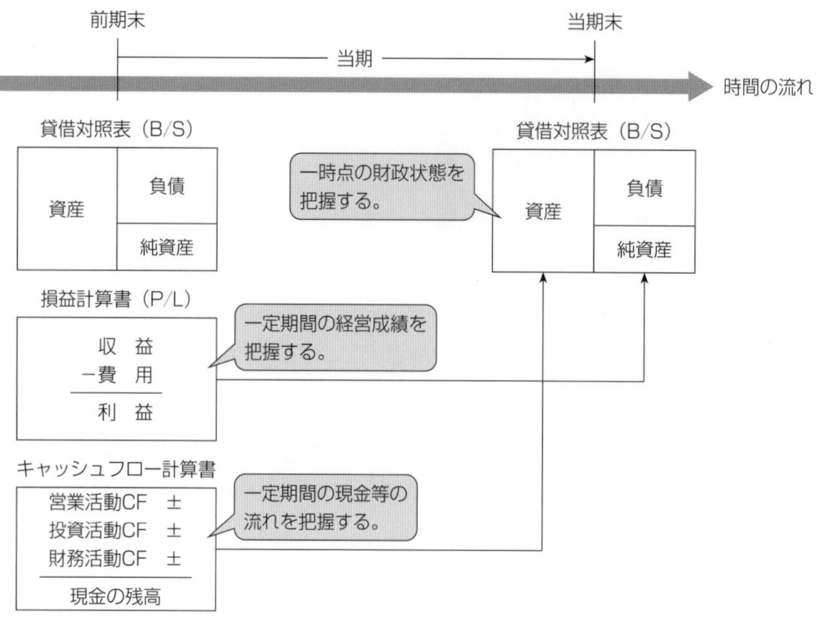

図表 4-9　貸借対照表の例

貸借対照表 △年 3 月31日			
資産の部		**負債の部**	
科目	金額	科目	金額
流動資産		**流動負債**	
現金及び預金		支払手形	
受取手形		買掛金	
売掛金		短期借入金	
有価証券		その他流動負債	
商品		**流動負債合計**	
短期貸付金			
その他流動資産		**固定負債**	
流動資産合計		社債	
		長期借入金	
固定資産		**固定負債合計**	
（有形固定資産）		負債合計	
建物		**純資産の部**	
車両運搬具		**株主資本**	
土地		資本金	
建設仮勘定		資本剰余金	
（無形固定資産）		利益剰余金	
借地権		自己株式	
（投資その他の資産）		**株主資本合計**	
投資有価証券			
長期貸付金		**評価・換算差額等**	
貸倒引当金		その他有価証券評価差額金	
固定資産合計		**評価・換算差額等合計**	
		純資産合計	
資産合計		負債・純資産合計	

調達した純資産をどのように運用したか、その結果が表示される。そのうち流動資産とは、現金や預金、さらに企業が比較的短期間に現金化すると想定される資産のことである。また、固定資産とは、企業が長期にわたって保有し、使用して収益を獲得するための資産のことである。

負債の部は、企業の資金調達のうち、銀行や取引先などの債権者から調達した資金（他人資本）などである。そのうち流動負債とは、企業が比較的短期間に現金で支払うと想定される負債であり、固定負債とは、１年を超えて返済や支払い期限を迎える負債のことである。

純資産の部は、企業の資金調達のうち、主として株主から調達した資金（自己資本）が純資産である。そのうち株主資本とは、株主からの出資額と、それを元手としてこれまで事業を行って得た利益の積み増しで構成される。

❹損益計算書（profit and loss statement：P/L）

損益計算書とは、一定期間、通常は１事業年度における企業の経営成績を利害関係者に明らかにするために作成する財務諸表の１つである（図表 4-10）。経営成績とは、企業が営業活動を行った結果として獲得した収益と、それにかかった費用との差額によって得られた利益である。利益（Profit）と損失（Loss）を表すことから、単にP/Lともいう。損益計算書で計算される利益は５つあり、売

図表 4-10　損益計算書の例

損益計算書 ×年４月１日～△年３月31日	
科目	金額
売上高（A）	
売上原価（B）	
期首商品棚卸高	
当期商品仕入高	
合計	
期末商品棚卸高	
売上総利益（C＝A－B）	
販売費及び一般管理費（D）	
人件費	
減価償却費	
その他販管費	
営業利益（E＝C－D）	
営業外収益（F）	
受取利息・配当金	
営業外費用（G）	
支払利息	
経常利益（H＝E＋F－G）	
特別利益（I）	
特別損失（J）	
税引前当期純利益（K＝H＋I－J）	
法人税、住民税及び事業税（L）	
当期純利益（M＝K－L）	

上高から段階的に各利益を計算していく（図表 4-11 図表 4-12）。

❺キャッシュフロー計算書（cash flow statement：C/S）

キャッシュフロー計算書とは、一定期間、通常は1事業年度におけるキャッシュ、つまり現金及び現金同等物の流れ（増減）を表した財務諸表である。貸借対照表と損益計算書のもとになる取引は、必ずしも現金で行われるとは限らないため、取引をすべてキャッシュベースに修正し、どのような活動から現金が増えたのか、減ったのか、その結果、企業はいくらの現金を手元にもっているのかを表す。

キャッシュフロー計算書では、営業活動によるキャッシュフロー、投資活動によるキャッシュフロー、財務活動によるキャッシュフローの3つの区分によってキャッシュの動きを把握する。営業活動によるキャッシュフローには、企業が本業で稼いだキャッシュの増減を表す。つまり、投資活動と財務活動以外の取引によるキャッシュフローを記載する。投資活動によるキャッシュフローには、企業

図表 4-11 損益計算書の構造

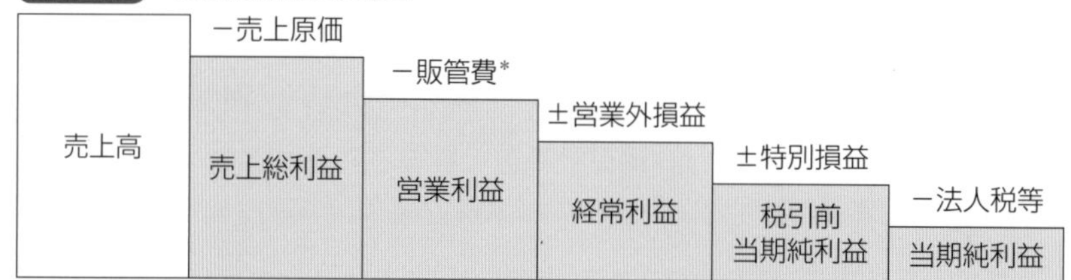

注）＊販売費及び一般管理費の略

図表 4-12 損益計算書の5つの利益

売上総利益	売上高から売上原価を差し引いて求めた利益。粗利益。 ●売上高：企業の本来の営業活動の成果。 ●売上原価：売上高を獲得するために購入した製品などの原価。
営業利益	売上総利益から販売費及び一般管理費を差し引いた利益。本業から得られる利益。 ●販売費及び一般管理費：本来の営業活動にかかわる販売業務や管理業務に関して発生した費用。
経常利益	営業利益に営業外収益を加え、営業外費用を差し引いた利益。経常的な経営活動に基づく利益。 ●営業外収益：企業本来の営業活動以外の活動（主に財務活動）から生じる収益（利益）。受取利益、受取配当金など。 ●営業外費用：企業本来の営業活動以外の活動（主に財務活動）から生じる費用。
税引前当期純利益	経常利益に特別利益を加え、特別損失を差し引いた利益。 ●特別利益：経常的ではなく、臨時・例外的に発生した収益。固定資産売却益など。 ●特別損失：経常的ではなく、臨時・例外的に発生した損失。固定資産売却損、災害損失など。
当期純利益	税引前当期純利益から法人税、住民税及び事業税を差し引いた利益。 ●法人税、住民税及び事業税：法人税法による税務調整後の所得（課税所得）に対して決定された税額。

が将来の利益のために行った設備や有価証券などへの投資、あるいは売却によるキャッシュの増減を表す。財務活動によるキャッシュフローには、資金の借り入れや社債発行などによる資金調達、あるいは借入金の返済、社債の償還、配当の支払い、自社株買いなどによるキャッシュフローの増減を表す。

なお、キャッシュフロー計算書には、直接法と間接法がある（図表 4-13 図表 4-14）。両者の相違点は、営業活動によるキャッシュフローの区分にある小計までの計算の仕方である。どちらを選ぶかは企業の任意で、計算結果は同じになる。処理が膨大になる場合には間接法が簡便であり、多くの企業で採用されている。

図表 4-13　間接法の例

キャッシュフロー計算書 ×年４月１日〜△年３月31日	
科目	金額
Ⅰ　**営業活動によるキャッシュフロー**	
税引前当期純利益（又は税引前当期純損失）	
減価償却費	
貸倒引当金の増加額	
受取利息及び受取配当金	
支払利息	
有形固定資産売却益	
売上債権の増加額	
棚卸資産の減少額	
仕入債務の減少額	
……………	
小　計	
利息及び配当金の受取額	
利息の支払額	
……………	
法人税等の支払額	
営業活動によるキャッシュフロー	
Ⅱ　**投資活動によるキャッシュフロー**	
有価証券の取得による支出	
有価証券の売却による収入	
有形固定資産の取得による支出	
有形固定資産の売却による収入	
……………	
投資活動によるキャッシュフロー	
Ⅲ　**財務活動によるキャッシュフロー**	
短期借入れによる収入	
短期借入金の返済による支出	
長期借入れによる収入	
長期借入金の返済による支出	
株式の発行による収入	
配当金の支払額	
……………	
財務活動によるキャッシュフロー	
Ⅳ　**現金及び現金同等物の増加額（又は減少額）**	
Ⅴ　**現金及び現金同等物の期首残高**	
Ⅵ　**現金及び現金同等物の期末残高**	

図表 4-14　直接法の例

キャッシュフロー計算書 ×年４月１日〜△年３月31日	
科目	金額
Ⅰ　営業活動によるキャッシュフロー	
営業収入	
原材料又は商品の仕入支出	
人件費の支出	
その他の営業支出	
小　計	
（以下、間接法に同じ）	

2 …… 給食における収入と原価管理

（1）給食による収入

給食の収入源は、給食費になる。給食費は、利用者が支払う食事の代金であるが、給食の運営を含めて施設の運営にかかる費用の一部は、国や自治体などが一部負担する制度があり、施設の種類によっては、その全額を利用者が負担しなくてもよい。したがって、収益と費用の構造は、給食施設の種類によって異なる。各施設の給食費の詳細については、第３部で述べる。

（2）給食における原価管理

❶ABC分析

食材料費は、給食の原価の中でも人件費と同様にかなり多くの費用を占めているため、食材料の在庫管理は重要である。在庫管理を効率化するためには、重要度、優先度を明確にして管理する方法がとられる。つまり、在庫の全品目に対して一律で同じ管理はせず、重点管理を行う。ABC分析は、在庫の重点管理の最も代表的な方法である。

ABC分析は「多くの在庫品目を取り扱うときそれを品目の取り扱い金額または量の大きい順に並べて、A、B、Cの３種類に区分し、管理の重点を決めるのに用いる分析」（JIS Z 8141-7302）と定義されている。ABC分析には、ABC曲線が用いられる（図表 4-15）。

図表 4-15の例では、次のように在庫品目をAからCにグルーピングする。なお、AからCの累計構成比率は目的によって決めることになる。

- A品目：品目数累計上位20%で、在庫金額全体の80%に達する。
- B品目：品目数累計上位20〜50%で、在庫金額全体の15%。
- C品目：品目数全体の50%で、在庫金額全体の５%。

ABC分析の結果を、在庫管理に活用することにより、①A品目の在庫削減及び在庫回転率の向上、②C品目に関する在庫管理作業の軽減、③原価意識の向上

図表 4-15　ABC曲線

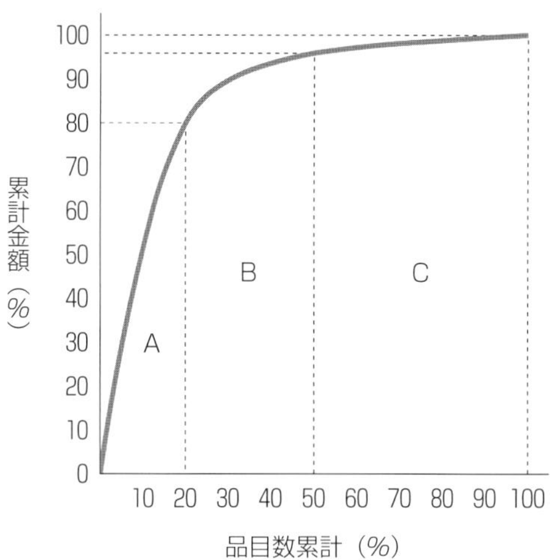

などの効果が期待できる。

❷損益分岐点分析

●損益分岐点分析とは

企業は、毎年一定の利益を獲得しなければならない。次年度はいくらの利益を獲得するのか、そのためにはどれくらいの売上高（販売量）が必要なのかなどの計画が必要になる。損益分岐点分析とは、企業が利益計画において設定する目標利益を達成するために、売上高、販売量、生産量など（以下「営業量」）を計算したり、利益も損失も発生しない営業量である損益分岐点（BEP：Break Even Point）を計算する際に使われる手法である。

前述した財務会計による原価の分類は、売上高が増減したときに、原価と利益がどのように変化するのか予測することができないため、ここでは、売上高の増減にともなって比例的に増減する原価（変動費）と、変化しない原価（固定費）に分類する。

●原価の分類

企業活動から発生する原価は、変動費と固定費に分類することができる。

①変動費…営業量に比例して増減する原価のことであり、材料費、外注加工費、運送費などが該当する。

②固定費…営業量の増減に関係なく、固定的に発生する原価のことであり、支払家賃、社員の給料・賞与、減価償却費などが該当する。

●損益分岐点売上高の計算

損益分岐点売上高とは、収益と費用が等しくなる営業量のことであり、採算点を意味する（図表 4-16）。損益分岐点売上高は、次のように導き出すことができる。

図表 4-16　損益分岐点図

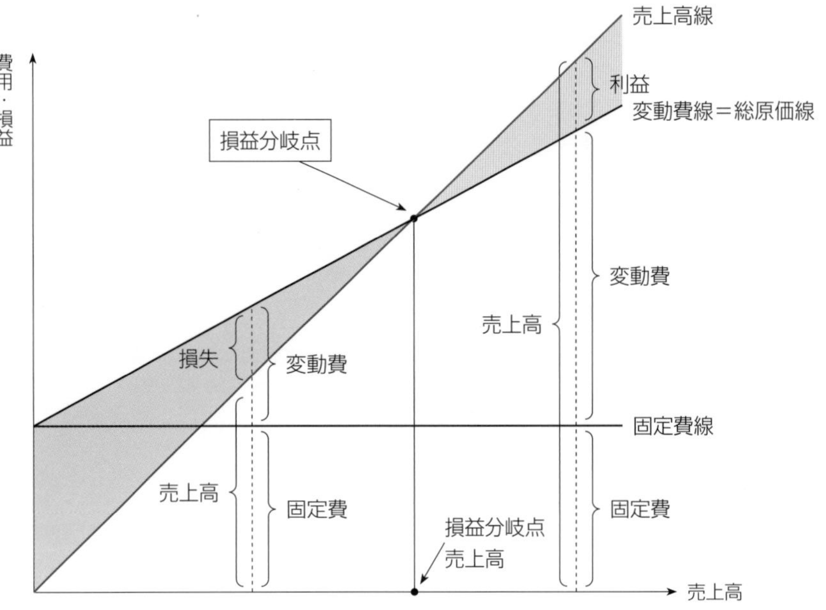

まず、売上高と費用及び利益の一般的な関係は、「売上高＝費用＋利益」と表すことができるため、費用を固定費と変動費に分けると「売上高＝固定費＋変動費＋利益」となる。

次に、売上高に占める変動費の割合（変動費率）を計算式で表すと、「変動費÷売上高」となり、さらにそれを1単位当たりで表すと「1単位当たりの変動費÷販売価格」となる。つまり、「変動費＝売上高×変動費率」が成立する。これを上記式の変動費に代入する。

売上高－（売上高×変動費率）－固定費＝利益

利益＝0となる売上高が損益分岐点売上高になるため、それを式に表すと以下の式になる。

損益分岐点売上高－（損益分岐点売上高×変動費率）－固定費＝0
損益分岐点売上高（1－変動費率）－固定費＝0

$$損益分岐点売上高＝\frac{固定費}{1－変動費率}$$

例題

売上高100万円、変動費60万円、固定費30万円のとき、損益分岐点売上高はいくらになるか。

変動費率＝変動費60万円÷売上高100万円＝0.６（60％）

損益分岐点売上高＝固定費30万円÷（１－0.６）＝75万円

損益分岐点売上高は75万円

●損益分岐点比率と安全余裕率

損益分岐点比率とは、損益分岐点売上高が実際売上高に占める割合のことである。この比率が高いか低いかにより、企業の収益獲得能力面での安全度が判断できる。損益分岐点比率は、以下の計算式で求められる。

$$損益分岐点比率（\%）=\frac{損益分岐点売上高}{実際売上高}\times 100$$

安全余裕率とは、現状の売上高の安全性を判断する比率である。この比率が高ければ、現状の売上高の安全性は高いと判断できる。

$$安全余裕率（\%）=\frac{実際売上高-損益分岐点売上高}{実際売上高}\times 100$$
$$=100-損益分岐点比率$$

損益分岐点が低ければ低いほど、企業はより少ない売上高で利益を得ることができることから、損益分岐点比率が低いということは、その企業が売上高の減少というリスクに強いということになる。また、安全余裕率と損益分岐点比率を足し算すると100になるため、安全余裕率は高いほうが、売上高減少のリスクに強いということになる。

たとえば、売上高の増大が期待できない場合、変動費や固定費を削減することで、損益分岐点が引き下げられ、安全余裕率を高めることができる。変動費と固定費の削減、あるいは販売単価の引き上げが期待できない場合でも販売数量を増やすことができ、売上高が増えれば、安全余裕率は高まる。また、販売単価を引き上げることができれば、販売数量に変動がなくても損益分岐点が低下し、安全余裕率が高まる。

したがって、変動費の削減、固定費の削減、販売数量の増大、販売単価の引き上げによって、安全余裕率を上げる（損益分岐点比率を下げる）ことができる。

3 食材

1 …… 食材管理の概要

（1）食材管理の目的

給食提供の最も重要な条件は、安全な給食を提供することであり、あわせて利用者に満足してもらえるような給食でなければならない。そのためには、使用する食材は安全で、料理に適した品質や規格のものを適正な価格で、適時に適量を調達し、適切に保管管理することが必要である。すなわち、食材管理とは、管理栄養士が予定献立を作成し、購入計画、発注、納品、検収、保管、出納、調理、原価計算に至るまでの統制（コントロール）を図り、評価を行い、PDCAサイクルで適正に管理することが目的である。

（2）食材管理の手順

食材管理の手順は図表4-17の手順で行う。

①栄養・食事計画に基づいて、献立の種類を決定、予定献立表を作成する。
②食数から食材の使用量を算出し、購入計画を立てる。
③発注業者の選定、購入方法、発注量、発注方法、納品日時を決める。
④納品時には、検収者（管理栄養士・栄養士、調理員など）が立ち合い、検収を行う。
⑤すぐに使用しないため保管が必要な食品は、食品保管庫で管理し、それ以外の食材については、冷凍庫や冷蔵庫で保管する。
⑥調理後には食材の廃棄量を計測して、廃棄率を計算する。
⑦喫食者満足度調査などにより、給食の価格や品質の満足度を探り、廃棄率や原価計算をもとに食材の評価を行い、PDCAサイクルによる食材管理を行って、次回に反映させる。

図表4-17　食材管理の手順

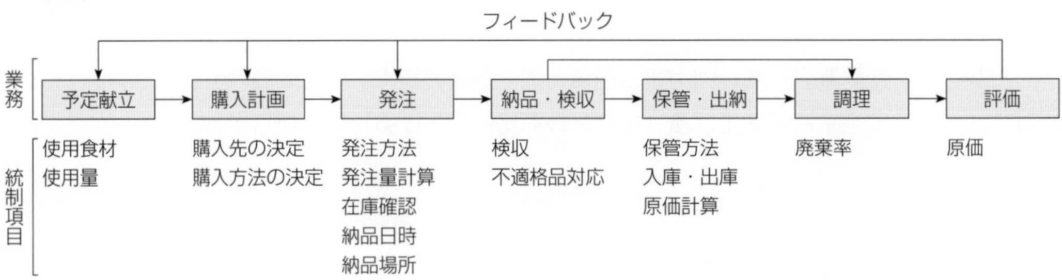

出所）吉野知子／高城孝助・三好恵子・松月弘恵編『実践　給食マネジメント論』第一出版　2016年　p.94を一部改変

2 …… 購入計画と方法

（1）食材の種類

日本で流通している食材は、日本食品標準成分表2020年版（八訂）に収載されている食品数だけでも2,478食品に及び、食品群は①穀類、②いも及びでん粉類、③砂糖及び甘味類、④豆類、⑤種実類、⑥野菜類、⑦果実類、⑧きのこ類、⑨藻類、⑩魚介類、⑪肉類、⑫卵類、⑬乳類、⑭油脂類、⑮菓子類、⑯し好飲料類、⑰調味料及び香辛料類、⑱調理加工食品類の18食品群である。さらにカロリーベースで約6割を海外から輸入される食品に依存しているわが国は、今や輸入食品なくして国民の食生活は成り立たないものとなっている。一方で、加工技術・科学技術の進歩により、新しく開発された食品も数多く、凍結乾燥食品（フリーズドライ食品）、コピー食品、遺伝子組み換え食品、オーガニック食品、備蓄食品など、給食施設で用いる食材の種類は、増加傾向にある。給食に用いられる食材の種類を図表4-18に示す。

図表4-18　食材の種類

種類	内容
レトルト食品 （レトルトパウチ食品）	カレーなど調理した食品を、プラスチックフィルムや金属箔からなる遮光性と気密性のある容器に入れ、熱溶融で密封した後、加圧加熱殺菌したもの。 100℃以上の殺菌により微生物による腐敗を防ぎ、光や酸素の遮断により化学的な変敗を抑制するので、保存性が高い。常温で長期保存が可能である。 包装が軽量で、簡便に喫食ができる。
凍結乾燥食品 （フリーズドライ食品）	洗浄、殺菌後の野菜などの食品を－40～－30℃で急速凍結し、同時に減圧して、水分を昇華させ乾燥したもの。 水分量が1～3％に保たれるので成分変化が少なく、1年間の保存に耐える。 使用時に湯を加えて戻す。インスタント食品に多く使用されている。
コピー食品	かに風味かまぼこ、人工魚卵（イクラ、キャビア）、ステーキ用成形肉など、形態・味・感触を本物そっくりに模造した食品。 高価なもの、栄養上の問題があって使うことができない食品など、本物がもつ問題点を解決してつくられているため、安価で、コレステロールが少ない。
バイオ食品 （遺伝子組換え食品）	特定の除草剤や害虫などに対する抵抗力など、本来備わっていなかった性質を、バイオテクノロジー技術を用いて遺伝子に組み込んだ農作物。 安全性審査、表示について、法律などで定められている。
オーガニック食品 （有機食品）	化学合成農薬や化学肥料を使わないで栽培された農作物や、有機飼料で飼育された畜産物及びその加工品。特に葉ものの虫卵に注意して、よく洗う。 登録認定機関から認定を受け、JAS規格の表示法に基づいて有機JASマークが付されたものだけが、「有機」「オーガニック」の表示ができる。
備蓄食品	災害発生の対応として備蓄する食品。非常用食品、飲料水など。 加熱を必要としないものを、缶詰・瓶詰、乾物（アルファ化米など）といった形態で備蓄する。 品質、賞味期限などを定期的にチェックし、保管スペースに合わせた備蓄が必要である。 水は3L/人の保存が望ましい。

出所）全国栄養士養成施設協会・日本栄養士会監修、韓順子・大中佳子著『サクセス管理栄養士講座　給食経営管理論』第一出版 2019年　p.135を一部改変

食品衛生法による食品の表示は、保存表示、期限表示、原材料、添加物、アレルゲンなどの安全性に関わる情報が記載されていることから、表示内容を十分理解したうえで、食品選択の参考とすることが重要である。

給食の運営では、保管期間や保管温度などの保管条件別に食品を保管することが多く、食品の種類を大別すると、生鮮食品、貯蔵食品、冷凍食品に分けることができる。

❶生鮮食品

生鮮食品とは、穀類（パン、生めん）、豆類（豆腐、豆腐加工品）、野菜類、果実類、きのこ類、魚介類、肉類、卵類、乳類などである。生鮮食品は、品質の劣化が早いため、原則として使用する当日に使い切る量を購入し、食品に適した温度で搬入、保管する。野菜類、果実類、魚介類は、天候などの影響を受けやすく、価格変動が大きい食品である。また、安定供給されないこともあり、生鮮食品から冷凍食品に代替することや全く別の食材に変更することもある。

カット野菜とは、廃棄部分を取り除いて洗浄した野菜を様々に切さいして脱気パック詰めなどをしたものである。下処理作業の軽減や省スペース化、食材の品質の安定化、安定供給につながるが、購入価格は高くなる。

❷貯蔵食品

短期貯蔵食品は、冷蔵庫での保存期間が短期間に限られる食品で、根菜類、いも類、卵類、バターなどがある。

長期貯蔵食品は、常温で一定期間の保存が可能な食品で、米などの穀類、豆類、乾物類（かんぴょう、乾燥ひじきなど）、缶詰、瓶詰、みそ・しょうゆなどの調味料及び香辛料類、油脂類などである。

❸冷凍食品

冷凍食品は、食品を長期保存するために、前処理（廃棄部分を除くなど）を施した後に、急速凍結を行い、包装をして、品温－18℃以下で冷凍管理されたものである。廃棄部分をカットし、切り身や食べやすい大きさにカットした肉類、魚介類、野菜類、果物類などの素材食品、フライのパン粉をつけるなどの前処理を行っている加工食品、解凍もしくは温めただけで食することが可能な商品もある。価格が安定しており、品質が一定に保たれている。また下処理がなされているため作業の削減につながり、貯蔵性にも優れているので、給食の食材費に占める冷凍食品の割合が増加傾向にある。長期保存の際には、期限表示を参考にする（図表 4-19）。

（2）食材の流通

食材の流通とは、生産者から消費者までの一連の流れであり、図表 4-20に示す通りである。流通の段階で仲介業者が増えると、経費がかかり、価格は高くなる。

図表 4-19　冷凍食品の期限表示

品　目	保存期間（月）	品　目	保存期間（月）
［魚 類］		［野菜類］	
多脂肪のもの	6～8	アスパラガス	8～12
少脂肪のもの	10～12	いんげん、さやいんげん	8～12
エビ	12	ブロッコリー	14～16
［生の肉及び肉加工品］		カリフラワー	14～16
牛肉	12	軸付きコーン	8～10
ロースト、ステーキ、包装品	12	カットコーン	24
ひき肉	10	にんじん	24
豚肉	6	マッシュルーム	8～10
ひき肉ソーセージ	6	グリンピース	14～16
ベーコン（生、未燻蒸）	2～4	かぼちゃ類	24
とり肉	12	ほうれん草	14～16

出所）日本冷凍食品協会「冷凍食品の期限表示の実施要領」
https://www.reishokukyo.or.jp/wp-content/uploads/pdf/kigenhyouji.pdfをもとに作成

図表 4-20　食材の流通

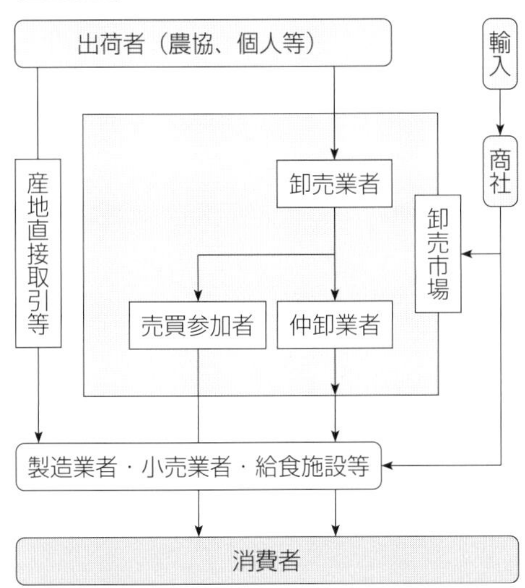

出所）農林水産省「トレーサビリティ関係」
https://www.maff.go.jp/j/syouan/seisaku/trace/をもとに作成

給食施設の条件に見合った良質で適正な食材を購入するために、流通システムを把握しておく必要がある。

食材の流通システムは、次の通りである。

❶低温流通システム（コールドチェーン）

一般的に仲介業者の介入が多くなると、時間がかかり、鮮度が落ちるが、食材の品質劣化を防ぐために、生産から消費まで途切れることなく低温流通下で輸送・

保管する低温流通システム（コールドチェーン）を導入することで、食材の品質保持期間が長くなる。これは、「食品の品質を劣化させずに保管できる期間と温度との間には、個々の食品ごとに一定の関係がある」[4)]という時間 - 温度・許容限度（T-T・T）の考え方を取り入れたものである。

❷トレーサビリティシステム

トレーサビリティは、「生産、加工及び流通の特定の１つまたは複数の段階を通じて、食品の移動を把握すること」と定義され、「各食品を取り扱った際の記録を作成し、保存しておくことで、食中毒等健康被害が発生した際に、問題のある食品がどこで生産されたのかを調査し（遡及）、どういう経路で流通したのかを追跡することができる」[4)]。国産の米や牛肉はトレーサビリティシステムを採用することが、法律で義務づけられている。米の産地情報を取引先や消費者に伝達し、米、米加工品に問題が発生した際に流通ルートを速やかに特定するため、生産者から販売・提供までの各段階を通じ、取引などの記録を作成・保持している。牛も同様の理由で、国内で飼養された牛肉には、牛の個体識別番号（またはロット番号）が表示されている。しかし、「記録の整理・保存に手間がかかることや、取り組みの必要性や具体的な取り組み内容がわからないなどの理由から、米や牛以外の食品を扱う特に中小零細企業での取り組み率が低いのが現状である」[4)]。近年、食の安全性をおびやかす事件が多発していることや、TPP[*4]の締結により、さらに輸入食材の使用が増えると予想されることから、購入業者を通じて、食材に関する情報収集を行うことも食の安全性確保のためには重要である。

用語解説

＊4　環太平洋パートナーシップ協定(TPP)
日本を含め太平洋をとりまく11か国の経済連携協定。関税の撤廃により安い農産物の輸入が促進され、食品添加物・遺伝子組み換え食品・残留農薬などの規制緩和が進むといわれている。

❸産地直結

漁業協同組合、農業協同組合などの生産者と消費者が直結する流通システムである。仲介業者がないので価格が安く、生産者や産地が明らかで、食材に関する情報を得やすい。

❹地産地消

国内の地域で生産された農林水産物を、生産された地域内において消費する取り組みである。消費者にとっては「顔が見える関係」で生産状況なども確かめられ、新鮮な農林水産物を購入できる。地域の食材を活用して地域の伝統的な食文化の継承や地域の活性化につながる。輸送コストが削減され、輸送距離を短くして地球温暖化などの環境問題に貢献できる。

（３）食材の選定

食材の選定は、献立計画に基づいて購入計画を立て、選定することになる。それには、給食施設の喫食者の特性、食事回数及び食数、献立の種類、設備・機器、予算などの施設の条件を考慮して選定する。

（4）購入業者の選定

給食の食材は、出荷者、市場、卸売業者、仲卸業者、食品メーカーなどから購入する（図表4-20）。購入先の選定は、施設の給食施設の立地条件、規模などが影響する。購入業者の選定には、下記のような条件を満たすことが望ましい。

①健全な経営が行われていて、社会的信用度が高い。
②店舗、食品倉庫、配送車（配送中の温度管理）、従業員の衛生管理が的確に行われている。
③食材の種類が豊富で、規格、数量、品質に配慮した品揃えができる。
④指定した日時に確実に納品できる。
⑤適正価格である。

（5）契約方法

契約の方式にはいくつかのパターンがある。調達するものの性質を考慮して契約方法を決定する（図表4-21）。

❶相見積もり方式

複数の業者に食材の種類、規格、購入予定量などを記載した仕様書を提示し、業者からは見積書を提出してもらい、最も条件のよい業者を選定して契約を締結する方式のことである。随意契約方式にはない競争の原理により、よい条件の契約を引き出すことが可能である。給食の食材の購入には、一般的によく用いられる。

❷随意契約方式

随意に取引業者を選定して契約を締結する方式のことである。生鮮食品など価

図表4-21　契約方式の種類

契約方式		特徴	適している食材
相見積もり方式		複数の業者に食材の種類、規格、購入予定量などを記載した仕様書を提示し、業者からは見積書を提出してもらい、最も条件のよい業者を選定して契約を締結する方式のこと。	すべての食材
随意契約方式		随意に取引業者を選定して契約を締結する方式のことである。	価格変動が大きい食材（生鮮食品）、使用量の少ない食材
競争入札方式	一般競争入札方式	契約に必要な条件を一般公開し、不特定多数の業者が入札する。公正ではあるが、指名競争入札方式に比べて時間と経費がかかる。	使用量が多く価格変動の小さい食材（米や調味料などの常備食品、冷凍食品、災害用備蓄食品）
競争入札方式	指名競争入札方式	発注者が適切と認める複数の業者を指名して、公開入札し、条件のよい業者に決定する。時間と経費がかかる。	使用量が多く価格変動の小さい食材（米や調味料などの常備食品、冷凍食品、災害用備蓄食品）
単価契約		相見積もりや入札により、一定期間内に購入する食材の単価を事前に決定して契約する方法。	価格の安定した使用頻度の高い食材（調味料など）

格変動が大きい食材、使用量の少ない食材の契約に用いられる。

❸競争入札方式

競争入札方式には、一般競争入札方式と指名競争入札方式がある。どちらも常備食品など使用量が多く、価格変動の少ない米や調味料、災害用備蓄食品などの一括購入に適している。

指名競争入札方式は、発注者が適切と認める複数の業者を指名して、公開入札し、条件のよい業者に決定する。時間と経費がかかる。

一般競争入札方式は、契約に必要な条件を一般公開し、不特定多数の業者が入札する。公正ではあるが、業者が多くなるほど指名競争入札方式に比べて時間と経費がかかる。

❹単価契約

相見積もりや入札により、一定期間内に購入する食材の単価を事前に決定して契約する方法。調味料など価格の安定した使用頻度の高い食材購入に適している。

(6) 購入方法

購入する食材の種類や量、保管設備を考慮して購入する。購入には、次の方法がある。

❶店舗購入

卸売業者・仲卸売り業者などから購入する。

❷産地直送購入

生産者と直接契約をして購入する。

❸集中方式

給食センターなどの複数の給食施設が共同で一括購入をする。

❹集中・分散方式

生鮮食品など一部の食品だけを施設ごとに購入し、大部分の食材を一括購入する。

❺カミサリー

食材の購入・保管・配送をまとめて行う流通センター。複数の給食を請け負っている給食会社などはカミサリーを設置し、食材購入の合理化を図っている。

(7) 発注

予定献立表に基づいて必要な食材を業者に注文することである。発注のためには、総使用量(購入量)の算出を行い、在庫量を考慮して、発注量を決定する。純使用量に端数が出たときは、食材が不足することのないように切り上げを原則とし、発注とする。

たとえば、ほうれん草の純使用量が960 gの場合は、1 kgの発注量となる。

❶廃棄率の算出

廃棄率は、食材の総使用量に対して、調理工程で魚の頭や骨、野菜の芽や根などの廃棄される量（廃棄量）の割合（%）を求めたものである。日本食品標準成分表に廃棄率が掲載されているが、給食施設の調理機器や調理法、調理従事者の技術などで廃棄率は変動する。給食施設で調理作業の標準化を図り、各食品の廃棄率を設定しておくとよい。

❷発注量の算出

発注量は、各施設の廃棄率を考慮し、以下の計算式から算出する。

発注量（総使用量）＝１人当たり純使用量÷可食部率（%）[*1]×100×予定食数
＝１人当たり純使用量×発注係数[*2]×予定食数

＊1　可食部率＝（100－廃棄率）
＊2　発注係数（倉出し係数）＝（１÷可食部率）×100

なお、発注係数（倉出し係数）は、食材ごとに計算しておき、図表にまとめておくと便利である（図表 4-22）。

❸発注上の留意点

同じ食材を２回以上使用する場合は、発注量をまとめる。食材ごとに規格など

図表 4-22　食品の廃棄率と倉出し係数の例

廃棄率（%）	可食率（%）	倉出し係数	魚介類	野菜類・果物
5	95	1.05	メルルーサ	
6	94	1.06		たまねぎ
10	90	1.11		西洋かぼちゃ、ごぼう、ししとうがらし、大根、なす、ほうれん草
15	85	1.18	ブラックタイガー、まだこ	オクラ、かぶ、キャベツ、みずな、小松菜、ピーマン、りんご
20	80	1.25		土しょうが、れんこん、うんしゅうみかん
25	75	1.33	うなぎ、するめいか	
30	70	1.43	さわら、さんま	とうがん、グレープフルーツ
35	65	1.54	太刀魚、こういか	セロリ
40	60	1.67	しろさけ	根深ねぎ、バレンシアオレンジ、すいか、バナナ
45	55	1.82		枝豆、なつみかん、パインアップル
50	50	2.00	いわし、まがれい、きす	カリフラワー、たけのこ、ブロッコリー
55	45	2.22	あじ、真鯛（養殖）	
60	40	2.50	あさり、はまぐり	

出所）上地加容子・片山直美編『改訂　給食のための基礎からの献立作成』建帛社　2021年　p.14

が決まっているので、発注する単位に気をつける。たとえば、ももの缶詰の内容個数は、1号缶が31個から45個、2号缶が6個から9個入りといった具合に、内容量が違うので、缶詰の号数などの規格を指定する。

❹発注方法

発注施設、品名、規格、重量（個数、数量）、品質、納品日時・場所を指定した発注書を作成する。

手書きによる発注伝票は2枚複写（業者用、納品用）とし、上記の必要事項を記入する。近年はコンピューター化により、ファクシミリやメールでの発注が増えている。ファクシミリやメールによる発注は、給食施設側の都合のよいときに送ることができて便利である。

電話による発注は、追加注文など急を要する場合には便利であるが、伝達ミスが起きやすいことから、推奨されていない。やむを得ず電話発注となる場合には、担当者名を互いに名乗り、発注書控えの内容を確認のために復唱する。

（8）検収

検収は、検収室で検収者が納品に立ち合い、発注書（控え）に基づき、注文通りの食材であるかを納品伝票で確認をして受け取ることである。使用する食材の安全性をチェックすることにもなる検収は、食品の鑑別ができる管理栄養士・栄養士、調理責任者などが複数人立ち合うことが望ましい。

❶検収時の準備物

検収表、ペン、60 cm以上の高さの検収台・秤、表面温度計、食材保管用の専用ふた付き容器、保存食採取用の調理器具、保存食採取用のビニール袋などである。

❷検収項目

品名、重量（個数、数量）、鮮度、異物の有無、消費期限または賞味期限、製造年月日、品温、産地、価格などで、点検を行った結果を検収簿に記録する。

❸検収時の留意点

原材料は、生産者の名称及び所在地、ロットが確認可能な情報並びに仕入れ年月日を記録し、1年間保管する。

原材料について納品業者が定期的に実施する食材の微生物・理化学的検査結果を提出させる。

加熱せずに喫食する食品（牛乳、発酵乳、プリン等容器包装に入れられ、かつ、殺菌された食品を除く。）については、乾物や摂取量が少ない食品も含め、製造加工業者の衛生管理の体制について保健所の監視票、食品等事業者の自主管理記録票等により確認するとともに、製造加工業者が従事者の健康状態の確認等ノロウイルス対策を適切に行っているかを確認すること。

肉類、魚介類、野菜類等の生鮮食品は、1回で使い切る量を調理当日に仕入れること。

不適格品を発見した場合は、返品交換、代替食材の手配、献立の変更などの措置を講じる。食材の納入時には、包装・容器を介して食中毒菌からの汚染を食品保管庫・下処理室などへ持ち込むことを防ぐため、業者の厨房への立ち入りを禁止し、検収室において食品の受け渡し、専門容器への移し替えを行う。納品時の段ボールなどは、泥、昆虫、金具などの異物が付着しているおそれがあるため、できる限り速やかに廃棄する。

3 …… 食材の保管・在庫管理

（1）食材の保管

食材は適正温度（図表 4-23）、衛生管理を考慮して、食品保管庫などで保管管理を行う（図表 4-24）。先入れ・先出しの原則とは、棚の手前に期限表示の早い

図表 4-23　原材料、製品等の保存温度

食品名	保存温度
穀類加工品（小麦粉、デンプン）	室温
砂糖	
液状油脂	
乾燥卵	
清涼飲料水（食品衛生法の食品、添加物等の規格基準に規定のあるものについては、当該保存基準にしたがうこと）	
ナッツ類 チョコレート バター チーズ 練乳	15℃以下
生鮮果実・野菜	10℃前後
食肉・鯨肉	10℃以下
食肉製品	
鯨肉製品	
ゆでだこ	
生食用かき	
魚肉ソーセージ・魚肉ハム及び特殊包装かまぼこ	
固形油脂（ラード、マーガリン、ショートニング、カカオ脂）	10℃以下
殻付卵	
乳・濃縮乳	
脱脂乳	
クリーム	
液卵	8℃以下
生鮮魚介類（生食用鮮魚介類を含む）	5℃以下
細切した食肉・鯨肉を凍結したものを容器包装に入れたもの	−15℃以下
冷凍食肉製品	
冷凍鯨肉製品	
冷凍ゆでだこ	
生食用冷凍かき	
冷凍食品	
冷凍魚肉ねり製品	
凍結卵	−18℃以下

出所）「大量調理施設衛生管理マニュアルの改正について」（平成 9 年 3 月24日衛食第85号別添）別添 1 をもとに作成

図表 4-24　食材の保管場所

保管場所	食品庫	冷蔵庫	冷凍庫
管理温度	室温は20℃前後。 直射日光が当たらない場所がよい。	冷蔵温度は0～5℃。	冷凍温度は－18℃以下。
保管食品	常温で一定期間の保存が可能な長期貯蔵食品を保管する。	主に生鮮食品を保存する。	冷凍食品を保存する。
その他 注意事項	換気がよく、防虫、防鼠（ぼうそ）設備が整っていることが望ましい。	野菜類・きのこ類・果物類は低温障害を起こすもの（きゅうり、しめじ、バナナなど）があるので、注意が必要である。	品質が劣化しないように注意する。

ものを保管し、手前から出庫することである。食品保管庫で管理する食材は、入庫後の必要なときに出庫するが、入庫・出庫の状況を在庫食品受払簿に記入しておく。

（2）在庫管理

在庫量の上限量（最大限度量）とは、保管スペースに入る最大量で、下限量（最小限度量）に近づいたときに発注し、上限量まで購入する。

（3）在庫量調査（棚卸し）

貯蔵食品は、月末に在庫量調査をする。在庫食品受払簿と現物との差を確認（棚卸し）し、もし不一致がある場合は、原因を明らかにしておく。品質が劣化した食材や消費期限切れの食材は廃棄し、保管中の損失（棚卸減耗費）として原価管理上は経費として処理する。

4 …… 食材管理の評価

食材管理は、食材の購入・検収・保管が適切であったかどうかを評価する。また、給食原価に占める食材費の割合は大きく、定期的に評価することで、次の食事計画に反映させていく。

（1）食材費の算出

給食施設の1か月の食材費の算出は、下記の式で求められる。

食材費＝期首在庫金額＋期間支払い金額－期末在庫金額

- 期首在庫金額

ある期間の最初の時点（期首）の在庫量を金額に換算したものである。

- 期間支払い金額

ある期間（1か月）の食材購入の支払い金額である。

- 期末在庫金額

ある期間の最後の時点（期末）の在庫量を金額に換算したもので、次月の期首在庫金額に相当する。

- 食単価

一食当たりの食単価は、「食材費÷期間中の食数」で求められる。

（2）食材管理の評価

食材管理の評価は、予定献立、購入計画、発注、納品、検収、保管、出納、調理、原価計算に至るまでのすべてが対象となる。統制（コントロール）の評価を行い、PDCAサイクルで適正に管理する必要がある。

❶食材の品質の検討

検収簿や調理従事者からの聞き取り。

❷食材の使用量の検討

廃棄量調査、残菜量調査、残食調査、嗜好調査。

❸食材費の検討

予定した給食原価に占める食材費の割合と月間の食材費の割合を比較する。ABC分析（▶p.96）を行い、一定期間内のコストダウンの効果を判断する。

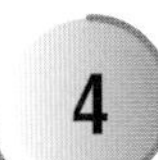

4　生産（調理）と提供

1 ……給食のオペレーションシステム（生産、サービス）

給食は各作業工程が組み合わされることにより、食事をつくり、提供しているが、オペレーションとは、運用・作業・操作といった意味である。給食におけるオペレーションとは、狭義には調理作業を、広義には給食の運営全体をさす。給食を運営するうえでのオペレーションと生産システムについて解説する（図表4-25）。

（1）コンベンショナルシステム

調理後、速やかに給食を提供する従来からのシステムで、調理システムはクックサーブである。

（2）セントラルキッチンシステム

セントラルキッチンで集中調理が行われ、各施設に配送するシステムで、喫食

図表 4-25　給食のオペレーションシステム

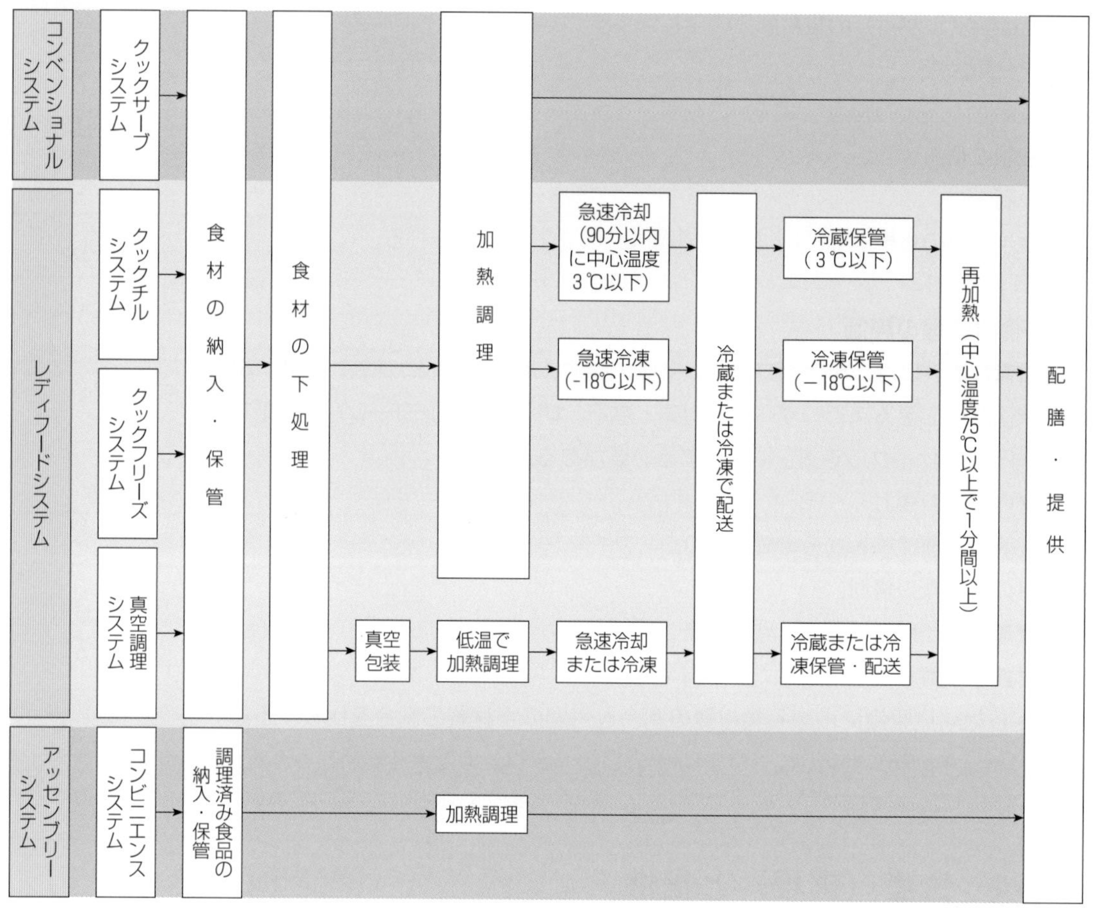

前にサテライトキッチンで調理や再加熱を行う。食材の購入や調理を集中して行うことで、施設・設備や調理担当者の削減を目指す。品質の標準化やコスト削減を図りやすい。

（3）レディフードシステム

クックチル、クックフリーズ、真空調理などの新調理システムを用いて、事前に調理をし、保存しておき、必要なときに再加熱して提供するシステムのことである。調理後、喫食までの時間が長いので、衛生的な取り扱いが重要である。時間外勤務の削減や非生産日の設定が可能となり、人件費の削減につながる。また、品質の標準化を図ることができ、メニューの計画的編成が可能となり、メニューの選択制が拡充される。デメリットとしては、施設設備費の初期投資や開発コストが大きい。

クックチルシステムとは、調理後に急速冷却（90分以内に中心温度3℃以下）

し、一定期間冷蔵保管を行い、提供直前に再加熱をする調理・提供システムである。ニュークックチルシステムとは、加熱調理後、チルド状態（0～3℃）で盛りつけを行い、トレイメイクを済ませた状態で再加熱カートに入れてチルド保存を行う。その後、再加熱カートのコンベクションヒーティング機能で、配膳時間に合わせて自動で再加熱することができる。リヒートシステムとは、事前に調理・保管されていた料理を供食時刻に合わせて再加熱する方法である。クックチル、ニュークックチルの保存期限は、ブラストチラーが 5 日間、タンブルチラーが14日間で、配食サービスや非常食としての活用を図ることができるが、チルド保存や再加熱調理に適さない献立があるため、個別対応のメニューは難しい。病院給食の院外調理が認められたことで、近年導入が増えている。図表 4-26に生産例を示す。

クックフリーズシステムとは、調理後に急速冷凍（－18℃以下）して冷凍保管を行い、提供直前に再加熱をする調理・提供システムである。

真空調理システムとは、食材を真空包装した後に加熱調理を行い、急速冷却か急速冷凍を行い、提供直前に再加熱をする調理・提供システムである。

（4）アッセンブリーシステム

アッセンブリーシステムは、出来上がった料理を購入し、調理室でトレイセット前に再加熱して提供される。

図表 4-26　クックチルによる生産例

生産曜日	月曜日	火曜日	水曜日	木曜日	金曜日	土曜日	日曜日
生産内容 (提供区分)	水・朝食	木・夕食	休	土・朝食	日・昼食	月・夕食	休
	水・昼食	金・朝食		土・昼食	日・夕食	火・朝食	
	水・夕食	金・昼食		土・夕食	月・朝食	火・昼食	
	木・朝食	金・夕食		日・朝食	月・昼食	火・夕食	
	木・昼食						

注）クックチルによる生産例は、朝食提供前を起算とした場合、以下のように最低 2 日分から最長 3 日分の給食を前倒しで生産し、週休 2 日の生産体制を組むことが可能となる。

月曜日：月曜日、火曜日提供分あり
火曜日：火曜日、水曜日、木曜日朝食・昼食提供分あり
水曜日：水曜日、木曜日、金曜日提供分あり
木曜日：木曜日、金曜日提供分あり
金曜日：金曜日、土曜日、日曜日朝食・昼食提供分あり
土曜日：土曜日、日曜日あり、月曜日昼食提供分あり
日曜日：日曜日、月曜日、火曜日提供分あり

2 …… 生産計画と人員配置（調理工程、作業工程）

（1）生産計画

給食の生産とは、食材などの生産資源を、給食という有用なサービスに変換するプロセス、給食を生み出す諸活動のことである。給食の生産管理の目的は、栄養・食事計画で設定された品質の食事を提供できるように、計画・指揮・統制することである。給食の品質（Quality）、原価（Cost）、納期（Delivery）を満たすために、生産の5要素（5M：「人：Man」「設備：Machine」「物：Material」「資金：Money」「技術・ブランド：Method」を効率よく活用し、管理することを目標とする。

（2）生産計画と給食施設の諸条件

生産計画とは、生産管理の目的を達成するために、インプット（投入）、プロセス（加工）、アウトプット（産出）という給食を生産するための流れを組み立てることである（図表 4-27）。

インプット計画とは、給食は何をインプットして生産するのかを計画することで、安全で品質のよい食材を、適時、適量、適正価格で購入する計画、調理従事者を適材適所に配置する計画、適正な調理機器を適所に配置し、調理作業が支障なく行われるように計画することである。

プロセス計画とは、どのように給食を生産するのかを計画することで、食材の調理方法や調理工程を計画、調理従事者から見た作業工程を計画することである。

アウトプット計画とは、どのような給食を生産するのかを計画することである。栄養・食事計画で設定された食事の形態や形状、品質を生産するための計画、1回当たりの食数と配食時刻の計画、原価の計画である。

図表 4-27　生産計画

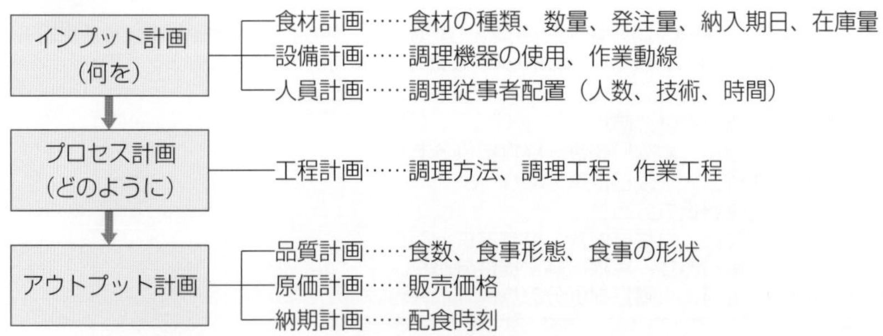

出所）石田裕美／鈴木久乃・太田和枝・定司哲夫編『給食マネジメント論』第一出版　2014年 p.209を一部改変

（3）工程管理

管理栄養士として生産を統制する活動は重要な任務であり、給食施設における工程管理とは、調理工程と作業工程を統制することである。具体的には、栄養・食事計画を作業指示書に反映させて提示し、給食会議や朝礼などで、調理従事者に伝達・指示を出すことになる。

❶調理工程

食材を調理することで、料理に変換する生産活動のプロセスをさす。下処理と主調理に区分される。調理工程管理は、決められた食数の食事を喫食時間までによい品質で提供できるように、すべての調理活動を経済的かつ効率よく計画的に運営することである。

❷作業工程

作業のプロセスをさす（図表 4-28）。調理従事者に視点を当て、調理工程に合わせて作業を組み立てること。各調理操作（主体作業）には、その前後の作業（付帯作業）がある。また、主体作業には、主作業と付随作業があり、付帯作業には

図表 4-28　作業区域別プロセスとオペレーション

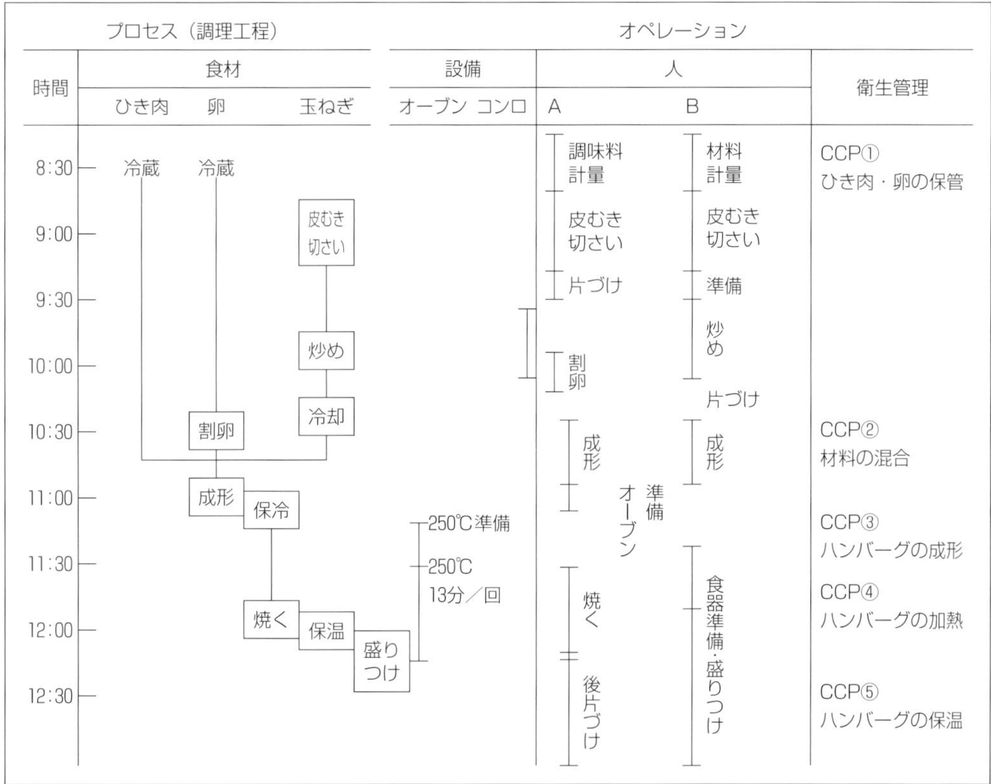

出所）石田裕美／鈴木久乃・太田和枝・定司哲夫編『給食マネジメント論』第一出版　2014年　p.215

準備作業と後始末作業がある。作業工程の作業分類を図表 4-29に示す。

❸作業指示書（レシピ）

作業者に対する調理作業内容の指示書である。献立名、食品の純使用量、使用量、調味割合（調味%）、使用調理機器、調理作業手順、食事の品質管理基準を具体的に記載している。

❹作業工程表

調理工程と作業工程を組み合わせて、使用機器、時間配分、作業区域、作業分担、衛生管理の重要管理点（CCP）などを記載したものである（図表 4-30）。

喫食時刻から逆算して調理工程のタイムスケジュールを設定することで、調理終了から喫食までの時間の短縮を図り、最短時間での食事提供を心がける。作業工程表の作成にあたっては、二次汚染の防止を意識し、食品の動線を示すことで交互汚染を避ける必要がある。たとえば、調理室での作業では、汚染度の高い食

図表 4-29　作業分類

分類			作業工程	例
作業	主体作業	主作業	本来の目的作業で、食材に直接関与している作業。標準化の対象。	調理作業全般（洗浄、はく皮、切さい、加熱、混合、攪拌、調味、計量、盛りつけなど）。
		付随作業	主作業を行うために必要な補助作業。規則的に発生する標準化された作業。	機械操作のうち、始動、停止などの作業。
	付帯作業	準備作業	本来の作業のための段取り、準備。	指示書の確認、作業の準備（器具の準備）、材料の運搬。
		後始末作業	本来の作業のための片づけ、運搬。	作業の後始末（器具の片づけ）、機械清掃。

図表 4-30　作業工程表（例）

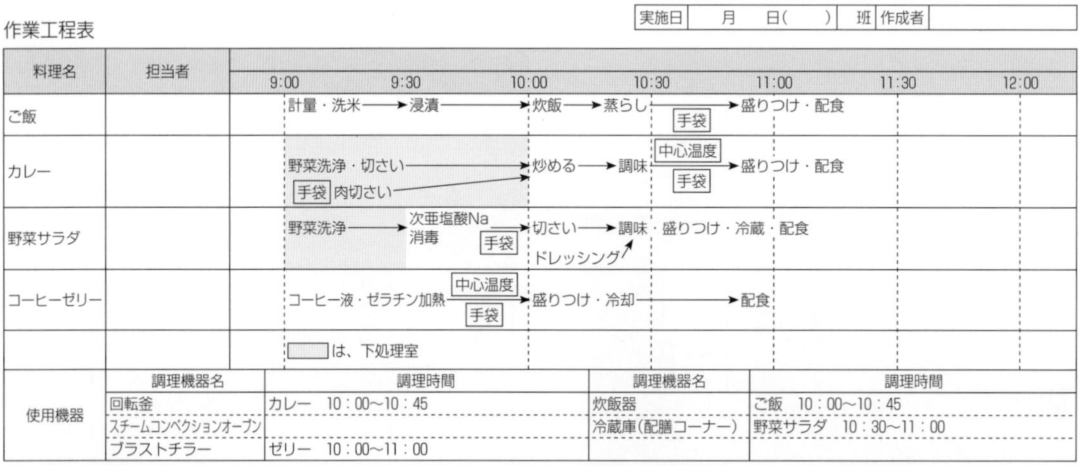

作業工程表

実施日　月　日(　)　班　作成者

料理名	担当者	9:00　9:30　10:00　10:30　11:00　11:30　12:00
ご飯		計量・洗米→浸漬→炊飯→蒸らし→盛りつけ・配食［手袋］
カレー		野菜洗浄・切さい→［手袋］肉切さい→炒める→調味→［中心温度］［手袋］盛りつけ・配食
野菜サラダ		野菜洗浄→次亜塩素酸Na消毒［手袋］→切さい→調味・盛りつけ・冷蔵・配食（ドレッシング↗）
コーヒーゼリー		コーヒー液・ゼラチン加熱［中心温度］［手袋］→盛りつけ・冷却→配食
		▭は、下処理室

使用機器	調理機器名	調理時間	調理機器名	調理時間
	回転釜	カレー　10：00～10：45	炊飯器	ご飯　10：00～10：45
	スチームコンベクションオーブン		冷蔵庫(配膳コーナー)	野菜サラダ　10：30～11：00
	ブラストチラー	ゼリー　10：00～11：00		

1）下処理室と調理室を色分けする。　2）使い捨て手袋、中心温度等を記入する。　3）調理機器は使用時間を記入する。複数回の場合は回毎に記入する。

出所）上地加容子・片山直美編『改訂　給食のための基礎からの献立作成』建帛社　2021年　p.12

図表4-31　作業工程表に記入すべき重要事項

- 下処理と調理室の区分（汚染作業区域と非汚染作業区域）
- 献立名
- 調理時間
- 担当者
- 調理作業（汚染度の高い食品の調理作業、汚染させたくない食品の調理作業）
- 危険リスクが高い食品（魚・肉・卵など）
- 衛生管理点（手洗い、使い捨て手袋着用、中心温度計測など）

品と汚染させたくない食品（非加熱用食品、和え物など）は、二次汚染を防ぐため掛け持ち作業にならないように、異なる作業員が担当する。衛生管理点では、使い捨て手袋着用や中心温度の測定のタイミングを記入しておくことで作業員が互いに意識し、衛生管理上必要な作業のミス防止につながる（図表4-31）。

（４）生産計画と実施後の評価

生産計画を実施した後に、生産工程、提供工程、衛生面や安全性について、達成度を評価し、計画に対する差異を修正する。

❶料理に対する評価

喫食者側からみた評価としては、嗜好調査、モニター調査を行い、味・量・温度などが適切であったかなどを評価する。給食提供側の評価は、残食や残菜はどのくらいあったのか、残食調査、残菜調査を行う。その他、栄養や衛生面、質・量・外観・食材の組み合わせなどの内容を検食記録簿から検討し、今後の改善の資料とする。

❷生産工程、提供工程に対する評価

調理作業、提供工程は工程表の通りに行われたかを、調理作業中の出来上がり重量の測定、盛りつけ量の測定、中心温度測定、塩分測定などの記録から評価する。

労働生産性を算出し、調理従事者の疲労度調査から、人員配置、人数が適切であったかを検討する。

調理機器の取り扱いや稼働状況などから調理機器が工程表通り使用されたかを検討する。

料理の細菌検査やATP検査などにより、調理機器、食器、調理従事者の衛生面や安全性に問題がなかったかを評価する。

3 …… 大量調理の調理特性

給食の大量調理とは、食事計画に基づいて作成された献立を、施設設備・調理従事者の人数などの条件を考慮し、安全で衛生的に、喫食者の満足度の高い大量の給食を提供するために行われる調理のことである。常に一定水準の品質にするために、品質管理・調理操作の標準化が求められる。

（1）大量調理の特徴

①家庭で行う少量調理と比べて、1回に調理する量が多く、調理操作時間が長くなる。

②調理従事者が複数人になるため、品質に差が生じやすい。

③大量調理用の調理機器を用いる。

④料理の出来上がりから喫食までの時間が長いため、品質の低下を招き、細菌の繁殖につながりやすい。

（2）大量調理の調理特性

大量調理における品質への影響は、下記の変動要因が考えられる。調理従事者が同一レベルの料理を再現できるように、制御するべき内容について図表 4-32に示す。

❶廃棄率

食材の廃棄率は、日本食品標準成分表に記載されている数値を用いることが多いが、実際には同一食材であっても、納品当日の鮮度、規格、調理方法、調理従事者の技術レベルによって廃棄率は変動する。このため、各施設で使用頻度の高い食材の廃棄量を実測し、施設独自の廃棄率表の作成や調理操作の方法や手順を標準化しておく。

❷温度上昇

水や油の温度上昇は緩慢である。大量の食材を投入すると温度の回復が遅く、加熱時間が長くなる。1回に投入する食材の適正量を決めておく。

❸水分量

大量調理の食材は、洗浄後の水切りを十分に行うことは困難で、食材についている水を付着水といい、食数の増加にともない付着水量は増加する。これらの付着水が、加熱時間、調味濃度、加水量に大きく影響する。

サラダや和え物などは、調味後に浸透圧の作用により脱水・放水が起こり、時間経過とともに味つけ濃度が薄くなり、テクスチャーが悪くなる。

加熱調理による水分の蒸発量は、少量調理に比べて少ないので加水量を控える。

❹調味濃度（調味%）

食材の重量に対する調味料の割合を調味濃度という。調味濃度を用いることで、調理従事者の変更や食数の変更があっても、味の標準化を図ることができる。

調味パーセント（%）＝調味料の重量 / 材料重量×100

図表 4-32　大量調理の特徴

	特　徴	対　策
廃棄量の変動	①廃棄率が変動する（食材の鮮度、調理法、調理従事者の技術、調理機器） ➡仕込み後の重量が予定と異なる	• 切り方の手順を標準化する 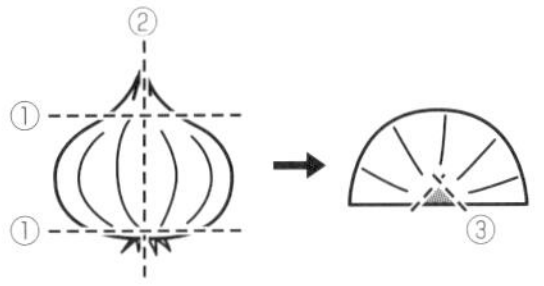 • 施設で廃棄率を求める • 調理機器別の廃棄率を比較する
加熱時の温度上昇が緩慢	①水から沸騰まで遅い ②揚げ油が適温になるまで時間がかかる ③食材投入後の再沸騰が遅い ➡味などの品質に差が出る 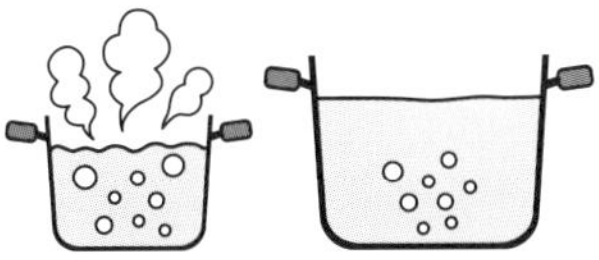	• １回の投入量を決める 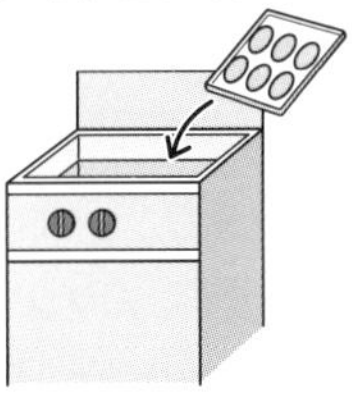 • 加熱温度・時間を標準化する
水分量の変動	①洗浄による付着水が多い ②加熱中の蒸発率が小さい （加熱時間、火力、水分量） ➡出来上がり重量が予定と異なる ➡味の濃度に影響する ➡煮物や汁物は、味・外観にも影響する	• 洗浄による付着水を少なくする • 洗浄後に付着水をきる • 蒸発量を予測して調理操作を標準化する • 火加減を標準化する • 鍋を分けて加熱する • 加水量を控える 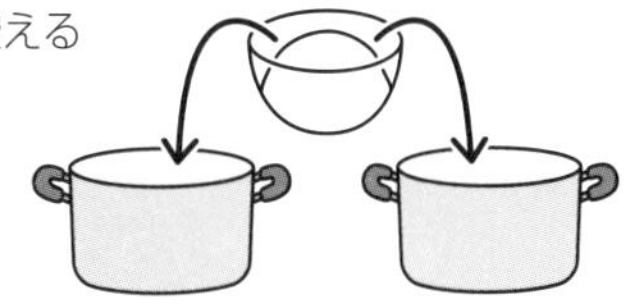
調味濃度の変化	①調理法による違い（和え物、酢の物） ②食材による違い（きのこ、きゅうりなど） ③加熱による違い（野菜炒めなど） ④調理終了から喫食までの時間が長い ➡味の濃度が変化する ➡色彩が悪くなる ➡テクスチャーが悪い 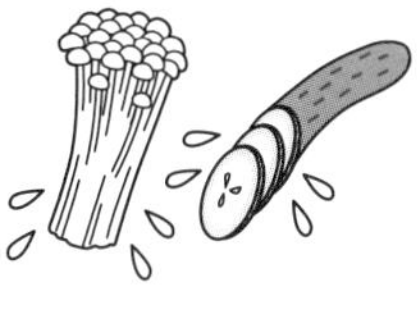	• 調味料を標準化する（調味パーセント） • 盛りつけ直前に和える • 調味料の１/３で和える ➡ざるで水分をきる ➡残り２/３で和える 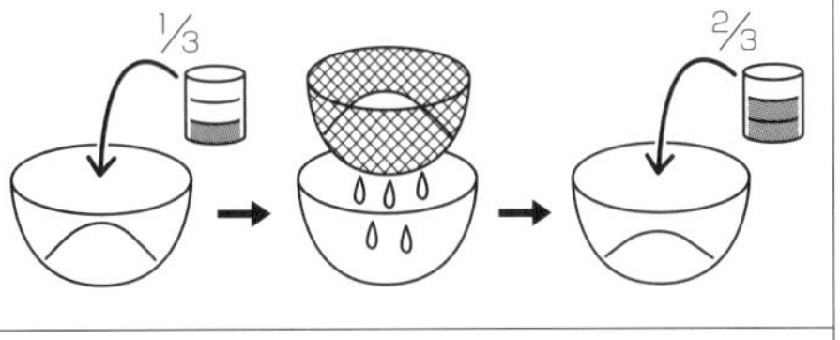
煮くずれ	①重量が重く、鍋底への圧力が強い ②攪拌（かくはん）しにくい ③余熱の影響が大きい ➡煮くずれ	• 鍋底の面積が広い鍋にする • 食材の大きさ、厚み、形をそろえる • 調味料を煮立ててから材料を投入する • かき混ぜる回数を少なくする • 八分通りで消火する 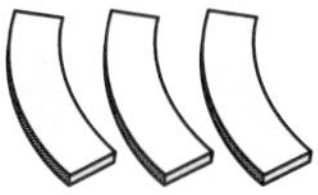

出所）全国栄養士養成施設協会・日本栄養士会監修、韓順子・大中佳子著『サクセス管理栄養士講座　給食経営管理論』第一出版　2015年　p.123をもとに作成

- 材料重量は、廃棄量を除いた純使用量で計算する。
- 乾物は戻した重量で計算する。
- 汁物は、だしの重量に対して調味料の割合を計算する。
- 焼き物、炒め物、揚げ物は、材料の合計重量に対して調味料の割合を計算する。
- 煮物は、だしを除いた材料の合計重量に対して調味料の割合を計算する。

❺煮くずれ

煮物は、食材が重なることで鍋底にかかる圧力が大きく、煮くずれが起きやすいので、鍋底面積の広いものが望ましい。均一に火が通るように、食材の大きさ、厚み、形をそろえる。煮くずれを少なくするために、調味料を入れた煮汁が煮立ったら食材を加えて煮る。大量の食材の攪拌（かくはん）は難しく、鍋底と上部では温度が異なり、料理の仕上がり状態に差が出る。また少量調理に比べて余熱の影響は大きく、火の通り具合はやや早め（八分通り）に火を止める。

❻色彩・テクスチャーの劣化

大量調理では、加熱時間が長く、調理の仕上がりから喫食時間まで長くなるので、緑色などの色彩が悪くなる。また、長時間ウォーマーなどで加熱・保温することで、味、テクスチャー、外観などの品質低下が起こる。

4 …… 生産性とその要因

（1）生産性

労働生産性とは、労働力当たりの産出量を示すもので、産出量を労働力で割った比率。調理従事者１人１日当たりの生産食数または売上高、あるいは100食当たりの作業時間などを指標とする。労働生産性は、給食の規模、施設の種類、調理機器、食事形態（定食、選択食）、食事の形状（常食、軟食、流動食）、供食方

図表 4-33　学校給食調理員の配置基準

児童または生徒の数	従事者の数
100人以下	１人または２人
101～300人	２人
301～500人	３人
501～900人	４人
901～1,300人	５人
1,301人以上	６人に児童または生徒の数が500人を増すごとに１人を加えた数

出所）「学校給食に従事する職員の定数確保および身分安定について」昭和35年12月14日文部省通知、「学校給食業務の運営の合理化について」昭和60年１月21日文体給第57号文部省通知

式（カウンター配食、食缶配食）などにより異なる。一般的には、調理従事者１人当たり30食から100食程度が目安である。なお、学校給食では学校調理員の配置について基準が定められている（図表4-33）。

（２）生産性の向上要因

労働生産性を高めるには、以下のことが考えられる。

①調理技術の向上を図る。

②調理作業の機械化を図る。

③無駄な作業をなくし、調理作業の単純化・標準化・専門化を行う。

④新調理システムの導入を図る。

品質のよい給食を提供するために、調理作業の単純化・標準化・専門化・作業分類を行い、調理作業の合理化を推し進めることで、生産性の向上を図る。

調理作業の単純化とは、たとえば、かぼちゃをカットするといった同じ種類の作業を連続で行うことで、作業に慣れ、スピードを早め、正確に、安全に行うことができる。また、常食、特別食のかぼちゃを同様の切り方にそろえることで、統合して作業を行い、単純化、合理化を図ることができる。調理従事者を下処理、主調理に分担し、さらに調理方法別に責任者を設け、専門化することで、品質や作業時間、味つけなどが一定になるよう標準化を目指す。ただし、作業が単調になり、作業意欲の喪失につながることも予想されるため、一定期間で交代をするなどの工夫が必要である。調理を行う人によって味つけなどが変わらないように調味パーセントを用いて、味の標準化を目指す。機械化は、調理作業の負担の軽減や人員の削減につながるが、施設の作業スペースや機械の扱いやすさ、使用頻度、予算などを考慮して導入する。

生産性の向上のためには、喫食者満足度調査の結果をスタッフにフィードバックすることで、喫食者のニーズに対して満足度の高い給食であるかどうかの評価を行い、組織として、喫食者の満足度が向上するような改善に取り組む姿勢が重要である。そのために、調理機器の導入など機械化を図ることが多くなっているが、大量調理機器は費用が高額であるため、初期投資費用（イニシャルコスト）や運営・維持費（ランニングコスト）を30年などの長期間で算出し、経営管理の視点から検証しておくことが不可欠である。

5 …… 廃棄物処理

大量調理施設衛生管理マニュアルでは、廃棄物とは「調理施設内で生じた廃棄物及び返却された残渣（ざんさ）」と定義されている。給食にともなう廃棄物は、食品の売れ残りや食べ残し、または調理の過程で出た廃棄部分、廃油なども含む。

（1）廃棄物の管理

廃棄物の管理は、大量調理施設衛生管理マニュアルによると、以下の通り行うこととされている。

①廃棄物容器は汚臭、汚液がもれないように管理するとともに、作業終了後は速やかに清掃し、衛生上支障のないように保持すること。

②返却された残渣は非汚染作業区域に持ち込まないこと。

③廃棄物は、適宜集積場に搬出し、作業場に放置しないこと。

④廃棄物集積場は、廃棄物の搬出後清掃するなど、周囲の環境に悪影響を及ぼさないよう管理すること。

（2）廃棄物の種類

給食施設から搬出される廃棄物は、厨芥、可燃性ごみ、不燃性ごみ、資源再利用ごみに大別される。

❶厨芥

厨芥とは、下処理、調理過程で出る食品の廃棄部分や食べ残しのことである。厨芥は水分や栄養素を多く含んでいるため、腐敗しやすく、水分をできる限り取り除き、ビニール袋に入れて密封容器（耐水性で十分な容量があり、清掃しやすく、汚液や汚臭が漏れないもの）に収納し、廃棄物集積場（ゴミ庫）で保管する。厨芥処理機は、厨芥を微生物などによって発酵処理を行い、堆肥化することで、有機肥料としてリサイクルを行うことができる。

環境用語のリデュースとは、廃棄物の発生抑制のために、必要以上の消費・生産を抑制あるいは行わないことをさす。近年、学校給食施設において、環境に配慮して、食べ残しの削減を目的とした調理方法の改善やメニューの工夫、厨芥処理機を導入する施設が増加している。

❷可燃性ごみ

紙、ダンボール、木製器具などである。特に、害虫の住家となる場合が多いので、速やかに回収業者などに引き渡す。

❸不燃性ごみ

瓶、缶、プラスチック製品、金属製品、ビニール類などである。破損したものは、新聞紙などで包んで、地域の所定の場所で引き渡す。

❹資源再利用ごみ

牛乳パック、ペットボトル、食品包装用トレイなどである。資源ごみとして再生利用が可能なものは、洗ってから回収場所に持参するか、回収業者に引き渡す。

6 …… 配膳・配食の精度

適切な時刻に適切な温度の給食を提供することを適時適温給食という。病院は服薬時間、事業所は勤務時間、学校は授業時間など、日常の生活サイクルに合わせて、適時適温給食を提供する必要がある。

（1）配膳・配食作業

❶配食

配食とは、「料理を容器に移し替える、食器に盛りつける、１食分をセットする、喫食者に渡すなどで、この工程の全体や部分を意味している。食事を配る意味で広く用いられる」[5]。

❷配膳

配膳とは、「料理を食器に盛りつけて、膳を整えて届けることであり、出来上がった料理を喫食者に提供するための最終工程」[6]である。

❸中央配膳

調理室内であらかじめ料理を盛りつけて、喫食者に運ぶ方法が中央配膳である。給食を適温に保つために、保温食器や冷温配膳車を使用する。

❹パントリー配膳

パントリー配膳とは、「喫食する場所に隣接した配膳室（パントリー）で盛りつけ、トレイセットなどを行う方法」[6]である。調理室と喫食場所が離れている場合に適する。病院では病棟配膳という。

（2）提供方法（サービス方法）

提供方法は、料理の盛りつけから喫食者へ渡すまでの一連の流れと下膳するまでの方法である。喫食者と接するのは配膳作業であり、顧客サービスの観点からも重要なプロセスである。喫食者やサービスする者の動線を考えて、料理コーナーやトレイなどの配置を検討し、どのようにすれば喫食者によいサービスを提供できるのか、お辞儀の仕方や話し方など接客技法を習得することも大切である。

❶セルフサービス

喫食者が食事を受け取って、テーブルまで運び、喫食後に自らが食器を返却する方法である。

❷フルサービス

食事提供側が配膳・下膳を行う方法である。

❸ハーフセルフサービス

喫食者が食事を受け取り、喫食後の食器返却は食事提供側が行う方法である。

（3）提供管理のポイント

給食の提供方法は、運営方法、給食の種別、食数規模により異なる。喫食者（顧客）サービスと作業の効率化にポイントを置いて行う。

❶盛りつけ

料理は目で見て味わうものといわれるほど、料理が手元に届いたときの印象は大切である。見た目に美しくても、盛りつけ量に過不足があると喫食者の不満を招くだけでなく、給与栄養量の不足にもつながる。均等に盛りつけるためには、出来上がり重量から１人分の量を計算し、汁物は横口レードル、フライはトングなど盛りつけに適した調理器具を用いて、スピーディーに効率よく盛りつける。

❷温度管理

大量調理では、提供料理の種類が増え、食数が多くなるほど配膳・配食の時間差が広がる。調理終了から喫食開始までの時間経過とともに、盛りつけたときの温度と喫食温度の差が大きくなる。そのため、適温での提供には、保存食器や冷温配膳車、保管機器などを利用するとよい。人が好ましいと感じる温度（嗜好温度）は、一般に体温の±30℃が目安とされるが、季節や室温などにも影響を受ける。また、衛生管理上から冷菜は10℃以下、温菜は65℃以上で保管することが重要である。

❸食事環境づくり

特定給食施設では、喫食者の満足度を高めるために、食事を食べる際の環境を見直すという施設が増えている。食堂の入口には手洗い設備を設け、テーブルにはテーブルクロスをかけて花を飾り、食が進むようなBGMが流れているなどである。食事を提供する側の態度も重要である。提供側の態度やサービス、言葉遣いによって、喫食者の満足度が左右されることも考えられる。また、喫食者に食事を手渡すときは、コミュニケーションの機会や栄養教育の場ともなることから、管理栄養士はもちろんのこと、その他のスタッフとともに協働して、積極的に食事環境づくりを進めることが大切である。

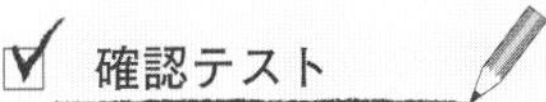

①設計品質とは、献立や作業工程通りに調理し、提供して改善することである。

②品質保証は、顧客満足を達成するためのすべての活動を含む。

③給食の原価の３要素は、財務費、管理費、経費で構成されている。

④ABC分析は在庫の重点管理の方法で、C品目を重点的に管理する。

⑤発注量の算出は、１人分の純使用量に発注換算係数と食数を乗じて求める。

⑥年間使用量が多い米の購入方式は、随意契約方式よりも指名競争入札方式が適している。

⑦クックチルシステムでは、在庫量に合わせて生産量を調整できないことが欠点である。

⑧大量調理では、少量調理に比べて蒸発量が大きい。

⑨給食の調理作業管理における盛りつけは、付随作業になる。

【引用文献】

1）日本給食経営管理学会監修『給食経営管理用語辞典　第３版』第一出版　2020年 p.94
2）同上書　p.95
3）同上書　p.79
4）農林水産省「トレーサビリティ関係」 https://www.maff.go.jp/j/syouan/seisaku/trace/
5）前掲書１）　p.90
6）前掲書１）　p.90

第5章 給食の安全・衛生

章の目的

特定多数の利用者に対し、安全・安心な食事を継続的に提供する給食施設では、徹底した衛生管理が必要となる。実現するためには衛生管理体制や衛生手法の構築と確立・運営が必須であり、その方法と実際について理解する。給食で想定される災害や事故について学ぶことは、給食の社会的役割を果たすためにも必要である。非常時対応をはじめ、被害拡大の防止策や危機管理体制について理解する。

1 安全・衛生の概要

1 …… 安全・衛生の意義と目的

(1) 安全管理・衛生管理の意義と目的

安全管理の目的は、給食施設における事故や災害を防止し、給食従事者の作業が安全に行えるように運営することである。衛生管理の目的は、給食における食中毒や異物混入などの事故を未然に防ぎ、利用者が衛生的かつ安全でおいしい食事を摂取できるようにすることである。給食施設において安全管理・衛生管理を効果的に行うためには、食品の安全・衛生の確保とともに、給食従事者の健康管理及び安全・衛生教育、施設・設備の保守の徹底が求められ、給食施設の運営管理責任者と衛生管理責任者及び調理従事者の役割と責任を明確にした衛生管理体制の確立が必要である。

(2) 安全管理・衛生管理の関係法規

給食の安全管理・衛生管理に関する主な関係法規を図表 5-1に示す。また、給食施設共通のものとして、集団給食施設等における食中毒を予防するために、厚生省（現厚生労働省）が作成した、大量調理施設衛生管理マニュアル（平成 9 年 3 月24日衛食第85号別添）がある。これらの法規を遵守するとともに、各施設に合わせた自主的な安全管理・衛生管理が必要とされる。

図表 5-1　給食の安全・衛生に関する主な関係法規

関係法規	公布年月日／法令の種類／法令番号
給食施設共通	
•食品衛生法	昭和22年12月24日法律第233号
•食品衛生法施行令	昭和28年８月31日政令第229号
•食品衛生法施行規則	昭和23年７月13日厚生省令第23号
•労働安全衛生規則	昭和47年９月30日労働省令32号
•水道法	昭和32年６月15日法律第177号
•感染症の予防及び感染症の患者に対する医療に関する法律	感染症法、平成10年10月２日法律第144号
•製造物責任法	平成６年７月１日法律第85号
•食品安全基本法	平成15年５月23日法律第48号
病院	
•医療法	昭和23年７月30日法律第205号
•医療法施行令	昭和23年10月27日政令326号
•医療法施行規則	昭和23年11月５日厚生省令第50号
事業附属寄宿舎	
•事業附属寄宿舎規程	昭和22年10月31日労働省令第７号

2 …… 給食と食中毒・感染症

（１）食中毒とは

食中毒は、飲食物や器具、容器包装を介して体内に入った病原菌や有害物質または有毒な化学物質によって生じる健康障害のことである。多くは、嘔吐、腹痛、下痢など急性の胃腸障害や発熱、悪寒を起こす。原因物質の種類によっては、胃腸障害の後に精神障害が現れる場合（ボツリヌス菌）や溶血性尿毒症症候群に移行する場合（腸管出血性大腸菌）もあり、死に至ることもまれにみられる。

（２）食中毒の種類

食中毒の種類には、病因物質により細菌性食中毒、ウイルス性食中毒、自然毒食中毒、化学性食中毒、寄生虫性食中毒などがある（図表 5-2）。細菌性食中毒は感染型食中毒と毒素型食中毒に分かれる。感染型食中毒は食品内で増殖した起因菌の生菌が経口的に侵入して起こる食中毒で、毒素型食中毒は食品内で細菌が増殖するときに生じる毒素によって起こる食中毒である。

食中毒の病因物質によって、人の体内に入ってから症状が出るまでの期間やその症状及び予防方法は様々である。例年11月から３月頃にかけて食中毒の原因となることが多いノロウイルスの特徴は、10個から100個の極微量で感染が起こり、人の腸管で増殖し、嘔気・嘔吐・下痢などの症状を起こし、人から排せつされる。ノロウイルス感染者の糞便１g当たり数億個のウイルスが含まれている。また、症状が消失した後も通常では１週間程度、長いときには１か月程度患者の便に排出されるため、二次汚染に注意が必要とされている。人から食品、または人から人に感染する事例も多く、食品中で増殖する細菌性とは異なる対応が必要となる。

図表 5-2　食中毒の種類と特徴

種　類	原因微生物・物質	主な原因食品・感染源	潜伏期間	症　状	備　考
細菌性食中毒（感染型）	サルモネラ属菌	卵、食肉調理品（特に鶏肉）など。ネズミやペット動物を介して食品を汚染する場合がある。	6～72時間	腹痛、下痢、嘔吐、発熱（38℃～40℃）	高熱を発するのが特徴。発症には大量の菌が必要といわれていたが、最近では、少量の菌でも感染することがわかってきた。
	カンピロバクター	食肉（特に鶏肉）、飲料水、サラダなど。	1～7日	腹痛、発熱、下痢	発症に必要な菌数は100個前後。潜伏期間が長いのが特徴。
	エルシニア	食肉（特に豚肉）、飲料水など。	半日～6日	腹痛（特に右下腹部痛）	0～4度でも発育できる低温細菌で、冷蔵庫内でも増殖する。
	腸炎ビブリオ	海産魚介類。生の魚介類を調理した後の調理器具や手指などからの二次汚染。	8～24時間（短い場合で2～3時間）	激しい腹痛、下痢、嘔吐、発熱	好塩菌で、真水（水道水）の中では増殖しない。低温で増殖は抑えられるが、凍結しても短期間では死滅しない。
	腸管出血性大腸菌（O157）	牛などの家畜が保菌している場合があり、これらの糞便に汚染された食品からの二次汚染により、あらゆる食品が原因となる可能性がある。	4～8日	激しい腹痛、下痢、血性下痢	VT1、VT2の2種類（あるいはいずれか1種類）のベロ毒素を産生する。溶血性尿毒症症候群（HUS）や脳障害を併発することがある。
	その他の病原大腸菌（下痢原生大腸菌）	人や家畜が保菌している場合があり、これらの糞便に汚染された食品や手指からの二次汚染により、あらゆる食品が原因となる可能性がある。	12時間～8日	腹痛、下痢、発熱（38℃～40℃）、嘔吐、頭痛	腸管出血性大腸菌も含め、5つのタイプがある。
	ウエルシュ菌	肉類、魚介類、野菜を使用した煮込み料理が多い。カレー、麺つゆなどのように、食べる日の前日に大量に加熱調理された事例が多くみられる。	6～18時間	腹痛、下痢	嫌気性菌。熱に強い芽胞を作る。大量調理をする給食施設などで発生することから、給食病の異名もあり、大規模食中毒事件を起こす特徴がある。
（毒素型）	黄色ブドウ球菌	人や動物の化膿創、健康な人でも喉や鼻腔で高率に検出される。あらゆる食品が原因食となる可能性があり、多岐にわたる。	30分～6時間	吐き気、嘔吐、腹痛	食品中で増殖するときに毒素（エンテロトキシン）を産生する。菌は熱に弱いが、毒素は100℃20分の加熱でも分解されない。酸素のない状態でも増殖可能で、多少塩分があっても毒素を産生する。
	ボツリヌス菌	ビン詰、缶詰、容器包装詰め食品、保存食品。※ビン詰、缶詰は特に自家製のもの。	8～36時間	吐き気、嘔吐、視力障害、言語障害、嚥下困難などの神経症状	嫌気性菌。熱に強い芽胞を形成。低酸素状態では発芽・増殖が起こり、毒素を産生する。現在知られている自然界の毒素の中では最強の毒力があるといわれている。
	セレウス菌（嘔吐型）	炒飯、ピラフ、焼きそばなど。	30分～6時間	吐き気、嘔吐	耐熱性（90℃60分の加熱に抵抗性）の芽胞を形成。毒素も126℃90分でも失活しない。
ウイルス性食中毒	ノロウイルス	カキを含む二枚貝。保菌者。	24～48時間	吐き気、嘔吐、下痢、腹痛、発熱	人の小腸粘膜で増殖。85-90℃で90秒以上の加熱で感染力を失う。
自然毒食中毒（動物性）	フグ	フグの肝臓、卵巣、精巣、皮などに存在するテトロドトキシン。	20分～3時間	しびれ、麻痺	
（植物性）	キノコ	クサウラベニタケ、ツイヨタケ、などの毒キノコ。	20分～	腹痛､嘔吐､下痢など	毒キノコは種類も多く､症状も様々。
	ジャガイモ	光に当たって黄緑色になった芋の表面部分や芽に含まれるソラニン、カコニンなど。	30分～半日	嘔吐、下痢、腹痛、めまい、耳鳴り、意識障害、痙攣、呼吸困難	掘り出したイモでも、小さいもの、地中の浅い所にあったイモにはソラニン類が入っているので注意する。
化学性食中毒	ヒスタミン	ヒスチジンを多く含むマグロ、カツオ、サバなどの赤身魚およびその加工品。	数分～30分	顔面の紅潮、頭痛、蕁麻疹、発熱など、アレルギー様の症状	食品中に含まれるヒスタジンにヒスタミン産生菌が増殖し、ヒスタミンが産生される。ヒスチジンが多く含まれる食品を常温に放置する等の不適切な管理によって、ヒスタミン産生菌が増殖し、ヒスタミンが産生される。
寄生虫	クドア	ヒラメの刺身。	数時間	嘔吐、下痢	冷凍（－20℃4時間以上）、加熱（中心温度75℃5分以上）で病原性が失われる。
	アニサキス	生鮮魚介類の生食。	数時間～十数時間	みぞおちの激しい痛み、悪心、嘔吐	冷凍（－20℃24時間以上）、加熱（70℃以上）で死滅。

出所）東京都福祉保健局ホームページ「食品衛生の窓」、厚生労働省ホームページ「食中毒の原因（細菌以外）」をもとに作成

2017（平成29）年に改正された大量調理施設衛生管理マニュアルには、加熱せずに喫食する食品（牛乳、発酵乳、プリン等容器包装に入れられ、かつ殺菌された食品を除く）については、乾物や摂取量が少ない食品も含め、製造加工業者が衛生管理体制や従事者の健康状態の確認等ノロウイルス対策を適切に行っているかを確認するよう項目が追加された。

（３）食中毒の発生状況

近年の食中毒の発生状況は、年間1,000件前後、患者数は１万5,000人前後であ

図表 5-3　病因物質別食中毒発生状況（令和２年）

病因物質	総数		
	事件	患者	死者
総数	887（100.0%）	14,613（100.0%）	3
細菌	273（30.8%）	9,632（65.9%）	－
サルモネラ属菌	33（3.7%）	861（5.9%）	－
ぶどう球菌	21（2.4%）	260（1.8%）	－
ボツリヌス菌	－	－	－
腸炎ビブリオ	1（0.1%）	3（0.0%）	－
腸管出血性大腸菌（ＶＴ産生）	5（0.6%）	30（0.2%）	－
その他の病原大腸菌	6（0.7%）	6,284（43.0%）	－
ウェルシュ菌	23（2.6%）	1,288（8.8%）	－
セレウス菌	1（0.1%）	4（0.0%）	－
エルシニア・エンテロコリチカ	－	－	－
カンピロバクター・ジェジュニ／コリ	182（20.5%）	901（6.2%）	－
赤痢菌	－	－	－
その他の細菌	1（0.1%）	1（0.0%）	－
ウイルス	101（11.4%）	3,701（25.3%）	－
ノロウイルス	99（11.2%）	3,660（25.0%）	－
その他のウイルス	2（0.2%）	41（0.3%）	－
寄生虫	395（44.5%）	484（3.3%）	－
クドア	9（1.0%）	88（0.6%）	－
サルコシスティス	－	－	－
アニサキス	386（43.5%）	396（2.7%）	－
その他の寄生虫	－	－	－
化学物質	16（1.8%）	234（1.6%）	－
自然毒	84（9.5%）	192（1.3%）	3
植物性自然毒	49（5.5%）	127（0.9%）	2
動物性自然毒	35（3.9%）	65（0.4%）	1
その他	3（0.3%）	9（0.1%）	－
不明	15（1.7%）	351（2.4%）	－

注）国外、国内外不明の事例は除く。
出所）厚生労働省「令和２年食中毒統計調査」

る。2020（令和２）年の食中毒発生件数は887件、患者数１万4,613人、死者数３人だった（図表 5-3）。月別に見ると、発生件数、患者数ともに、細菌性食中毒では６月から11月が多く、一方で、ウイルス性食中毒は12月から３月までが多い（図表 5-4）。発生件数が最も多かったのは寄生虫のアニサキスによる43.5%で、次いでカンピロバクター・ジェジュニ／コリが20.5%と多かった。患者数が最も多かったのは病原性大腸菌の43.0%で、次いでノロウイルスが25.0%だった。ま

図表 5-4　細菌性食中毒およびウイルス性食中毒の月別発生状況（令和２年）

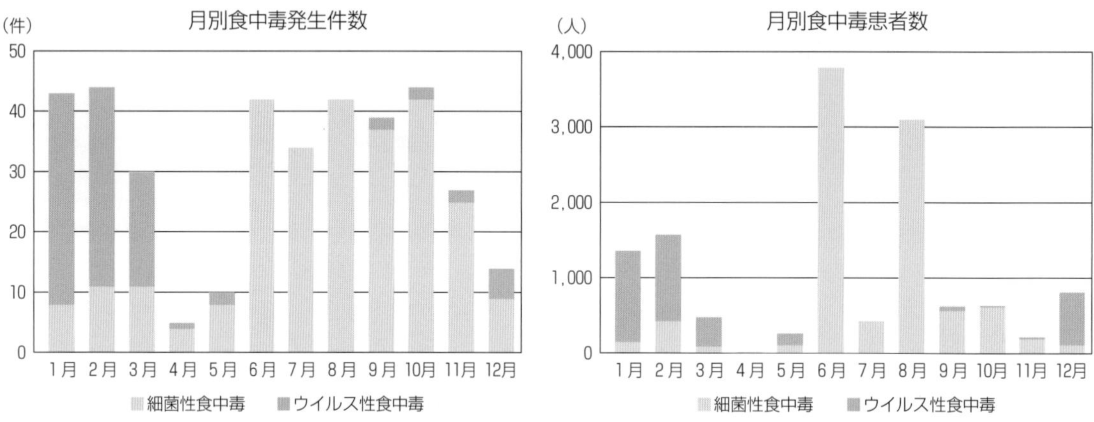

注）令和２年に発生した食中毒のうち、細菌性食中毒およびウイルス性食中毒が原因とされるもののみを示した。
出所）厚生労働省「令和２年食中毒統計調査」をもとに作成

図表 5-5　感染症の類型

分類	感染症の疾病名等
一類感染症	エボラ出血熱、クリミア・コンゴ出血熱、痘そう、南米出血熱、ペスト、マールブルグ病、ラッサ熱
二類感染症	急性灰白髄炎、結核、ジフテリア、重症急性呼吸器症候群（病原体がベータコロナウイルス属SARSコロナウイルスであるものに限る）、中東呼吸器症候群（病原体がベータコロナウイルス属MERSコロナウイルスであるものに限る）、鳥インフルエンザ（病原体がインフルエンザウイルスA属インフルエンザAウイルスであってその血清亜型がH５N１、H７N９であるものに限る。以下「鳥インフルエンザ（H５N１、H７N９）」という。）
三類感染症	コレラ、細菌性赤痢、腸管出血性大腸菌感染症、腸チフス、パラチフス
四類感染症	E型肝炎、A型肝炎、黄熱、Q熱、狂犬病、炭疽、鳥インフルエンザ（鳥インフルエンザ（H５N１、H７N９）を除く。）、ボツリヌス症、マラリア、野兎病　など
五類感染症	インフルエンザ（鳥インフルエンザ及び新型インフルエンザ等感染症を除く。）、ウイルス性肝炎（E型肝炎及びA型肝炎を除く。）、クリプトスポリジウム症、後天性免疫不全症候群、性器クラミジア感染症、梅毒、麻しん、メチシリン耐性黄色ブドウ球菌感染症　など
新型インフルエンザ等感染症	新型インフルエンザ、再興型インフルエンザ、新型コロナウイルス感染症、再興型コロナウイルス感染症
指定感染症	既に知られている感染性の疾病（一類感染症、二類感染症、三類感染症及び新型インフルエンザ等感染症を除く。）であって、一から三類及び新型インフルエンザ等感染症と同等の措置を講じなければ、当該疾病のまん延により国民の生命及び健康に重大な影響を与えるおそれがあるものとして政令で定めるものをいう。
新感染症	人から人に伝染すると認められる疾病であって、既に知られている感染性の疾病とその病状又は治療の結果が明らかに異なるもので、当該疾病にかかった場合の病状の程度が重篤であり、かつ、当該疾病のまん延により国民の生命及び健康に重大な影響を与えるおそれがあると認められるものをいう。

出所）「感染症の予防及び感染症の患者に対する医療に関する法律」第６条第１～９項をもとに作成

た、自然毒による食中毒では死者も発生した。

（４）感染症

わが国では、感染症を取り巻く状況の激しい変化に対応するため、それまでの「伝染病予防法」にかえて、1999（平成11）年４月に「感染症の予防及び感染症の患者に対する医療に関する法律」（通称「感染症法」）が施行された。感染症法では、症状の重さや病原体の感染力などから、感染症を一類から五類感染症、指定感染症、新感染症、新型インフルエンザ等感染症に分類している（図表5-5）。

従来、赤痢やコレラなどの感染症は食中毒と区別されてきたが、感染症法の施行により、病因物質の種別にかかわらず飲食に起因する健康障害は食中毒として取り扱われることとなった。細菌性赤痢、コレラをはじめ、腸管出血性大腸菌感染症、腸チフス、パラチフスは三類感染症に分類され、感染力、罹患した場合の重篤性から判断して危険性は高くないが、特定の職業への就業によって集団発症を起こしうる感染症と位置づけられている。

3 …… 施設・設備の保守

大量調理施設衛生管理マニュアル（巻末資料▶p.274）には、重要管理事項として、施設設備の構造と管理について規定している。

（１）施設・設備の構造

❶調理施設

施設の出入り口及び窓は、極力閉めておくとともに、外部に開放される部分には網戸、エアカーテン、自動ドア等を設置し、ねずみや昆虫の侵入を防止する必要がある。

❷調理室

調理室では、調理作業工程にそって作業区域を**汚染作業区域**、**非汚染作業区域**（**準清潔作業区域**と**清潔作業区域**）に区分けし、各調理作業が交差して二次汚染が起こらないようにする。各区域は固定し、それぞれを壁で区分もしくは床面を色別する、境界にテープを貼るなど明確に区画し、一方向の動線を基本とする。また、作業区域を移動する場合は、可能な限り履物、エプロンなどの交換を行う。

汚染作業区域とは、検収場、原材料の保管場、下処理場及び下膳場などであり、ここでは、細菌などの有害物質が付着している可能性のある食品や食器等を扱う。準清潔作業区域では、加熱処理や調味、非加熱調理食品の切さい等を行う。清潔作業区域では、放冷・調製、盛りつけ、配膳、商品の保管等を行う。

❸調理設備

シンクや調理台、冷蔵庫、調理器具等は、用途に応じてそれぞれの作業区域に設置する。調理器具等は混同しないように、用途別に色分けなどをする。また、手洗い設備、履物の消毒設備（履物の交換が困難な場合）を、各作業区域の入り口手前に設置する。手洗い設備は、感知式の設備等で、コックやハンドルを直接手で操作しない構造のものがよく、手洗いに適当な石けん、爪ブラシ、ペーパータオル、殺菌液等を定期的に補充し、常に使用できる状態にしておかなければならない。

❹便所、休憩室及び更衣室

便所、休憩室及び更衣室は、隔壁により食品を取り扱う場所と区分し、調理場等から３m以上離れた場所に設けられていること、便所には専用の履物が備えられ、調理従事者等専用のものが設けられていることが望ましい。図表 5-6に調理施設の衛生区分と、食品や人の動線を示す。

（2）施設・設備の管理

施設の床はドライシステム化を積極的に図り、床面（排水溝を含む）と床面から１mまでの内壁及び手指の触れる場所は１日１回以上、施設の天井及び床から１m以上の内壁は１月に１回以上清掃し、必要に応じて、洗浄・消毒を行う。なお、施設の清掃はすべての食品が調理場内から完全に搬出された後に行う。調理

図表 5-6　大量調理施設の衛生区分と食品、人の動線図

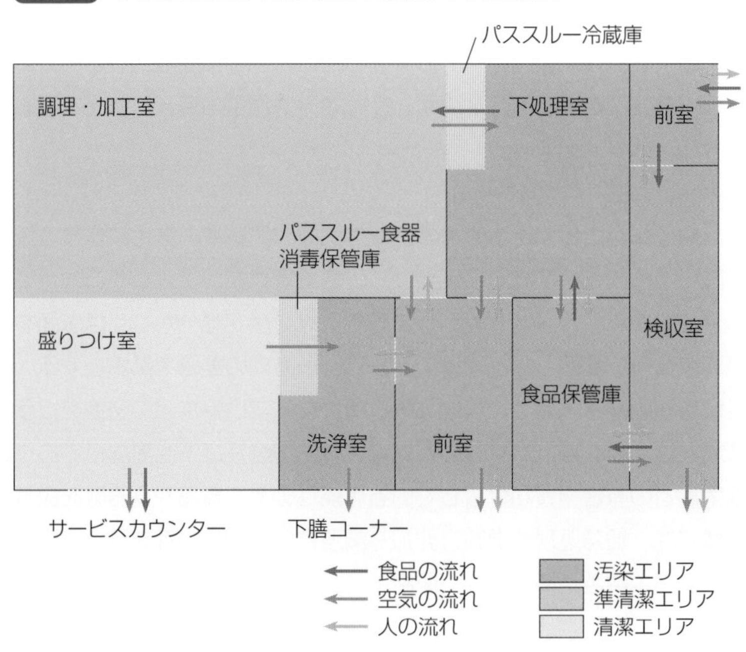

場は湿度80%以下、温度25℃以下に保つことが望ましい。

施設におけるねずみ、昆虫などの発生状況を１月に１回以上巡回点検し、駆除を半年に１回以上（発生を確認した場合はその都度）実施し、その実施記録を１年間保管する[*1]。また、食材搬入の際等に使用される段ボール等には害虫やその卵が付着している場合があるので、配送用包装のまま調理室内に持ち込まず、施設専用の容器に移し替える。

補足説明

＊１　調理施設の点検表
（巻末資料 ▶p.284）

調理場には、みだりに部外者を立ち入らせたり、調理作業に不必要な物品などを置かないようにする。調理、点検に従事しないものがやむを得ず調理施設に立ち入る場合には、専用の清潔な帽子、外衣及び履物を着用させ、手洗い及び手指の消毒を行わせる。

便所は、業務開始前、業務中及び業務終了後等に清掃及び次亜塩素酸ナトリウム等による消毒を行って衛生的に保つ。施設（客席等の飲食施設、ロビー等の共用施設を含む）において利用者が嘔吐した場合には、200㎎/L以上の次亜塩素酸ナトリウム等を用いて迅速かつ適切に嘔吐物の処理を行うことにより、利用者及び調理従事者へのノロウイルス感染及び施設の汚染防止に努める。

井戸水等を使用する場合は、公的検査機関等に依頼し、年２回以上の水質検査を行い、その検査結果は１年間保管する[*2]。

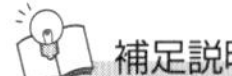

補足説明

＊２　調理器具等及び使用水の点検表
（巻末資料 ▶p.286）

貯水槽は専門の業者に委託して、年１回以上清掃し、清掃した証明書は１年間保管する。

4 …… 危機管理対策（インシデント、アクシデント）

（１）インシデント、アクシデント管理

給食における危機管理には、火災、地震、台風などの災害対策、食中毒、異物混入、アレルギー患者へのアレルゲン物質混入や誤配膳などに対する安全衛生管理対策が含まれる。起こりうる危機を予測・分析し、危機を未然に防ぐことが重要であるが、もし危機が発生した場合には、被害を最小限に抑えるための的確な対応が不可欠である。

アクシデント（accident）とは、実際に起こってしまったけがや食中毒、異物混入などの事故のことで、インシデント（incident）とは、事故には至らず未然に防ぐことができた出来事のことである。「ヒヤリ」としたり「ハッ」としたりすることから、ヒヤリハットともいう[*3]。アクシデントだけでなく、インシデント（ヒヤリハット）についても情報を収集・分析することで、間違いや規則違反、人為ミスによる事故の防止や安全対策に役立てることができる。また、調理従事者の意識向上と、事故発生につながる行動や状況を是正し、リスクの低減につなげていくことができる。インシデント（ヒヤリハット）に気づいた人が

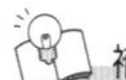

補足説明

＊３　１件の重大な事故の背景には、29の軽微な事故があり、その背景には300のヒヤリハットがあるとされている。これをハインリッヒの法則という。

報告しやすいように、インシデントレポートは記入が簡単にできる形式とし、報告者を責めるものではなく、危機管理や給食業務従事者の意識改善に役立てるものであるとの意識づけも大切である（図表 5-7）。

（2）食中毒発生時の対応

給食施設では、食中毒が発生しないように万全の予防措置を取らなければならないが、万が一食中毒事故が発生または発生の疑いが生じた場合には、被害の拡大を最小限に食い止める対応が不可欠である。そのためには、事故の発生を早期に発見し、保健所の指示のもと、利用者及び職員の状態と食事状況を組織的に把握するとともに、その原因を速やかに追求し、感染拡大、二次汚染防止のために適切な措置を講じなければならない。また、事故の収束後にも、事故に対する反省・検討を加え、事故再発の防止に努めることが重要である。

事故が生じたときに関係者が速やかに行動できるよう、施設の管理責任者は食中毒が発生したときの対処方法をマニュアル化し、給食及び施設の関係者に周知しておくことが必要である。給食施設で食中毒が発生した場合の対処内容は、法律上は定められていないが、一般的な対応を図表 5-8に示す。

図表 5-7　ヒヤリハットの報告書（例）

報告者	所属　栄養科　　　　　　　氏名　〇〇　〇〇
発生した日時	〇〇〇〇　年　10　月　2　日　10　時　15　分頃
発生場所	準清潔エリアの作業台
ヒヤリハットの内容	煮物のこんにゃくを鍋に入れようとしたら、ビニールの破片を見つけた。
その後の対応	ビニールの破片を廃棄し、ほかにも入っていないか確認した。
あなた自身の問題	（該当するすべての項目に〇をつける） 1．よく見え（聞こえ）なかった (2.) 気がつかなかった 3．忘れていた 4．知らなかった (5.) 深く考えなかった 6．大丈夫だと思った 7．あわてていた 8．不愉快なことがあった 9．疲れていた 10．無意識に手が動いた 11．やりにくかった 12．体のバランスをくずした
今後の対策 （こうしてほしい・こうした方がよい）	こんにゃくの袋をハサミで切るときに、こんにゃくを入れるざるの上で切ってしまった。今後は食材や食材を入れる容器の上で作業をしないように注意する。
備考	

出所）新潟労働局「ヒヤリハット事例・想定ヒヤリ　報告制度の導入について（例）」をもとに作成

図表 5-8　食中毒発生時の対応

	具体的な対応	対応者
①	事故発生状況を確かめ、保健所に通報する。	施設長
②	患者の発生を確認したら、医療機関を受診させる。	施設・給食スタッフ
③	食中毒もしくはその疑いのある者を診断、またはその死体を検案した医師は、24時間以内に最寄りの保健所に文書、電話または口頭で届けなければならない。 届け出る内容は、医師の住所及び氏名、中毒患者もしくはその疑いのある者または死者の所在地、氏名及び年齢、食中毒原因、発病年月日及び時刻、診断または検案年月日及び時刻の５項目。（食品衛生法58条、及び同法施行規則第72条）	医師
④	患者の症状、人数などを把握し、記録を行う。	施設・給食スタッフ
⑤	給食業務従事者に同様の症状がないかを確認し、あれば直ちに就業を停止し、改めて検診、検便を実施する。	施設・給食スタッフ
⑥	食中毒発生前２週間分の検食（保存食）を保健所に提出し、原因を究明する。	給食スタッフ、保健所
⑦	献立表、調理工程表、加熱調理の中心温度記録簿、検収簿、冷蔵庫・冷凍庫の温度記録簿、調理室の温度・湿度記録簿、水質検査の記録簿、調理従事者の衛生管理表、調理従事者の検便結果及び健康診断の結果、調理従事者の勤務表、検食簿、給食日誌、施設の清掃や衛生管理に関する記録簿を保健所に提出し、原因の究明をする。	給食スタッフ、保健所
⑧	保健所による調査：聞き取り調査 発症の有無、発症年月日、医療機関への受診の有無、健康状態、患者共通の献立や間食、飲物を含めた喫食状況を調査する	保健所
⑨	保健所による調査：立ち入り調査 原材料及び調理済み食品の検食（保存食）、消毒前の施設の拭き取り検体、排水などを摂取し、原因を究明する。	保健所
⑩	保健所の指示にしたがい、施設内の消毒を行う。	施設・給食スタッフ
⑪	給食の停止、再開については保健所の指示にしたがう。 食中毒の原因が判明するまで、給食の提供は停止し、管理者と保健所で相談して方向性を検討する。給食停止期間は、利用者の栄養管理を考慮しながら、事前に契約している他施設への支援要請、委託会社への給食配達依頼、近所の仕出し弁当の活用などを決定する。	施設・給食スタッフ、保健所

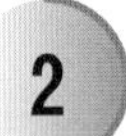

2　安全・衛生の実際

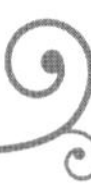

1 …… 給食におけるHACCPシステムの運用

（1）HACCPとは

HACCPとは、Hazard Analysis and Critical Control Point（**危害分析重要管理点**）の略称であり、アメリカの宇宙計画の中で開発され、国際的に認められたシステムである。食品の安全衛生に関する危害の発生を事前に防止することを目的とした自主的な衛生管理システムで、従来のような最終製品の検査に依存する方法とは異なる。

HACCPシステムは、危害分析（HA：hazard analysis）と重要管理点（CCP：

critical control point）に分けられる。危害分析は、原材料の受け入れから最終製品としての食事提供までの各工程において、発生する恐れのある生物的・化学的・物理的危害を分析し、その危害発生の程度を明らかにすることである。重要管理点は、危害分析で明らかにされた危害について、この危険を防止するために各工程の中で厳重に管理を行うべき点とその管理基準を決定することである。決定した重要管理点では、監視を行って危害の発生を防ぎ、問題が発生した場合には速やかに改善措置をとることができる体制と記録保管システムを備え、安全を図る。

HACCP導入のメリットは、予測できる危害原因物質を事前に制御することによって、より効果的な衛生管理が徹底でき、食品や食事の安全性が向上することである。また、システムを運用するためには組織全体で取り組む必要があるために、スタッフの衛生・安全に対する意識が高まり、ひいては事故や損害に対する危険が少なくなるため、経済的リスクが低減することである。

（2）HACCPシステムによる衛生管理

HACCPシステムに基づく衛生管理を効率的かつ効果的に実施するために、7原則12手順が示されている（図表5-9）。手順1から5は、原則1から7を進めるにあたっての準備である。

7原則で最も基本になるのが原則1の危害分析（HA）である。製造環境と製造工程2つの側面から生物的、化学的、物理的3つの危害要因を分析し、明確化する。その後、原則2で、危害分析で明らかになった危害の発生要因について、特に重点的に管理すべき重要管理点（CCP）を設定する。原則3、4では、管理すべき基準（温度、時間、重量、器具の扱い等）と、管理基準に達しているか常時確認するためのモニタリング方法を決定する。原則5では、設定した管理基準が達成されなかった場合の処置方法（廃棄、回収、再加熱等）を設定する。あらかじめ定めておくことで、不具合があったときにも慌てずに対応することが可能になる。また、管理基準が達成されなかった場合には、その原因を調べ、改善資料とする。原則6では、計画、管理基準が有効か、使用している測定機器は適正かなどを定期的に確認するための方法を設定し、不具合があれば改善する。原則7では、モニタリング、改善措置、評価などの各種記録のつけ方及び保存方法をあらかじめ決めておく。各種記録は、HACCPを実施した証拠であると同時に、問題が生じた場合の原因追求をするための資料となる。給食の生産管理過程におけるHACCP計画を図表5-10に示す。

図表 5-9　HACCPシステム導入のための7原則12手順

	手順	原則	項目	給食の衛生管理に対応させた場合
危害要因分析のための準備	1		HACCPのチーム編成	必要な情報が集められるよう、各部門から担当者を集める。（管理栄養士、調理責任者、衛生管理者など）
	2		製品説明書の作成	製品（料理）の安全性について特徴を示すものを作成する。（レシピなど）
	3		意図する用途及び対象となる消費者の確認	喫食者の特性を把握する。（幼児、高齢者、患者など）
	4		製造工程一覧図の作成	原材料受け入れから保管、調理、食事提供、喫食、食器洗浄、清掃までを工程ごとに把握し、製造工程一覧図を作成する。
	5		製造工程一覧図の現場確認	製造工程一覧図をもとに、人や物の動きを確認し、必要なら修正を加える。
HACCPプランの作成	6	1	危害要因分析（HA）	原材料や製造工程で問題になる危害の要因を挙げる。（食中毒菌、化学物質、異物など）
	7	2	重要管理点（CCP）の決定	危害要因を除去・低減するために重点的に管理すべき工程（CCP）を決定する。（つけない、増やさない、殺菌するなどの工程手順）
	8	3	管理基準（CL）の設定	CCPで管理すべき測定値の限界を設定する。（温度、時間、重量、器具の扱いなど）
	9	4	モニタリング方法の設定	CLの測定方法を設定する。記録方法も設定する。（中心温度計、時計、記録用紙など）
	10	5	改善措置の設定	モニタリングの結果、CLが逸脱していた時の措置を設定する。（廃棄、回収、再加熱など）
	11	6	検証方法の設定	HACCPプランに従って管理が行われているか、修正が必要かを検討する。（記録、検査など）
	12	7	記録と保存方法の設定	各種記録のつけ方とその保管期間を設定する。

出所）厚生労働省「食品製造におけるHACCP入門のための手引書 大量調理施設における食品の調理編」、日本食品衛生協会ホームページ「HACCPによる衛生管理とは」をもとに作成

図表 5-10　給食生産過程のHACCP計画

作業区域	作業項目	作業内容	危害分析	管理基準	改善措置
汚染 作業区域	検収	• 納入業者より食材料を受け取り、重量・鮮度・異物混入・期限表示・品温などをチェックし記録する • 原材料の保存食の採取	• 汚染物質の付着 • 異物混入 • 腐敗 • 器具・手指による二次汚染	• 購入先の選定 • 検収基準の徹底 • 配送車の温度管理 • ふた付き専用容器への移し替え	• 返品 • 廃棄 • 購入先及び配送業者に対する衛生指導
	保管	• 食材料別に所定の場所に保管する • 食品の保管・入出庫	• 細菌の増殖 • 品質の劣化 • 酸化	• 魚（5℃以下）、肉（10℃以下）、野菜・卵（10℃以下）、冷食（－15℃以下） • 保管場所の明確化	• 廃棄 • 保管庫の温度設定調整
	下処理	• 汚れ・泥・異物を除去し洗浄する。作業指示書にしたがって適切な大きさ・形にカットする • 肉・魚・卵などの下調理 • 廃棄率調査	• 細菌の残存 • 手指・調理器具による二次汚染	• 手指の洗浄消毒 • 作業区分の明確化 • 専用器具の明確化 • 器具の洗浄・消毒 • 床の跳ね水防止	• 洗浄・消毒のやり直し • 器具の洗浄消毒徹底 • 設備の点検
準清潔 作業区域	保管	• 下処理後の食材料を保管する	• 細菌の増殖 • 品質の劣化 • 交差汚染	• 冷蔵庫・保管庫の温度管理 • 庫内の清掃 • 手指の洗浄消毒	• 保管設備の点検
	調理	• 加熱調理（中心温度75℃以上*、1分間以上加熱）し、記録する • 生食調理（サラダ・果物） • 冷菜調理（和え物・デザート） • 調味（調味%により標準化する） • 各種調査・測定	• 細菌の残存 • 手指・調理器具による二次汚染 • 異物混入	• 手指の洗浄消毒 • 75℃以上1分間以上加熱（加熱調理品） • 器具の洗浄消毒徹底 • 次亜塩素酸ナトリウム200 mg／Lの溶液で5分間消毒（生野菜・果物） • 清掃による落下細菌の防止	• 再加熱 • 廃棄 • 作業指示書の修正
清潔 作業区域	保管 （保温・保冷）	• 調理済み食品を保管する	• 細菌の増殖 • 品質の劣化 • 交差汚染	• 温菜は65℃以上、冷菜は10℃以下 • 庫内の清潔保持	• 廃棄 • 再調理 • 作業指示書の修正
	盛りつけ	• 食器に盛りつける（1人分重量を美しく均一に盛る）	• 細菌の残存 • 細菌の増殖 • 手指・調理器具による二次汚染 • 異物混入	• 手指の洗浄・消毒 • 食器・器具の清潔 • マスク・エンボス手袋着用	• 廃棄 • 再加熱 • 盛りつけ方法の見直し
	提供・サービス	• 喫食者へ配食する • 喫食者への挨拶とサービスを行う	• 細菌の残存 • 細菌の増殖 • 手指・調理器具による二次汚染 • 異物混入	• 手指の洗浄・消毒 • 温菜は65℃以上、冷菜は10℃以下 • マスク・エンボス手袋着用	• 調理から提供までの時間の見直し • 再調理 • 再加熱 • 廃棄
汚染 作業区域	食器洗浄	• 下膳した食器を洗浄する • 残菜調査	• 細菌の残存 • 手指・調理器具による二次汚染	• 食器洗浄機洗浄温度60～70℃、すすぎ温度80℃以上 • 洗浄機の清潔 • 消毒保管庫の温度80℃以上で30分	• 再洗浄
	清掃・ 後片づけ	• 調理器具・ふきんなどを洗浄・消毒する • 作業台・床などの洗浄・消毒 • 施設の清掃・後片づけ・整理整頓	• 細菌の残存 • 細菌の増殖 • 手指・調理器具による二次汚染	• 清掃後の水分の除去・乾燥	
	点検	• ガスの元栓を閉める • 電気のスイッチを切る			

注）＊二枚貝などノロウイルス汚染のおそれがある食品の場合は85℃から90℃で90秒間以上加熱する。

出所）松月弘恵・韓順子・亀山良子『トレーニーガイド　PDCAによる給食マネジメント実習　第2版』医歯薬出版　2018年　p.39

2 …… 大量調理施設衛生管理マニュアル

（1）大量調理施設衛生管理マニュアルとは

大量調理施設衛生管理マニュアルは、集団給食施設等における食中毒を予防するために、HACCPの概念に基づき、1997（平成９）年に厚生省（現厚生労働省）により作成されたもので、調理過程における管理事項、衛生管理全般、施設設備の構造、施設設備の管理体制が詳細に示されている。このマニュアルは同一メニューを１回300食以上または１日750食以上提供する大量調理施設に適用されるが、中小規模の調理施設等においても積極的に取り入れ、マニュアルの趣旨をふまえた衛生管理の徹底が望まれる。

大量調理施設衛生管理マニュアルでは、HACCPの概念に基づき、調理過程における重要管理事項として次の４つが示されている。

①原材料の受け入れ及び下処理段階における管理を徹底すること。
②加熱調理食品については、中心部まで十分加熱し、食中毒菌（ウイルスを含む）を死滅させること。
③加熱調理後の食品及び非加熱調理食品の二次汚染防止を徹底すること。
④食中毒菌が付着した場合に菌の増殖を防ぐため、原材料及び調理後の食品の温度管理を徹底すること。

また、集団給食施設においては、衛生管理体制を確立し、これらの重要管理事項について、点検・記録を行うとともに、必要な措置を講じる必要があり、これを遵守するため、さらなる衛生知識の普及啓発に努める必要があると示されている。

（2）重要管理事項

❶原材料の受け入れ・下処理段階における管理

原材料の受け入れ・下処理段階では、食品に細菌などの有害物質が付着している可能性があるので、それら細菌を増殖させたり、汚染の範囲を広げたりしないようにする。

原材料の納入は、食肉類、魚介類、野菜類等の生鮮食品については１回で使い切る量を調理当日に仕入れるようにする。

原材料の納入に際しては調理従事者が必ず立ち会い、検収場で品質、鮮度、品温、異物の混入等につき点検を行い、検収記録簿にその結果を記録する＊4。検収記録簿には、さらに、仕入れ元の名称及び所在地、生産者の名称及び所在地、ロットが確認可能な情報（年月日表示またはロット番号）並びに仕入れ年月日を記録

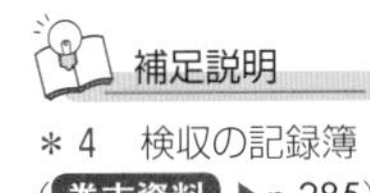
補足説明
＊4　検収の記録簿
（巻末資料 ▶p.285）

し、1年間保管する。また、納入業者が定期的に実施する原材料の微生物及び理化学検査の結果を提出させ、1年間保管する[＊5]。

補足説明

＊5　原材料の取扱い等点検表

（巻末資料 ▶p.285）

野菜及び果物を加熱せずに供する場合には、流水で十分に洗浄し、必要に応じて次亜塩素酸ナトリウム等で殺菌を行った後、流水で十分すすぎ洗いを行う。2017（平成29）年6月16日の改正より、特に高齢者、若齢者及び抵抗力の弱い者を対象にした食事を提供する施設で加熱せずに供する場合には、殺菌を行うよう明記された。

❷加熱調理食品の加熱温度管理

加熱調理食品は、中心部が75℃で1分間以上（二枚貝等ノロウイルス汚染のおそれのある食品の場合は85〜90℃で90秒間以上）中心部まで十分に加熱し、食中毒菌等を死滅させる。中心温度を確認した時刻、中心温度及び加熱時間などは記録して保管する。揚げ物、焼き物、蒸し物、炒め物は中心温度を3点以上測定、煮物は1点以上測定する。なお、煮物及び炒め物で中心温度を測定できるような具材がない場合には、調理釜の中心付近の温度を3点以上（煮物の場合は1点以上）測定する。揚げ物は油温も測定、記録する[＊6]。

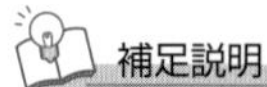
補足説明

＊6　食品の加熱加工の記録簿

（巻末資料 ▶p.287）

❸二次汚染の防止

加熱調理後の食品及び非加熱調理食品の二次汚染の防止を徹底するため、まずは、調理従事者の手洗い及び手指の消毒を徹底する。次に定める場合には、必ず流水・石けんによる手洗いをしっかりと2回（その他のときには丁寧に1回）行い、消毒も行う。手洗いマニュアルを図表5-11に示す。

①作業開始前及び用便後
②汚染作業区域から非汚染作業区域に移動する場合
③食品に直接触れる作業にあたる直前
④生の食肉類、魚介類、卵殻等微生物の汚染源となるおそれのある食品等に触れた後、他の食品や器具等に触れる場合
⑤配膳の前

二次汚染を防止するためには、原材料は隔壁等で他の場所から区分された専用の保管場所を設け、食材の分類ごとに区分して保管する。また、納品された原材料は専用の衛生的なふた付き容器に入れ替えるなどにより、原材料の包装汚染を保管設備に持ち込まないようにする。

食材の下処理は汚染作業区域で確実に行い、非汚染作業区域を汚染しないようにする。調理器具・容器・機器は各区域に必要なものを用途別及び食品別に用意し、混同しないようにし、適切に洗浄・殺菌、保管を行う。なお、調理場内における器具等の洗浄・殺菌は、原則としてすべての食品が調理場から搬出された後

図表 5-11　手洗いマニュアル

①肘から下を水でぬらし、石けんをつける

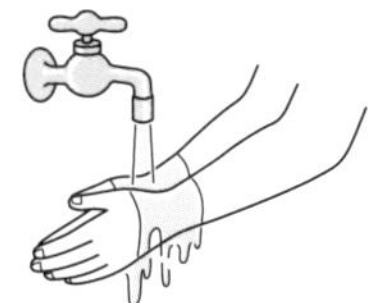

②手のひらでよく泡立てる

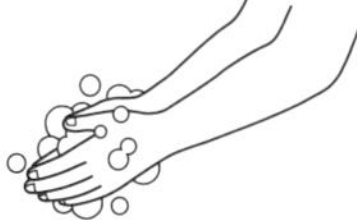

③手のひら、手の甲をよくもみ洗う

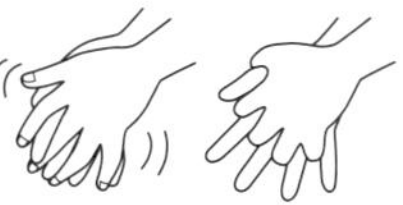

④両手を組むように指の間→親指→指先をもみ洗う

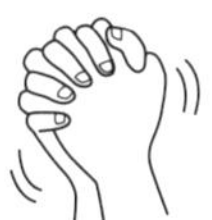

⑤爪ブラシで爪の間をブラッシング

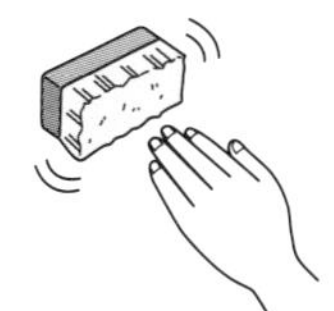

⑥手首をもみ洗う

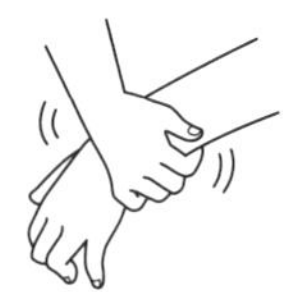

⑦流水で十分にすすぐ

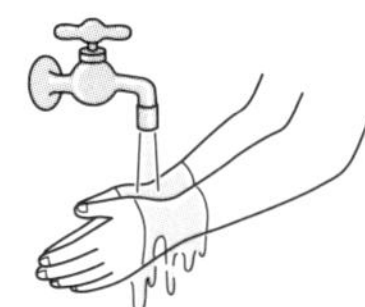

⑧ペーパータオルで水気をとるか、温風乾燥機で乾かす

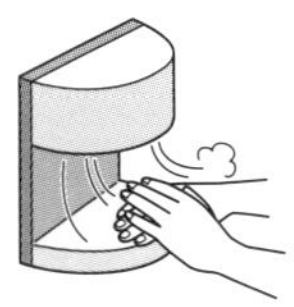

⑨殺菌消毒：アルコール消毒乾燥するまで両手をすり込む

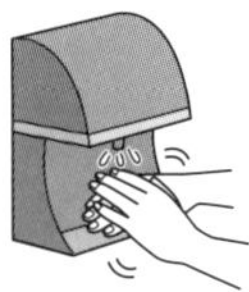

に行う。本マニュアル「（別添２）標準作業書」の中の器具等の洗浄･殺菌マニュアルにしたがい、洗浄・殺菌を行う（巻末資料 ▶p.280）。

食品並びに移動性の器具及び容器の取り扱いは、床面からの跳ね水等による汚染を防止するため、床面から60 cm以上の場所で行う。ただし、跳ね水等からの直接汚染が防止できる食缶等で食品を取り扱う場合には、30 cm以上の台にのせて行う。また、調理終了後の食品は衛生的な容器にふたをして保存し、他からの二次汚染を防止する。

使用水は色、濁り、におい、異物のほか、貯水槽を設置している場合には、遊離残留塩素が0.1 mg/L以上であることを始業前及び調理作業終了後に毎日検査し、記録する＊7。

❹原材料及び調理済み食品の温度管理

食中毒菌が付着した場合に菌の増殖を防ぐため、温度管理を徹底する。原材料は、食材ごとに定められた適切な温度で保存する＊8。また、原材料搬入時の時刻、室温及び冷凍または冷蔵設備内温度を記録する＊9。

加熱調理後、食品を冷却する場合には、食中毒菌の発育至適温度帯（約20～50℃）の時間を可能な限り短くするため、30分以内に中心温度を20℃付近（または60分以内に中心温度を10℃付近）まで下げるよう工夫し、冷却開始時刻、冷却終了時刻を記録する。調理終了後30分以内に提供できるものについては、調理終了時刻を記録、提供まで30分以上を要する場合は、食中毒菌の増殖を抑制するために、10℃以下または65℃以上で管理する必要がある。温かい状態で提供される食品については保温食缶等に移し替えた時刻を記録、その他の食品については保冷設備への搬入時刻、保冷設備内温度及び保冷設備からの搬出時刻を記録する。

補足説明

＊7　調理器具等及び使用水の点検表
（巻末資料 ▶p.286）

補足説明

＊8　（別添１）原材料、製品等の保存温度
（巻末資料 ▶p.280）

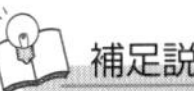

補足説明

＊9　食品保管時の記録簿
（巻末資料 ▶p.287）

本マニュアルの別添３には、調理後の食品の温度管理に係る記録の取り方が示されている（巻末資料 ▶p.283）。調理後の食品は、調理終了後から２時間以内に喫食することが望ましい。

❺その他

①検食と検食（保存食）の保存

検食とは、施設長あるいは給食責任者が、調理後、利用者に食事を提供する前に、食事の栄養量及び質、食材・料理の組み合わせ、盛りつけ、味つけ、形態、異臭・異物混入など、栄養、嗜好、衛生的な観点から確認する。その結果を毎回検食簿に記入し、捺印する。検食の結果は、給食の改善資料にもなる。

検食（保存食）は、事故発生時の原因究明の試料となる。検食（保存食）は、原材料及び調理済み食品を食品ごとに50ｇ程度ずつ清潔な容器（ビニール袋等）に入れ、密封し、－20℃以下で２週間以上保存する。なお、原材料は、洗浄・殺菌等を行わず、購入した状態で、調理済み食品は配膳後の状態で保存する。

②調理従事者等の衛生管理

調理従事者の衛生管理については、調理に従事するときだけでなく、日常から衛生的な行動や健康に留意し、自らが施設や食品の汚染の原因となることがないよう配慮するよう示されている。調理従事者等は、毎日作業開始前に、自らの健康状態を衛生管理者に報告し、衛生管理者はその結果を記録しなければならない[*10]。

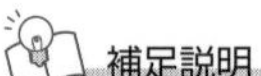
補足説明

＊10　従事者等の衛生管理点検表（巻末資料 ▶p.284）

調理従事者等は臨時職員も含め、定期的な健康診断[*11]、及び月に１回以上の検便を受けること。検便検査には、腸管出血性大腸菌の検査を含め、必要に応じ10月から３月にはノロウイルスの検査を含めること[*12]が示されている。

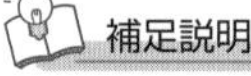
補足説明

＊11　調理従事者等に対しては、採用にあたり医師による健康診断及び検便による健康診断を行うこと、採用後も健康診断は年１回以上定期的に行うことが定められている（労働安全衛生規則）。

補足説明

＊12　学校給食衛生管理の基準では、検便は赤痢菌、サルモネラ属菌、腸管出血性大腸菌血清型O157その他必要な細菌等について、毎月２回以上実施するよう示されている。

調理従事者等は下痢、嘔吐、発熱などの症状があったとき、また、手指等に化膿創があったときは調理作業に従事できない。下痢または嘔吐等の症状がある調理従事者等については、直ちに医療機関を受診し、感染性疾患の有無を確認し、ノロウイルスを原因とする感染性疾患による症状と診断された調理従事者等は、検便検査においてノロウイルスを保有していないことが確認されるまでの間、食品に直接触れる調理作業を控えるなど適切な処置をとることが望ましいとされている。

調理従事者等が着用する帽子、外衣は毎日専用の清潔なものに交換し、下処理場から調理場への移動の際には、外衣、履物の交換等を行う（履物の交換が困難な場合には履物の消毒を必ず行う）。

食中毒が発生したときの原因究明を確実に行うため、原則として、調理従事者等は当該施設で調理された食品を喫食しないこと。ただし、毎日の健康調査及び検便検査等、原因究明に支障を来さないための措置が講じられている場合はこの限りではないとされている。

(３) 衛生管理体制

調理施設の経営者または学校長等施設の運営管理責任者（以下「責任者」）が、衛生管理に関して行わなければならないことが示されている。その概要を以下に示す。

①施設の衛生管理に関する責任者（以下「衛生管理者」）を指名する。

②日頃から食材の納入業者についての情報収集に努め、品質管理の確かな業者から食材を購入する。

③衛生管理者に点検表に基づく点検作業を行わせるとともに、そのつど結果を報告させ、適切に点検が行われたことを確認する。点検結果は１年間保管する。

④点検の結果、衛生管理者から改善不能な異常の発生の報告を受けた場合は必要な措置を講ずる。

⑤衛生管理者及び調理従事者等に対して衛生管理及び食中毒防止に関する研修会に参加させるなど必要な知識・技術の周知徹底を図る。

⑥調理従事者等を含め職員の健康管理及び健康状態の確認を組織的・継続的に行い、調理従事者等の感染及び調理従事者等からの施設汚染の防止に努める。

⑦衛生管理者に毎日作業開始前に、各調理従事者等の健康状態を確認させ、その結果を記録させる。

⑧調理従事者等に定期的な健康診断及び月に１回以上の検便を受けさせる。

⑨調理従事者等が下痢、嘔吐、発熱などの症状があった時、手指等に化膿創があった時、ノロウイルスに感染またはその疑いがある場合は調理作業に従事させない。

また、献立の作成にあたっては、施設の人員等の能力に余裕をもった献立作成を行い、献立ごとの調理工程表の作成にあたって留意することが示されている。

①　調理従事者等の汚染作業区域から非汚染作業区域への移動を極力行わないようにする。

②　調理従事者等の１日ごとの作業の分業化を図ることが望ましい。

③　調理終了後、速やかに喫食されるよう工夫する。

④　衛生管理者は調理工程表に基づき、調理従事者等と作業分担等について事前に十分な打合せを行う。

さらに、高齢者や乳幼児が利用する施設等においては、平常時から施設長を責任者とする危機管理体制を整備し、感染拡大防止のための組織対応を文書化するとともに、具体的な対応訓練を行っておくことが望ましく、また、従業員あるいは利用者において下痢・嘔吐等の発生を迅速に把握するために、定常的に有症状者数を調査・監視することが望ましい。

3 …… 衛生教育（一般的衛生管理プログラム）

（1）一般的衛生管理プログラムとは

給食サービス等の食品の製造のための衛生管理に、HACCPシステムを効果的に運用するためには、前提条件として一般的衛生管理プログラム（PP：Prerequisite Program）が必要である。HACCPと一般的衛生管理プログラムは車の両輪といわれ、この２つを組み合わせて初めて衛生管理が徹底される。本来このシステムは、施設ごとに作成されるべきものだが、基本となるものは、大量調理施設衛生管理マニュアルでも提示されている。

一般的衛生管理プログラム10項目

①施設設備の衛生管理
②従事者の衛生教育
③施設設備及び機械器具の保守点検
④そ族昆虫の防除
⑤使用水の衛生管理
⑥排水及び廃棄物の衛生管理
⑦従事者の衛生管理
⑧食品等の衛生的取扱い
⑨製品の回収方法
⑩製品等の試験検査に用いる機械器具の保守点検

（2）衛生教育

安全・衛生管理を適正に実施するためには、調理従事者がその意義や規則をよく理解し、実施しなければならない。衛生教育は、労働安全衛生法において、給食施設の調理従事者の採用時に、業務に関する衛生・安全のための教育を行うことが義務づけられている。前述の通り、大量調理施設衛生管理マニュアルでも、給食施設の運営管理責任者が、衛生管理者及び調理従事者等に対して衛生管理及び食中毒防止に関する研修会に参加させるなど必要な知識・技術の周知徹底を図ることが示されている。

給食施設において、食中毒や労働災害を出さないためには、正規採用の職員だけでなく、パートやアルバイト採用の職員も含め、すべての調理従事者に対して安全・衛生教育を行わなければならない。安全・衛生教育は、年間及び月間計画を立て、重要度の高いものから、計画的に実施する。また、作業の慣れから生じる油断や判断の誤りを防ぐために、必要に応じて、繰り返し実施することも重要である。方法は、定期的な勉強会やミーティング、研修会への参加、ポスター等の掲示、防火・防災訓練などを有効に活用する。

給食利用者に対しても、食中毒及び感染症を予防するために、食前の手洗いの励行や、食堂へは清潔な服装や履物で入室すること、個人の箸や湯飲みを使用する場合の衛生的な管理等を呼びかけ、衛生思想を高めることが大切である。

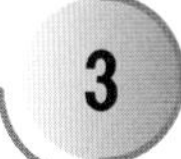

3 事故・災害時対策

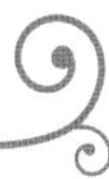

1 …… 事故の種類

事故とは「思いがけず起こった悪い出来事」[1]をさし、災害は「地震・台風などの自然現象や感染症の流行などによって引き起こされる不時の災い。また、それによる被害」[2]をいう。給食施設では、事故の被害が喫食者に及ぶ場合、給食施設内及び調理従事者に及ぶ場合、喫食者の家族や施設外の周辺地域まで拡大する場合がある。また、事故の規模により災害に発展する場合もあるため、細心の注意が必要である。給食に関連する主な事故例について図表5-12に示した。これらの事故については、命に関わる重大な例も含まれていることから、日頃からマニュアルやガイドラインに基づいた管理体制を構築したうえで、業務管理及び点検を徹底し、事故の防止に努めることが重要である。

図表5-12　給食施設で想定される事故例

喫食者に被害が及ぶ事故	• 食中毒・感染症や寄生虫付着等の衛生事故 • 食物アレルギーを有する者に対するアレルゲン物質混入の給食提供 • 誤食、誤飲による窒息。食形態の不適合による誤嚥 • 異物混入（髪の毛、ビニールテープ、虫等） • 食器の欠けやひび、破損によるけが • 誤配膳（食種、食形態、禁忌食品等） • 賞味期限切れの食品の提供
調理従事者に被害が及ぶ事故	• 業務中の事故（調理中や洗浄中の火傷、包丁やフードスライサーによる切傷、転倒・打撲等のけが、一酸化炭素中毒、ガス爆発等） • 調理従事者及び同居人の食中毒・感染症罹患
給食生産及び提供に関連する事故	• 食材料の欠配、納品遅延 • 機器・什器等の不具合や故障 • 食事オーダリングシステム端末の故障

2 …… 事故の状況把握と対応

給食施設では、一度に多数の喫食者へ食事を提供することから、事故が大規模化しやすい。また、健康被害につながる重大な事故も含まれる。

事故対策として大切なことは、的確な情報把握とそれに応じた迅速な対応である。事故発生後の不適切な対応は、被害の拡大はもちろんのこと、喫食者の不信感にもつながり、給食施設を含む組織への信用失墜や経済的損失を生じかねない。食に関するあらゆるリスクについて分析し、関連法規遵守のもと、すべての調理従事者及び関連職種が適切に行動できるような対応策を講じることが求められる。もし、事故が発生したときには、被害を最小限に食い止め、早い回復に向かうことができる対応策が重要である。

図表5-13は、食物アレルギー発症時の幼児児童生徒対応マニュアルである。このように児童生徒のみならず、保護者や関係者を含めた事故対応情報の共有、給食部門以外との情報共有・連携など関係する範囲についても検討し、想定される各々の事故に応じた最適な対応策を講じることが求められる（食中毒事故の対応は、図表5-8 ▶p.135を参照）。

日常の衛生・安全管理を含めた危機管理対策は必須であり、それは管理者、責任者といった立場だけが考えるものではない。管理栄養士・栄養士、調理師、調理員など、給食生産に関わるすべての調理従事者が意識すべきことであり、組織として取り組むことが大切である。

3 …… 災害時の給食の役割と対策

（1）災害の種類

災害には、自然災害（天災）、人為的災害（人災）、労働災害（労災）があり、単発もしくは複合的に起こる場合がある（図表5-14）。労働災害（労災）については、事業主は労災を防止するため、労働安全衛生法に基づく安全衛生管理責任を果たさなければならないとされている[3)]。

（2）災害の状況把握と対応

近年、自然災害が全国各地で相次いで発生し、被害は広範囲に及んでいる。2011（平成23）年3月11日に発生した東日本大震災では、地震と津波、浸水、地盤沈下などにより、これまでにない甚大な被害をもたらした。

自然災害は、災害の規模、場所及びその場所にいる集団、季節、時間帯のほか、都道府県、市町村によって対応が異なる。給食施設の種類により、利用者の特性も変わるため、おおむね災害発生後24時間以内（フェイズ*13）における初動体

用語解説

＊13 フェイズ
災害救護で使用される経過を表すもの。

図表 5-13　食物アレルギー発症時の対応

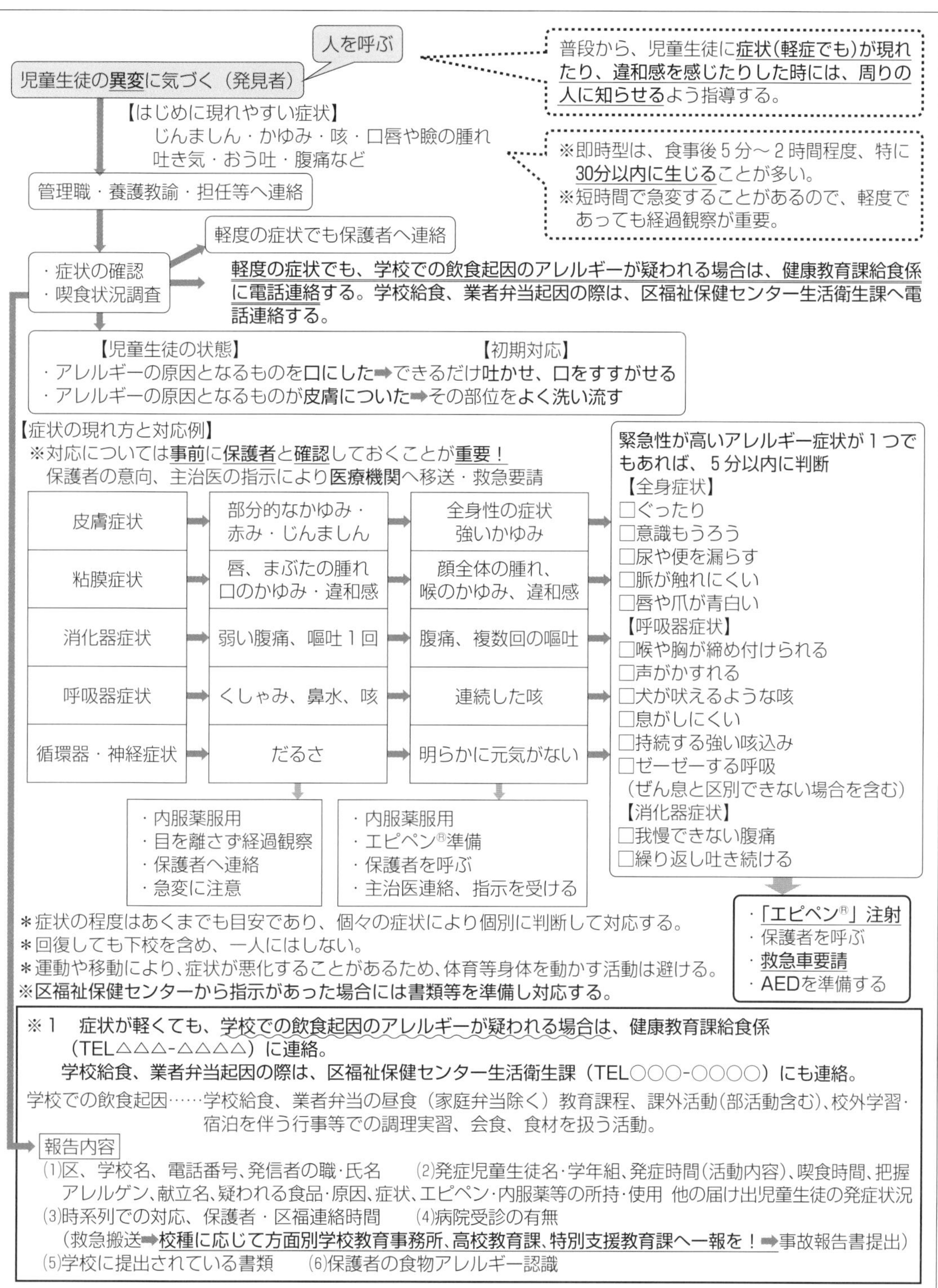

出所）横浜市教育委員会「アレルギー疾患の幼児児童生徒対応マニュアル」2011年（令和2年12月改訂）を一部改変

図表 5-14　災害の種類

自然災害 （天災）	暴風、竜巻、豪雨、豪雪、洪水、崖崩れ、土石流、高潮、地震、津波、噴火、地滑りその他の自然現象又は大規模な火事若しくはその他その及ぼす被害の程度においてこれらに類する政令で定める原因により生ずる被害をいう。（「災害対策基本法」[4] 第 2 条の 1 による定義）
人為的災害 （人災）	人の不注意や怠慢、天災時の不十分な対策により起こる災害であり、給食施設では食中毒、感染症、異物混入、怪我、ガス爆発、漏電、火災、大規模停電などが該当する。
労働災害 （労災）	労働災害とは、労働者の業務上または通勤途上の負傷・疾病・障害・死亡のことである[5]。仕事によるものは「業務災害」、通勤によるものは「通勤災害」、その他は「その他の災害」に分類される。

図表 5-15　災害直後の給食施設の対応状況（フェイズ 0 、初動体制の確立）

施設区分	災害時に予測される状況	支援方法
病院	入院患者の食事提供のほかに、けが人が多数運ばれたり、一般被災住民が避難する場合が予測され、それらに対応した食事提供が求められる。	入院患者の食事は基本的に施設の備蓄品で対応するが、それが困難な場合、市町村災害対策本部に救援物資を要請する。一般被災住民の食事は 市町村災害対策本部より救援物資を要請し、対応する。 生命維持に直結した施設であり、必要な支援がスムーズに行われているか優先で確認、調整する。
高齢者・介護福祉施設	入所者の食事提供のほかに、在宅の虚弱高齢者をショートステイで受け入れる場合があり、通常より食数が増えることが予測される。 また、一般被災住民が避難する場合もあり、それらに対応した食事提供が求められる。	入所者及びショートステイとして受け入れた人への食事は基本的に施設の備蓄品等で対応するが、これが困難な場合、市町村災害対策本部に救援物資を要請する。一般被災住民の食事は市町村災害対策本部より救援物資を要請し、対応する。 特に虚弱高齢者の受け入れ等により食数が増加する場合があるので、必要な支援がスムーズに行われているか優先的に確認、調整する。
社会福祉施設	入所者の食事提供のほかに、一般被災者に避難する場を提供する等により、食事提供が求められる可能性がある。	入所者の食事は基本的に施設の備蓄品等で対応するが、それが困難な場合、市町村災害対策本部に救援物資を要請する。一般被災住民の食事は市町村災害対策本部より救援物資を要請し、対応する。 必要な支援がスムーズに行われているか確認、調整する。
学校・児童福祉施設	休校、休園の措置がとられる場合が多い。特に学校では避難所として指定されることが多く、市町村によっては施設を利用した炊き出し等が行われる場合がある。	給食が休止となるため、要望に応じて再開に向けた指導・助言を行う。 炊き出しについては、災害対策本部、市町村栄養士等と連携を図りながら不足しがちな栄養素の補給を中心に行う。
事業所・寄宿舎	休業または営業していても市販弁当等で対応していることが予測される。	給食が休止となるため、要望に応じて再開に向けた指導・助言を行う。なお、食料確保が難しい場合は 市町村災害対策本部より救援物資を要請し、対応する。
一般給食センター	休業または営業していても一部のみ対応等の状況が想定される。	給食が休止となるため、要望に応じて再開に向けた指導・助言を行う。また、再開後、避難所の食事（弁当）を受託する場合があるので 被災住民の状況を伝える等の連携を図り、栄養確保に努める。

出所）新潟県保健福祉部「新潟県災害時栄養・食生活支援活動ガイドライン」2006年　p.48を一部改変

 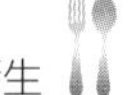

制の確立も異なってくる（図表 5-15）。また、災害発生時から想定される状況、支援活動の流れの目安及び関係機関の役割が明確になるよう、組織別に支援活動の概要を表に整理することが必要である（図表 5-16）。

災害時要支援者と呼ばれる、幼児、妊婦・授乳婦、高齢者、食物アレルギー患者、食事制限が必要な腎臓病、糖尿病、高血圧の患者などには栄養面の特別な配慮が求められる（図表 5-17）。管理栄養士・栄養士は、できるだけ早期に該当者の有無を把握し、確実な対応をとることが健康面での二次被害防止のためにも望まれる（図表 5-18）。

（３）災害時の給食の役割

災害時には建物の損壊やライフラインの遮断、食料供給機能の停止等で通常通りの給食提供が困難になる。しかし、そのような状況下にあっても給食施設は、できる限りの栄養維持･改善のために、早期に給食を提供することが求められる[6)]。「特定給食施設における栄養管理に関する指導・支援等について」（2020（令和２）年厚生労働省通知）の「別添２　特定給食施設が行う栄養管理に係る留意事項について」では、「災害発生時であっても栄養管理基準に沿った適切な栄養管理を行うため、平時から災害等発生時に備え、食料の備蓄や対応方法の整理など、体制の整備に努めること」と明記され、給食施設として喫食者の栄養改善を含めた健康管理を実践する社会的役割が示されている。

平常時より災害に対する意識づけを含めた備えと教育・訓練、備えに対する評価・確認は大切であり、いざというときに被害を最小限に抑え、給食の運営に対する妨げを防ぐ組織体制づくりが重要となる。

（４）災害時の対策

災害時対策や組織体制、施設内外の連携体制においては、災害規模や発生時の季節・時間帯など、どのような場合にでも対応可能であることが望ましい。図表 5-19 は、東日本大震災の経験をもとに作成された非常・災害時チェックリストである。このようなチェックリストを活用し、施設の機能に即した体制づくりを組織全体で行うべきである。また、給食業務を外部に委託している場合には、給食受託会社とともに綿密に調整を行ったうえで災害時（非常時）対応の体制を確立し、内容を契約書に明記することが求められる。

ライフラインの被災状況などにより、給食施設では、勤務可能である調理従事者の人数、使用可能の調理機器の有無、衛生を確保できる作業環境等、様々なことに影響が及ぶため、広い視点に立ち、あらゆる被害を想定した対策を講じる必要がある（図表 5-20）。そして、講じた対策や体制にしたがって、災害訓練を実施し、検証を行い、必要に応じて見直しを行う。

図表 5-16　想定される時系列別・組織別の概要表

区分		平常時の対策	フェイズ0 （概ね災害発生後24時間以内） 初動体制の確立	フェイズ1 （概ね災害発生後72時間以内） 緊急対策	フェイズ2 （概ね4日目から1か月まで） 応急対策	フェイズ3 （概ね1か月以降） 復旧・復興対策
想定される状況 ※1日3食提供施設			○ライフラインの寸断　○厨房設備破損により使用不可 ○食材納入ルートの遮断　○移送・他施設利用者受入等による食数の増減		○健康問題の発生	
			○非常事態時における食事提供 ○職員の出勤困難 ○外部との連絡（通信網）が遮断される	○物資の不足 ○衛生状態の悪化 ○一般被災住民の受け入れ		
想定される状況 ※1日1食提供施設			○学校、保育園は休校や休園になる場合が多い	○学校の設備等を活用した炊き出しの準備・開始	○学校の設備等を活用した炊き出し実施 ○給食再開に向けた調整	
被災給食施設 （入居施設で、1日3食提供の施設を中心に記載）		◎災害時における栄養・食生活支援活動ガイドラインに基づく状況把握と体制整備 ●施設内の体制整備 ●備蓄品等の整備 ●外部との連携の明確化	●状況把握 → 1 被害状況の把握 2 市町村対策本部設置状況の確認 3 県地域機関への連絡・相談 ●備蓄食品等を活用した食事提供 → ●支援要請 → 1 物的な支援要請 2 人的な派遣要請	1 ライフラインの復旧情報 2 破損器具の点検、修理 3 県地域機関への連絡・相談	●食事の提供 → 1 給食利用者の健康状況の把握と対応 2 通常の食事提供再開に向けた調整	●施設内マニュアルに基づく対応状況の検証 ●施設内体制や備蓄品等の検証
市町村		◎災害時における栄養・食生活支援活動ガイドラインに基づく状況把握と体制整備 ●市町村立施設の災害時体制の整備 ●地域での給食施設の支援体制の整備	●状況把握 → 1 市町村立施設（学校、保育所等） 2 その他の施設（病院、高齢者福祉施設等） ●支援要請への対応 → 1 物的な支援要請 2 人的な派遣要請 ●所管給食施設を利用した炊き出しの計画（対象：一般被災住民）	●給食施設を活用した炊き出しの準備と実施（対象：一般被災住民）	（給食再開に向けての準備） ●給食施設を活用した炊き出しの栄養管理指導	（通常給食の再開） ●被災状況及び支援要請の把握 ●給食施設支援体制の検証
県	地域機関	◎災害時における栄養・食生活支援活動ガイドラインに基づく状況把握と体制整備 ●地域機関内での支援体制の整備 ●給食施設への指導・支援 ●地域連携体制の整備	●状況把握 → ●施設の被害状況及び支援要請の把握と報告 ※優先すべき施設：病院、福祉施設等（1日3食提供する入居施設） ●支援要請への対応 → 1 物的な支援要請 2 人的な派遣要請	※左記以外の給食施設の状況把握（炊き出し計画含む） ●被災給食施設への支援 → 1 支援計画の策定 2 被災給食施設巡回 3 関係機関との連絡調整	●被災給食施設の復旧状況の把握 1 被災給食施設巡回 2 炊き出し給食施設への支援	●被災1か月後の給食実施状況の把握 ●災害時の対応の検証 ●地域の連携体制に関する会議・研修会の開催
県	本庁	◎災害時における栄養・食生活支援活動ガイドラインに基づく状況把握と体制整備 ●全県的な連携体制の整備 ●適正な食料等の備蓄の促進 ●情報収集及び発信	●状況把握 → ●被害状況及び支援要請の把握 ●関係機関との連絡調整 → 1 人的な派遣要請 2 食料等の要請		●被災給食施設の復興状況の把握	●被災1か月後の給食実施状況の把握 ●災害時対策の検証 ●地域の連携体制に関する会議・研修会の開催

注）フェイズごとの対応はあくまでも目安であり、災害の規模や地域の実情によって異なりますので、弾力的に活用してください。
出所）図表 5-15に同じ　概要表2を一部改変

図表 5-17　災害時要支援者

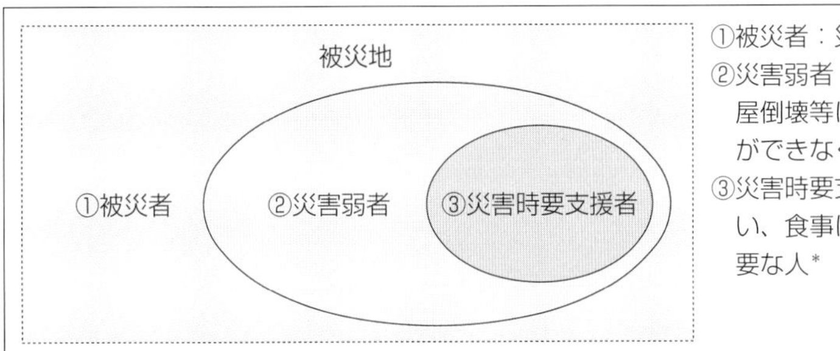

①被災者：災害に遭った人
②災害弱者：災害に遭い、家屋倒壊等により自宅で食事ができなくなった人
③災害時要支援者：災害に遭い、食事に特別な配慮が必要な人*

＊食事に特別な配慮が必要な人とは

(1) 乳幼児（ミルク、離乳食が必要な人）
(2) 高齢者のうち食べる機能が低下している人（おかゆなどが必要な人）
(3) 病気のために食事治療を受けている人（糖尿病、腎臓病、難病、アレルギーなど）

図表 5-18　災害時の食事や栄養補給の活動のながれ

フェイズ		フェイズ０ 震災発生から24時間以内	フェイズ１ 72時間以内	フェイズ２ ４日目～１ヶ月	フェイズ３ １ヶ月以降
栄養補給		高エネルギー食品の提供 ────	──────────►	たんぱく質不足への対応 ─── ビタミン、ミネラルの不足への対応 ───	──────► ──────►
被災者への対応		主食（パン類、おにぎり）を中心 水分補給 ──── ※代替食の検討 ──── ●乳幼児 ●高齢者（嚥下困難等） ●食事制限のある慢性疾患患者 糖尿病、腎臓病、心臓病 肝臓病、高血圧、アレルギー	炊き出し ──── ──── ──── 巡回栄養相談 ────	──── 弁当支給 ──── ──── ──── ──── 栄養教育（食事づくりの指導等）─── 仮説住宅入居前・入居後 被災住宅入居者	──────► ──────► ──────► ──────► ──────► ──────►
場所	炊き出し	避難所	避難所、給食施設	避難所、給食施設	避難所、給食施設
	栄養相談		避難所、被災住宅	避難所、被災住宅	避難所、被災住宅、仮説住宅

出所）国立健康・栄養研究所（現医薬基盤・健康・栄養研究所）・日本栄養士会「災害時の栄養・食生活支援マニュアル」2011年

図表 5-19　特定給食施設における非常・災害時チェックリスト

大項目		小項目　内容（要点）	点検結果	
			済	未
1 危機管理体制の強化	①非常・災害時マニュアルの作成及び見直しについて	施設全体の災害対策本部や危機管理マニュアルの中に「給食部門」が明確に位置づけられている。		
		非常・災害発生時の給食提供における流れをあらかじめ検討・決定している。		
		施設内で作成している非常･災害時マニュアル等に準じて訓練を実施した後、訓練内容、マニュアル内容を検討評価し、随時見直しをしている。		
	②連絡・指示体制	施設内連絡網を作成し職員全員（給食部門を委託している場合には委託職員も含む）に周知している。		
		食材業者やライフライン寸断時の連絡先一覧を作成している。		
		発生時間や被災状況等に応じて職員の指示系統・配備体制を検討・作成している。		
		初動時の役割分担を明確にしている。		
		給食提供意思決定の流れが、組織として決められている。		
	③施設内危機管理訓練体制	備蓄品の活用やエレベーターが使用できない場合等を想定し、施設全体で非常・災害時に給食を提供する訓練を行っている。		
		非常・災害時の食事提供に関する検討の場を設置し、定期的に開催している。		
	④関係機関等の連携	施設内だけでは困難な場合も多くあるため、平常時から地域の防災対策・災害対策やその体制を確認している。		
		市町村、保健所等外部との連携先を明確にし、必要時には迅速に支援を要請できるように日頃から連携している。		
		非常・災害時の栄養・食支援について、施設で締結されている支援協定や委託契約等があれば、予め内容を把握している。		
		緊急時に食料関係物資を入手できる可能性のある近隣のコンビニエンスストアや、製造拠点を複数有する弁当惣菜店、スーパーマーケット等の所在地を確認し、必要に応じて協定締結をしている。		
	⑤給食施設間ネットワークの構築について	近隣給食施設や系列施設の相互支援体制により、食料や人材（栄養士、調理師等）の確保を図り、非常・災害時でも通常の食事提供に近づけられる体制づくりをしている。		
	⑥給食業務を委託している場合の対応	委託業者との間で、非常・災害時の支援体制や対応等について確認し、委託契約書に明記している。		
		委託会社と代行機関の連携を確認している。		
		備蓄品の管理責任を明確化している。		
		備蓄品の保管場所は、施設内か委託会社の保管庫か等検討し、適切な場所としている。		
		施設外に備蓄品を保管している場合には、配送が速やかに行われるようにルートや配送者の確認をしている。		
		施設全体で非常・災害時に給食を提供する訓練を行う際には、委託業者のマニュアルと施設で作成している危機管理マニュアル等との整合性を確認するため、委託業者も含めて訓練を行っている。		
		訓練での不具合等を踏まえ、マニュアルの見直しをしている。		
2　被災状況の確認		非常・災害時確認項目一覧を作成している。		
		厨房内・施設内の安全点検表を作成し、給食関係者に周知している。		
3 ライフラインの確保及び復旧情報の収集	①水道が止まった場合	手洗い・手指消毒の方法を検討し、必要物品を確保している。		
		食器具・調理器具の洗浄ができない場合の代替手段を検討し、必要物品を確保している。		
		水確保のための情報をまとめている（給水車要請先、災害用井戸水の情報等）。		
		水道が再開した際には、残留塩素濃度や水の濁りやにおい等の水質点検を確認してから使用することを施設で共有している。		
	②電気・ガスが止まった場合	施設に、非常用電源があるか確認している。		
		非常・災害時に、非常用電源等を給食室でただちに使用できるかどうか確認している。		
		冷凍・冷蔵庫が使用できなくなった際の代替え手段を決め、物品を確保している。		
		加熱調理ができない場合でも提供できる食品を備蓄している。		
		熱源が使用できない場合の代替え手段を決め、必要物品を準備している。		
		厨房内照明が使えない場合の対応（代替照明等）を決めている。		
	③その他	電気、ガス、水道等の遮断時に復旧状況等を確認するため連絡先一覧を作成している。		
		調理室が使用できなくなった場合の対応を決めている（弁当の調達・別な場所での調理等）。		

4　衛生管理に関すること		非常・災害時に衛生管理の状況別対応を検討し、施設内で共有している。		
		調理済み食品について、提供後の保管のルールを検討し、必要物品を準備している。		
		食中毒予防のために利用者への注意喚起するための張り紙などを用意している。		
		ゴミ（特に生ゴミ・食事の残渣）の処理・保管方法について検討し、施設で共有している。		
		トイレの殺菌・消毒方法を検討し、必要物品を確保している。		
5　備蓄食品・物品の管理と活用	①備蓄のポイント	非常・災害時用献立に基づき、施設利用者の特性に合わせた食種（腎臓食、アレルギー食、離乳食等）や食形態（軟菜、ソフト食、ペースト食等）の食品や水を備蓄している。		
		備蓄食品は、備蓄専用品だけでなく定期的に通常の給食として提供できる食材（市販のレトルト・缶詰やＬＬ牛乳等）を含めている。		
		備蓄をしておくものは食品だけでなく使い捨ての食器、割り箸、スプーン、紙コップ、ストロー等の食事に必要なものや、トレー、コンテナ等の運ぶものについても検討し備蓄している。		
		食品を温めたり、調理するための熱源（カセットコンロ、プロパンガスボンベとコンロの一式等）やお湯を沸かすための調理に必要なやかん、鍋等を用意している。		
		備蓄食品・物品は、適切な場所（取り出しやすい場所、浸水被害を受けない場所、分散して保管する等）を施設に合わせて検討し、保管している。		
		備蓄品の保管場所は、施設内の見取り図、倉庫内のどこに何があるか等も図にするなど、施設内の誰が見ても分かるようにするとともに、施設内の全職員に周知している。		
		非常・災害時に必要な食数については、施設利用者分だけではなく、職員分、施設利用者以外の受け入れ、地域住民分などの食事提供は必要かどうかを検討した上で、必要数（人数・日数・形態等）を確保している。		
		栄養士や調理師が出勤できない場合でも、備蓄品等を活用し、誰もが食事を提供できるよう、提供時間、提供方法、備蓄場所等を施設内で共有している。		
		給食を停止した場合に備え、緊急な給食の配送や弁当の調達が可能な業者を把握し、給食や弁当の提供について内容や配送方法を決めている。		
	②備蓄食品の循環と管理	備蓄食品は、保存期限に対応して計画的に更新している。		
		備蓄品は１年に１度は見直しを行い、食料に関しては保存期限が向こう１年に満たないものを防災訓練時に提供し、備蓄内容の検討や非常食への理解へ役立てている。		
		在庫食品・物品管理表で、在庫食品・物品の名称、量、賞味・保存期限を管理している。		
		特定保健用食品やサプリメント等の調達も必要となることもあるため、日頃から、納入業者や他の流通ルートも把握している。		
6　非常・災害時献立と栄養管理	①利用者の状態確認	非常・災害時における利用者の栄養状態・食形態の確認方法を決めている。		
		非常・災害時に提供可能な食種・食形態について決めている。		
		電子データで患者情報（食事形態・禁止食品等）を管理している場合のバックアップ方法や食事提供の記録確認方法を決めている。		
		ライフラインや通常の食材流通ルートが正常に機能しない状況を想定し、状況に応じた非常・災害時用献立を作成している。		
		施設利用者の食種に対応した献立（腎臓食、アレルギー食、離乳食等）を作成している。		
		施設利用者の食形態に応じた献立（軟菜、ソフト食、ペースト食等）を作成している。		
		非常・災害時の献立を作成し、疾患によっては、エネルギー等摂取量が関係するものがあるため、栄養価計算結果を明記している。		
7	食事配膳・下膳の対応	どのようにして、誰が配膳するかを決めている。		
		どのようにして、誰が下膳するかを決めている。		

出所）宮城県保健福祉部健康推進課「特定給食施設における非常・災害時チェックリスト―東日本大震災の教訓を今後に生かすために―」2014年を一部改変

図表 5-20 非常災害時初期フローチャート（仙台市保育所の例）

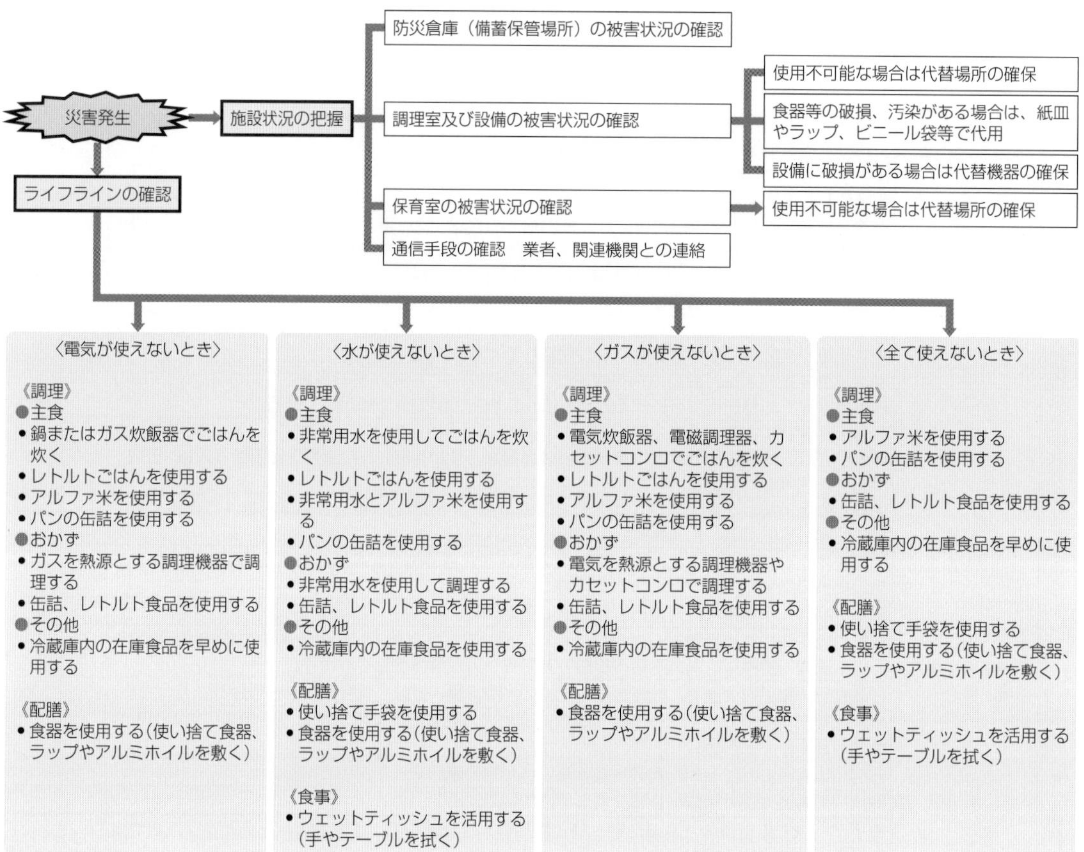

出所）仙台市保育所連合会給食会研究委員会「非常災害時における保育所給食の対応マニュアル」

4 …… 災害時のための貯蔵と献立

給食施設において、災害時への備えというとまずは非常食ということになるが、食品を食べるためには衛生的かつ安全に扱い[7]、食事から食中毒発生といった二次災害を起こさないように留意することも重要である。備蓄品の整備には、備蓄食品のほか、給食提供に必要な物品についても平常時より備えることが必要である（図表 5-21 図表 5-22）。保管場所については、可能であれば分散するとよい。施設内備蓄でまかないきれない部分は、外部からの支援を受けられる体制を整えておく[8]ことが望ましい。また、非常・災害時に、提供できる食種や食形態などを食品の備蓄状況と合わせて整理しておくことも必要である。

災害が発生した際に、規模が同じであっても発生した季節・曜日や時間帯、施設所在地及び施設の構造（耐震、免震構造の有無や築年数など）、被災状況により取るべき対策は異なってくる。2011（平成23）年3月の東日本大震災は、金曜日の午後2時46分に発生したが、多くの施設では発生時には翌週月曜日朝食分までの食材料などの納品が終了していた。そして、発生翌日に雪が降るほど気温が低かったこともあり、備蓄（非常）食ではなく、在庫食品から優先的に使用する献立を作成し、提供するケースがみられた。また、全国各地から寄せられる支援物資をもとに献立を展開し、給食を提供したケースも報告されている。災害時における献立作成のポイントを図表5-23に示したが、栄養・食事管理においても臨機応変かつ柔軟な対応が求められる。

学校は避難所、高齢者・介護福祉施設などについては、福祉避難所[*14]となる場合も多い。また、病院においては被災にともなう入院患者増や付き添い家族、職員に対しても食事を提供することも視野に入れ、備蓄品の内容、数量、保管管理を検討することが実際的であろう（図表5-24）。なお、南海トラフ地震に対する防災対策として、内閣府では「各家庭で水や食料などの備蓄を1週間以上確保」することと、備蓄の方法としてローリングストック[*15]を推奨している。これらをふまえ、各施設は、災害時対策を強化させるとともに、必要なマニュアルなどの整備や見直しを進める必要がある。

用語解説

＊14　福祉避難所
災害時に、学校や公民館などの一般避難所では生活が困難な高齢者や障害者、妊婦など、災害時に支援が必要な者（要支援者）に配慮した市町村指定の避難施設。災害対策基本法施行令に、災害対策基本法による避難所の指定基準の1つとして規定されている。

用語解説

＊15　ローリングストック（回転備蓄方式）
非常食などの物資を特別に備えるのではなく、日常的に食べている物や使っているものを少し多めに購入し、消費した分を補充していく備蓄方法。日常的に消費と購入を繰り返すことで、備蓄品の賞味期限切れや備蓄の不足を防ぐことができる。また、災害時であっても食べ慣れた食事に近づけることが可能となる。

図表5-21　災害時のための備蓄品

●食品選びのポイント
- 長期保存、常温保存可能であるもの
- 個別包装
- 調理に手間がかからないもの（ライフラインが遮断されても食べることができる）
- 持ち運びに便利であるもの
- 必要最低限のエネルギーや栄養素が確保できるもの
- それぞれの入所者の特徴に見合ったもの
- ごみが少ないもの（レトルトのようなものだとごみの減量に役立つ）
- 食べ慣れたもの

●食品以外の備蓄物品
- 水（飲用、調理用、洗浄用）：飲用として一人1日3ℓ以上を目安に確保する。
- 調理に必要な熱源：カセットコンロ、電気コンロ、薪およびドラム缶やブロック、固形燃料、マッチなど。※防火管理を徹底する。
- 衛生用品：食品用ラップ、使い捨て手袋・マスク・帽子、消毒用アルコール、ペーパータオル、ビニール袋（小袋、ごみ袋）、洗剤、スポンジなど
- 食器：使い捨て食器（割り箸やディスポーザブルの食具を含む）、配食用トレイ
- 什器：備蓄食品や代替熱源に対応できる鍋・やかん、缶切り、おたま、へら、包丁
- その他：懐中電灯（電池不要でも使用できるものやラジオ機能が付属していると情報も入手できる）、ヘッドライト付きヘルメット（調理作業中に便利）

出所）日本栄養士会「平成25年度保育科学研究保育所における災害時対応マニュアル―給食編―」2014年をもとに筆者作成

図表 5-22　非常時備蓄食品例（保育所）

非常用備蓄食品一覧〔参考〕

食品名	規格	一人当たり目安量	栄養価（一人分） エネルギー kcal	たんぱく質 g	脂質 g	ナトリウム mg	備考
アルファ米（白飯）	100g	50g	185	2.7	0.3	1.5	5年保存
アルファ米（五目ご飯）	100g	50g	186	3.8	1.2	326	5年保存
アルファ米（わかめご飯）	100g	50g	184	3.6	0.9	384	5年保存
アルファ米（白飯：しそわかめふりかけ）	5kg&ふりかけ2.5×50	50g	187	2.8	0.3	217	5年保存
アルファ米（五目ごはん）：新潟	5kg	50g	187	3.8	1.8	327	5年保存
アルファ米（えびピラフ）	77g	39g	141	2.6	0.6	467	5年保存
レトルトごはん	200g	100g	145	2.3	0	0	レトルト
パンの缶詰（オレンジ）	50g×2個	50g	182	4.4	7.2	80	缶詰
パンの缶詰（キャラメル）卵不使用	50g×2個	50g	190	3.6	8.9	80	缶詰
鶏肉うま煮缶	70g	35g	37	4.1	1.2	248	缶詰
煮込みハンバーグ	100g	50g	69	4.2	3.0	310	レトルト
さんまのかば焼缶	固形80g	40g	113	6.2	8.8	200	缶詰
さばみそ煮	150g（2切）	75g	163	12.3	11	323	レトルト
肉じゃが	130g	65g	50	2.2	1.5	201	レトルト
筑前煮	90g	45g	38	1.8	1.0	211	レトルト
ポテトツナサラダ	105g	52.5g	105	1.4	7.9	207	レトルト
さつまいものレモン煮	100g	50g	100	0.6	0.2	2	レトルト
レトルトお子さまカレー	130g	130g	116	0.4	0.5	−	レトルト
ハヤシシチュー	130g	130g	89	1.5	3.0	480	レトルト
豚汁	180g	180g	106	5.9	5.7	781	レトルト
コーンポタージュ	190g	190g	90	2.1	3.8	480	缶詰
パンプキンスープ	190g	190g	107	2.1	4.6	420	缶詰
ミネストローネ	190g	190g	64	3.0	1.9	340	缶詰
豆と野菜の和風スープ	190g	190g	52	3.2	1.5	380	缶詰
オニオンスープ	190g	190g	26	1.3	0	560	缶詰
りんご缶	固形320g	40g	30	0.1	0	7.9	缶詰
白桃缶	固形250g	50g	44	0.2	0	0	缶詰
ミックスドフルーツ缶	1950g	50g	45	0.2	0.1	0	缶詰
野菜ジュース	125g		54	0.38	0	8	紙パック
りんごジュース	125g		59	0	0	8	紙パック
100%アップルジュース	160g		72	0.2	0.2	0	スチール缶
麦茶	100g						紙パック
乾パン	100g	20g	82	1.7	1	74	
オイルスプレークラッカー		20g	98	1.7	4.5	122	
アレルギー用　レトルトお子様カレー（アレルギー用）	100g	100g	89	0.3	0.4	−	レトルト
アレルギー用　野菜あんかけ丼	50g×2	100g	42	1	0.4	544	レトルト
アレルギー用　せんべい（卵、乳不使用）	2枚入×18	15g	29	0.2	1	34.8	
アレルギー用　クッキー（卵・乳・バター不使用）	70g	20g	102	1.0	5.2	54	
アレルギー用　レトルトお子様ハヤシ（アレルギー用）	50g×2	100g	78	2	3	762	
アレルギー用　レトルトシチュー（アレルギー用）	130g	130g	72	1.2	1.8	470	

非常用備蓄食品一覧〔参考：ベビーフード〕

	食品名	規格	栄養価 エネルギー kcal	たんぱく質 g	脂質 g	ナトリウム mg	備考
	おかゆ（全がゆ）	100g	297	1.1	0.1	−	
5ヶ月〜	裏ごしおさかな	2.6g	10	0.6	0	3	フリーズドライ
	裏ごしかぼちゃ	2.4g	9	0.1	0	0	フリーズドライ
7ヶ月〜	しらすの雑炊	80g	36	1.2	0	120	
	さつまいもとかぼちゃのお粥	80g	46	0.7	0.8	128	
	和野菜の汁椀	80g	28	1.0	0	88	
	野菜と鶏そぼろのあんかけ麺	80g	32	1.4	0	116	
	クリームシチュー	80g	49	1.7	2.3	136	
	肉じゃが	100g	58	1.5	1.6	210	
8ヶ月〜	かれいとわかめの雑炊	130g	74	1.6	1.7	210	
9ヶ月〜	炊き込みご飯	80g	56	1.4	0	104	
	野菜あんかけ鯛ごはん	80g	60	1.4	0.6	88	
	たらと和野菜のうどん	80g	34	1.2	0.5	100	
	筑前煮	80g	35	0.9	1.1	120	
	豆腐ハンバーグ	80g	49	2.7	1.8	128	
	ころころチキンのコーンクリーム煮	80g	46	1.7	1.6	104	
	鮭と野菜の炊き合わせ	100g	69	5.6	1.6	308	
	野菜とレバーのうま煮	130g	97	4.3	2.7	210	
	すきやき風雑炊	130g	81	2.2	0.9	170	
10ヶ月〜	野菜とささみのうどん	130g	61	3.3	0.5	170	
12ヶ月〜	雪国まいたけごはん	90g	86	2.7	1.5	216	
	わかめとしらすのご飯	90g	86	2.0	2.2	176	
	すきやき風煮込み	80g	38	1.4	1.0	176	
	つくねとひじきのふんわり煮	80g	32	1.7	0.6	138	
	レバーと野菜のシチュー	80g	52	2.1	1.1	115	
	緑と黄色のおじや	80g×2	37	1.2	0.4	112	
	ベビー用せんべい	3.4g	13	0.1	0	98	
	ベビー用ビスケット	5g	22	0.3	0.6	14	
	ベビー用ウエハース	6.5g	32	0.4	1.7	6	
	ベビー用りんごジュース	100ml	20	0	0	0	
	フォローアップミルク（14%調乳液）	100ml	64	2.0	2.5	32	
	スキムミルク	100ml	43	4.0	0.1	68	

◎ベビーフードについて
現在市販されているベビーフードは、次の2種類に大別される。
・ウエットタイプ……レトルトパウチタイプと瓶詰タイプがあり、液状または半固形状のもの。温めずにそのまま食べることもできる。
・ドライタイプ……水や湯を加えてもとの形状にして食べるタイプで、粉末状、顆粒状、フレーク状、固形状のもの。野菜スープや果汁、クリームソースやだしなどの調味料類など。
◎フォローアップミルクについて
牛乳を加工したもので、9カ月以降の乳児から年少幼児向けの栄養補給用の調整粉乳。鉄分やビタミンなどの栄養素も加えられた栄養補給用の補助食品である。
◎スキムミルクについて
牛乳に比べて、低脂肪、低エネルギーで良質なたんぱく質、カルシウム、ビタミンB_2などが多く含まれている。飲用や料理、お菓子つくりなど幅広く活用できる食品である。
◎フォローアップミルク、スキムミルクの利用について
シチューやグラタン、スープなどの料理や、蒸しパンやケーキ類に使用することができる。
ココア等を加えて飲用として利用することもできる。

出所）宮城県保健福祉部健康推進課「特定給食施設における非常・災害時対策チェックリスト　利用の手引き」p.74、75
http://www.pref.miyagi.jp/uploaded/attachment/269099.pdf

図表 5-23　災害時における献立作成のポイント

●**献立表への栄養価の明記**
疾患によっては摂取エネルギー及び栄養素量が関係するものがあるため、献立表には栄養価を明記する。

●**食材調達を想定した献立作成**
ライフラインや通常の食材流通ルートが正常に機能しない状況を想定し、それぞれの状況に応じた非常・災害時用献立を作成する。

●**食種別・食形態別の献立作成**
施設利用者の食種（腎臓食、アレルギー食、離乳食など）、食形態（軟菜、ソフト食、ペースト食など）の応じた献立を作成しておく。

●**提供予定食器の写真・イラストの提示**
献立名、栄養量、１人分分量のほかにも提供予定食器は写真やイラストを用いて提示する。

●**食べ慣れた献立内容**
非常・災害時には、心理的な負担などから食欲不振や身体状況の変化などが起こることが想定されるため、食べ慣れた献立を組み合わせることが好ましい。

図表 5-24　非常食を使用した献立例（病院）

非常食品を使用した献立表
※ガス・ガスバーナー・ディスポ食器はC１備蓄庫にあります。

区分	食形態	１日目			
		献立名（非常食品名）	単位	可食量	保管数
朝食	飯系	白米	１パック	100 g(乾燥)	患者用150 職員用100 その他200
		つくねと野菜のスープ煮	１缶	175 g	
	粥系	おかゆ	１パック	20 g(乾燥)	患者用150
		つくねと野菜のスープ煮	１缶	175 g	
昼食	飯系	白米	１パック	100 g(乾燥)	患者用150
		チキンシチュー	１/10缶	54 g(乾燥)	職員用300
	粥系	おかゆ	１パック	20 g(乾燥)	患者用150
		チキンシチュー	１/10缶	54 g(乾燥)	
夕食	飯系	白米	１パック	100 g(乾燥)	患者用150
		味噌汁	１缶	160 g	職員用300
		さば味噌煮	１パック	150 g	
	粥系	おかゆ	１パック	20 g(乾燥)	患者用150
		味噌汁	１缶	160 g	
		さば味噌煮	１パック	150 g	
１日当たりの栄養量		飯系：エネルギー	1760 kcal	たんぱく質	58 g
		粥系：エネルギー	1130 kcal	たんぱく質	50 g

区分	食形態	2日目			
		献立名（非常食品名）	単位	可食量	保管数
朝食	飯系	白米	1パック	100 g(乾燥)	患者用150 職員用300
		味噌汁	1缶	160 g	
		肉じゃが	1パック	130 g	
	粥系	おかゆ	1パック	20 g(乾燥)	患者用150
		味噌汁	1缶	160 g	
		肉じゃが	1パック	130 g	
昼食	飯系	白米	1パック	100 g(乾燥)	患者用150 職員用300
		ベジタブルシチュー	1/10缶	44 g(乾燥)	
	粥系	おかゆ	1パック	20 g(乾燥)	患者用150
		ベジタブルシチュー	1/10缶	44 g(乾燥)	
夕食	飯系	五目ごはん	1パック	100 g(乾燥)	患者用150 職員用150 その他150
		味噌汁	1缶	160 g	
		筑前煮	1パック	90 g	
	粥系	おかゆ	1パック	20 g(乾燥)	患者用150
		味噌汁	1缶	160 g	
		鶏肉うま煮	1缶	70 g	
1日当たりの栄養量		飯系：エネルギー	1610 kcal	たんぱく質	32 g
		粥系：エネルギー	940 kcal	たんぱく質	28 g

区分	食形態	3日目			
		献立名（非常食品名）	単位	可食量	保管数
朝食	飯系	白米	1パック	100 g(乾燥)	患者用150 職員用100 その他200
		味噌汁	1缶	160 g	
		牛大和煮	1缶	70 g	
	粥系	おかゆ	1パック	20 g(乾燥)	患者用150
		味噌汁	1缶	160 g	
		鶏肉そぼろ	1缶	270 g	
昼食	飯系	白米	1パック	100 g(乾燥)	患者用150 職員用300
		ウインナーと野菜のスープ煮	1缶	130 g	
	粥系	おかゆ	1パック	20 g(乾燥)	患者用150
		ウインナーと野菜のスープ煮	1缶	130 g	
夕食	飯系	山菜ごはん	1パック	100 g(乾燥)	患者用150 職員用150 その他150
		味噌汁	1缶	160 g	
		さば味噌煮	1パック	150 g	
	粥系	おかゆ	1パック	20 g(乾燥)	患者用150
		味噌汁	1缶	160 g	
		さば味噌煮	1パック	150 g	
1日当たりの栄養量		飯系：エネルギー	1690 kcal	たんぱく質	55 g
		粥系：エネルギー	1100 kcal	たんぱく質	51 g

資料提供）公益財団法人仙台市医療センター仙台オープン病院

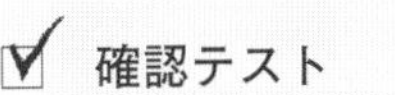

①調理1時間後に提供となるハンバーグを、68℃に設定した温蔵庫に保管した。

②施設ロビーで利用者が嘔吐したため、速やかに清掃を行い、70%のアルコールを噴霧し消毒を行った。

③貯水槽の水を使用している給食施設なので、遊離残留塩素濃度を1週間に1回検査している。

④喫食者から味噌汁に髪の毛が入っていたと指摘があったので、インシデントレポートを作成した。

⑤ノロウイルスのおそれのある食品だったので、中心温度78℃を確認後、さらに1分間加熱した。

⑥災害のための備蓄食品は、患者用として1日分を整備する。

⑦発災時のマンパワー確保のため、緊急連絡網を整備する。

⑧特定給食施設の災害後の対応手順は、すべて共通である。

【引用文献】

1）全国栄養士養成施設協会・日本栄養士会監修、韓順子・大中佳子著『サクセス管理栄養士講座　給食経営管理論』第一出版　2014年　p.160
2）松村明編『大辞林　第三版』三省堂　2006年　p.973
3）厚生労働省ホームページ「労災保険給付の概要」
https://www.mhlw.go.jp/new-info/kobetu/roudou/gyousei/rousai/040325-12.html
4）防災行政研究会編『逐条解説　災害対策基本法　第三次改訂版』ぎょうせい　2016年　p.68
5）一般社団法人安全衛生マネジメント協会「労働災害の基礎知識」
https://www.aemk.or.jp/accident/accident03.html
6）小暮真奈・遠又靖丈・周婉・佐々木公子・佐藤佳子・青柳友美・辻一郎「非常食対応マニュアルと給食提供の早期再開との関連　―東日本大震災後における仙台市認可保育所の調査―」『栄養学雑誌』第72巻第2号　2014年　p.84
7）西村一弘「災害時における被災者の栄養食事管理」『学校給食』第68巻第748号　全国学校給食会　2017年　p.35
8）須藤紀子「災害支援には管理栄養士・栄養士が必要」『臨床栄養』第128巻第3号　医歯薬出版　2016年　p.332

第6章 給食の施設・設備

章の目的

衛生的で能率的で安全な給食を提供するための一連の作業において、給食における施設・設備は、重要な基盤となる経営資源である。施設・設備の良否及びその運用方法が給食経営全体に大きな影響を及ぼす。円滑な給食の運営･経営には、施設･設備の特性や性能を知り、効果的、合理的な運用方法及び保守管理の考え方が重要である。

1 生産（調理）設計・設備設計

1 …… 施設・設備の基準と関連法規

給食の施設・設備は、給食施設全般と給食施設の種類により法的規制が設けられている（図表 6-1）。給食施設全般に関わる法規には、食品衛生法、大量調理施設衛生管理マニュアル（巻末資料 ▶p.274）などがある。

施設・設備の基準は、食品衛生法第51条で規制されており、その詳細については各都道府県が食品衛生法施行条例「営業施設の基準」によって基準を定めている（図表 6-2）。また、大量調理施設衛生管理マニュアルでは、衛生管理上の基準が設けられている。

施設・設備や衛生管理の基準以外にも、建築、関連設備、消防、環境関係などに関する法規があり、施設・設備の設計をする際には、保健所、消防署、労働基準監督署への許可申請や届出をすることが必要である。

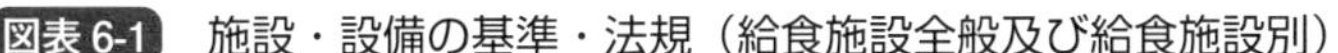

図表 6-1　施設・設備の基準・法規（給食施設全般及び給食施設別）

区分	分野	法規等	該当条項
給食施設全般	施設・設備衛生管理関係	●食品衛生法	第51条　営業施設の基準
		●食品衛生法施行条例	第３条　営業施設の基準
		●大量調理施設衛生管理マニュアル	５．その他（１）施設設備の構造 ５．その他（２）施設設備の管理
		●食品衛生法施行規則	別表第17（第66条の２の第１項関係） ２．施設の衛生管理 ３．設備等の衛生管理
		●弁当及びそうざいの衛生規範について	第４　施設・設備及びその管理
	建築及び関連施設関係	●建築基準法	第28条　居室の採光及び換気 第35条の２　特殊建築等の内装
		●建築基準法施行令	第129条の２の５　給排水 第129条の２の６　換気設備
		●換気設備の構造方法を定める件（建設省告示第2465号）	第３　調理室等に設ける換気設備
		●下水道法	
		●水道法	
	消防関係	●消防法、同施行令	
		●火災予防条例	第３条の４　厨房設備
	ガス・電気関係	●ガス事業法施行令	
		●ガスを使用する建物ごとの区分を定める件	
		●電気設備関係法令	
		●電気用品安全法	
	環境関係	●環境基本法	
		●大気汚染防止法	
		●食品循環資源の再生利用等の促進に関する法律	
		●悪臭防止法	
		●水質汚濁防止法	
給食施設別	事業所	●労働安全衛生規則	第627条　給水 第629条　食堂 第630条　食堂及び炊事場
		●事業附属寄宿舎規程	第24条　食堂 第25条　食堂及び炊事場
	学校	●学校給食法施行令	第４条　単独校調理場及び共同調理場の面積
		●学校給食実施基準	第５条　学校給食の実施に必要な施設 第６条　学校給食の実施に必要な設備
		●学校給食衛生管理基準	Ⅱ．学校給食施設・設備の整備・管理
	病院	●医療法	
		●医療法施行規則	第20条　病院の施設等の基準
		●入院時食事療養及び入院時生活療養の食事提供たる療養の基準等に係る届出に関する手続きの取扱いについて	別添　入院時食事療養及び入院時生活療養の食事の提供たる療養に係る施設基準等
		●入院時食事療養費に係る食事療養及び入院時生活療養費に係る生活療養の実施上の留意事項について	４　食堂加算（２）（３）（４）
		●病院、診療所等の業務委託について	第４の２　院外調理における衛生管理
	児童福祉施設	●児童福祉施設の設備及び運営に関する基準	第10条　衛生管理等
		●保育所における調理業務の委託について	２　調理室について
	高齢者・介護福祉施設	●養護老人ホームの設備及び運営に関する基準	第11条　設備の基準
		●特別養護老人ホームの設備及び運営に関する基準	第11条　設備の基準

図表 6-2 施設・設備の基準（東京都の例）

区分	項目	基準の内容
施設の構造	場所	清潔な場所に位置する
	建物	鉄骨、鉄筋コンクリート、石材、木造モルタル、木造造り等十分な耐久性を有する構造である
	区画	使用目的に応じて、壁、板その他の適当なものにより区画する
	面積	取扱量に応じた広さを有する
	床	タイル、コンクリート等の耐水性材料を使用し、排水がよく、かつ、清掃しやすい構造である
	内壁	床から少なくとも1mまでは耐水性材料又は厚板で腰張りし、かつ、清掃しやすい構造である
	天井	清掃しやすい構造である
	明るさ	50lx（ルクス）以上とする
	換気	ばい煙、蒸気等の排除設備を設ける
	ねずみ族、昆虫等の防除	ねずみ族、昆虫等の防除のための設備を設ける
	洗浄設備	原材料、食品、器具及び容器類を洗浄するのに便利で、かつ、十分な大きさの流水式の洗浄設備並びに従事者専用の流水受槽式手洗い設備及び手指の消毒装置を設ける
	更衣室	従事者の数に応じた清潔な更衣室又は更衣箱を作業場外に設ける
食品取扱設備	器具等の整備	取扱量に応じた数の機械器具及び容器包装を備え、衛生的に使用できるものとする
	器具等の配置	固定され、又は移動し難い機械器具等は、作業に便利で、かつ、清掃及び洗浄をしやすい位置に配置されている
	保管設備	取扱量に応じた原材料、食品、添加物並びに器具及び容器包装を衛生的に保管することができる設備を設ける
	器具等の材質	食品に直接接触する機械器具等は、耐水性で洗浄しやすく熱湯、蒸気又は殺菌剤等で消毒が可能なものである
	運搬具	必要に応じ、防虫、防じん及び保冷の装置のある清潔な食品運搬具を備える
	計器類	冷蔵、殺菌、加熱、圧搾等の設備には、見やすい箇所に温度計及び圧力計を備える。また、必要に応じて計量器を備える
給水及び汚物処理	給水設備	水道水又は国公立衛生試験機関もしくは事業者が行う検査において飲用適と認められた水を豊富に供給することができるものである。貯水槽を使用する場合は、衛生上支障のない構造である
	便所	作業場に影響のない位置及び構造とし、従事者に応じた数を設け、使用に便利なもので、ねずみ族、昆虫等の侵入を防止する設備を設ける。また、専用の流水受槽式手洗い設備及び手指の消毒装置を設ける
	清掃器具の格納設備	作業場専用の清掃器具と格納設備を設ける

出所）食品衛生法施行条例第3条別表第二をもとに作成

2 …… 給食施設の概要

（1）給食施設・設備計画のポイント

実際の施設・設備計画は、厨房設計者が提案した原案をもとに、依頼者側及び建設会社との合意、調整によって決定されるのが一般的である。施設・設備計画の流れは図表 6-3に示す通りである。近年、依頼者側のメンバーの一員として、管理栄養士が施設・設備計画に携わることが求められている。

（2）給食施設の位置、面積、形態

❶給食施設の位置

給食施設は、熱源を使用し、食材から料理へと生産・提供する場である。また、生産工程にともない、廃棄物が排出される特徴がある。そのため、給食施設の設置場所は、効率性、衛生・安全性及び環境に考慮し、以下のような条件を満たすことが求められる（図表 6-4）。

図表 6-3　厨房設備工事の流れ―厨房計画から引き渡しまで―

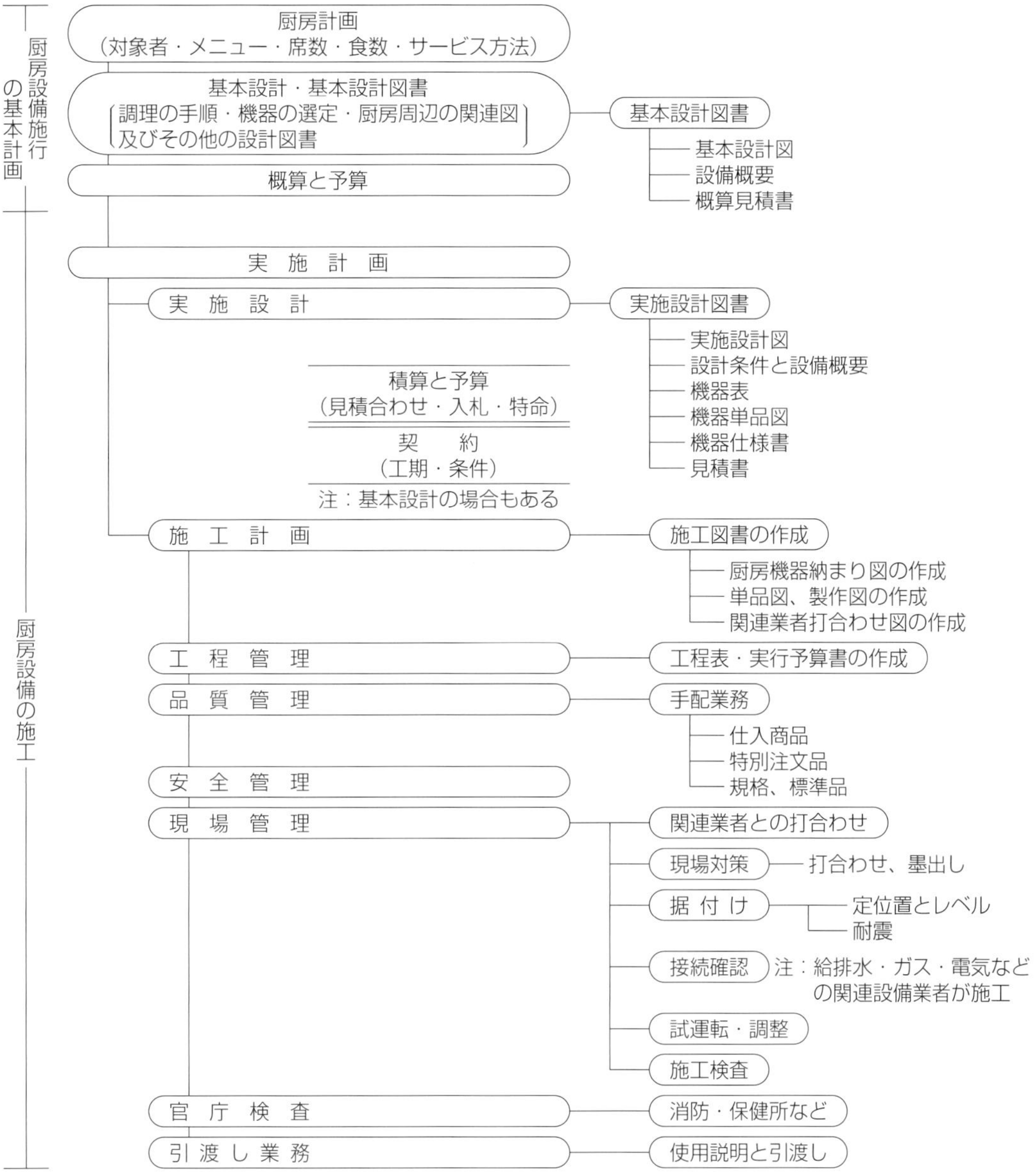

出所）教材検討委員会監修『厨房設備工学入門　第 8 版』日本厨房工業会　2019年　p. 4

❷調理施設の面積

調理施設の面積は、食数、給食形態、配膳方式、メニューの種類数などを加味して適当な広さとなるように検討する。近年は、衛生管理のための保管設備の増大やメニューの多様化による設備拡充により、拡張される一方で、高性能の厨房機器の導入や効率的な給食システムの導入により、縮小化の傾向もある。調理施

用語解説

＊1　イニシャルコスト

機械・設備の導入費など、当初にかかる費用。初期費用。初期投資。

用語解説

＊2　ランニングコスト

設備や装置などを維持していくための経費。消耗品費や維持費など。

設が広すぎる場合は、作業効率の低下やイニシャルコスト＊1、ランニングコスト＊2の上昇がみられる。狭すぎる場合には、機器設置のスペースの確保が困難になるほか、けが、事故の可能性が高まる。

調理施設の面積を決定する方法には、調理機器の床占有面積から算出する方法や概算値を使って算出する方法などがある。調理機器の床占有面積から算出する場合には、以下の式により、床面に配置される機器表の面積の合計に作業スペースを加味して厨房面積を算出する。また、概算値から面積を決定する場合には、統計的数値（図表 6-5）や経験値などから算出する。

主厨房面積（m^2）＝各調理機器の床占有面積（m^2）×係数＊（飯野方式）
＊係数：大規模厨房の場合2.5以上、小規模厨房の場合3.0以上

❸調理施設の形態

調理施設の形態は、作業動線や作業スペースを考慮すると、長方形で、アスペクト比（短辺と長辺との比率）1：1.5から2が能率的である。調理室と食堂を

図表 6-4　位置決定の条件

効率性	•食材の運搬（食材の搬入、厨芥の搬出）に便利である •給排水が容易である •料理の運搬（配膳・下膳）に便利である
衛生性	•カビなどの発生が少なく不潔になりにくい位置 •害虫やねずみ等の侵入がない位置
安全性	•震災時に揺れが少なく、避難しやすい位置
環境	•採光がよく、明るい位置 •利用者の往来に便利な位置（食堂隣接の場合） •騒音、油煙、臭気などの他部署や周辺への影響が少ない位置

図表 6-5　厨房面積の概算値

厨房の名称	条件	厨房面積	事務室・厚生施設 機械電気室・車庫など
学校給食＊ 単独校調理場 共同調理場	 児童数901～1,200人の場合 児童数10,001人の場合	 0.191 m^2／児童1人 0.176 m^2／児童1人	 0.03～0.04 m^2／児童1人 0.05～0.06 m^2／児童1人
病院	500ベッド以上の場合 50～100ベッド内外の場合	1.3～1.4 m^2／ベッド当たり 1.75～2.35 m^2／ベッド当たり	0.27～0.3 m^2／ベッド当たり
集団給食	回転率1回の場合 喫食者100人の場合 喫食者1,000人の場合	全体面積(厨房＋食堂)×1／3～1／4 0.35 m^2／喫食者1人 0.25 m^2／喫食者1人	
寮		0.3 m^2／寮生1人	3.0～4.0 m^2／従業員1人 （機械電気室・車庫含まず）

注）＊ドライシステム、炊飯施設を含む。
出所）図表 6-3 に同じ　pp.126-127を一部改変

隣接する場合は、提供サービス方法や喫食者の動線を考慮する。

(3) 調理施設の内装と関連設備

❶内装：ドライシステム

ドライシステムとは、調理室内の床を乾いた状態で使用し、ドライ化による微生物繁殖の抑制と作業環境の改善にともなう作業員の作業能率向上を目的とした衛生管理システムである。単に建築や厨房設備のハード面での整備がドライ化に適合しているだけではなく、調理作業員の管理運営手法（ソフト面）も備えた総合的なシステムをさす。大量調理施設衛生管理マニュアルでは、ドライシステム化を積極的に図ることが望ましいと示されている。ウエットシステムでは、調理作業時も床が水で濡れた状態で使用する。

ドライシステムには、次のような利点がある。

- 湿度の低下により、細菌・カビの繁殖を抑制し、衛生環境が保たれる。
- ゴム製の長靴、エプロンの重装備の必要性が低く、短靴の軽装で作業ができるため、調理従事者の疲労度が軽減する。動きやすく、作業の粗雑化や作業事故の防止につながる。
- 床が濡れていないため、滑ることによる転倒の危険性が低くなる。
- 機器は、床からの跳ね水や直接水をかけることが少なくなるため、耐久性が向上し、保守・メンテナンス経費が軽減できる。
- ウエットシステムと比較し、水の使用量が削減できる。

❷床

床材は、防滑性、耐摩耗性、耐熱水性、耐衝撃性、耐久性を有し、衛生的で安全かつ快適性に優れた床材が望ましい。一般的に、床仕上げ材には、長尺シート（図表 6-6）、塗床材（合成樹脂系、無機系）、磁器タイル、モルタルなどがされている。構造上、次の点に留意する。

- **勾配**：床面で使用した水が排水溝へ容易に流れ落ちるよう、床面の勾配は100分の 2 程度、排水溝の勾配は100分の 2 から 4 程度設けることが示されている（大量調理施設衛生管理マニュアル）。過度な勾配は、疲労度が増し、機器の高さ調節が難しくなる。
- **厨房機器の設置**：清掃性向上のため、機器は、コンクリートベース工法[*3]、あるいは、ウォールマウント工法[*4]を導入する。機器下の床面を清潔に保ちやすい。
- **水返し**：パススルー仕様の厨房機器（例：冷蔵庫 ▶p.174）を設置して区画する場合、機器の下に空間があると、汚染作業区域側の床の水やゴミが非汚染作業区域の床へ侵入する。コンクリートベース工法を導入するか、機器下の床に高さ100 mmの水返しを施工する[*5]。

＊3　コンクリートベース工法
コンクリート製の台の上に機器を載せる設置方法。

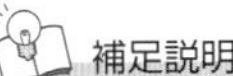

＊4　ウォールマウント工法
機器の脚部をなくし、機器本来を壁面からの支持金物に固定させて壁掛け式に設置する施工方法。

補足説明

＊5　パススルー仕様の厨房機器に施工された水返しの断面図は以下のとおりである。

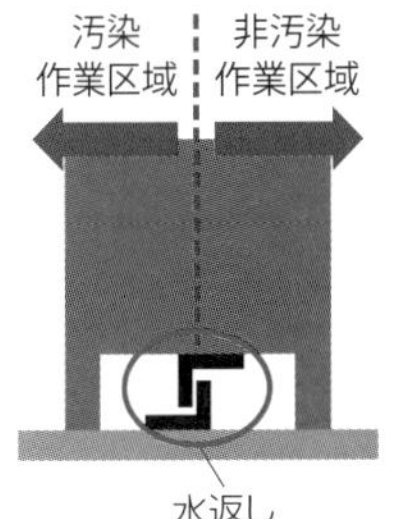

図表 6-6　長尺シート（特殊防滑性シート）

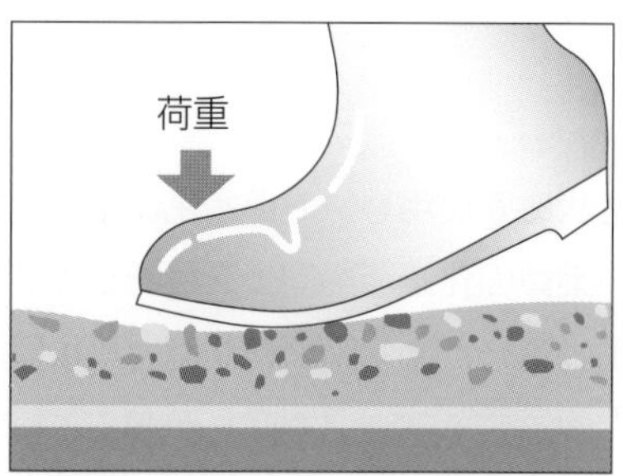

荷重がかかると表面の層が沈み込み、シート中に練り込まれた防滑用骨材が表面に露出し、防滑性を生む。

図表 6-7　内壁と床面の境界

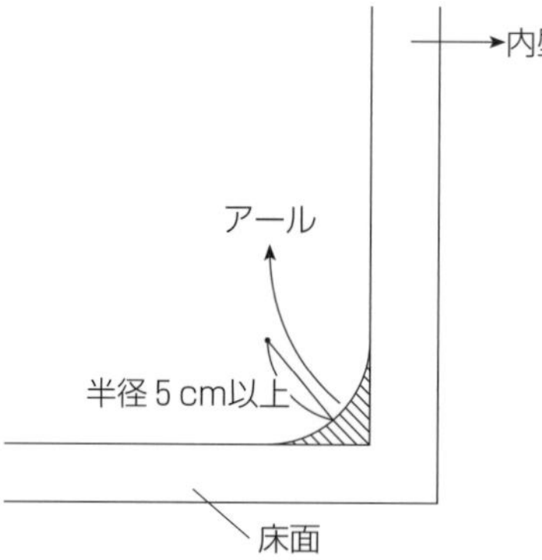

内壁
アール
半径 5 cm以上
床面

出所）図表 6 - 3 に同じ　p.233

❸壁、天井、窓、出入口

●壁

食品衛生法関連法規では、内壁は、明色なものとし、床面から 1 m以上の高さまでは耐水性、耐熱性、耐酸性の材料を用いることが示されている。内壁と床面の境界には、清掃が容易に行えるよう、半径50 mm以上のアールをつける（図表 6-7）。

●天井

調理室では火を使用し、さらに油煙を含んだ埃（ほこり）などが天井等に付着するため、パイプやダクトが天井裏に内蔵された二重天井が望ましい。二重天井の材質は、耐熱性及び清掃性に優れたものがよい。排気フードの設置や労働環境に配慮し、床から二重天井までの高さは2, 400 mm以上必要である。

●窓

採光を目的として設けられるが、窓位置よりも高い厨房機器を設置して光を遮らないようにする。開放して外気を入れることは避けたほうがよいが、開放する場合は網戸（網目の格子幅1. 5 mm以下）を設け、ハエや害虫の侵入を防止する。

●出入口

外部への移動用と内部間の移動用に分けられるが、外部との出入口には網戸をつける。衛生上及び作業効率上、出入口は自動開閉式扉やエアカーテン、エアシャワーを設置する。

❹給排水設備

●給水設備

適切な水質、給水量、水圧の確保が必要である。また、断水や停電などの非常事態の対策も考慮しておく。給水方式は、水道直結方式と受水槽貯水方式に大別されるが、近年は受水槽不要の水道直結方式に増圧ポンプを取りつけた水道直結増圧方式が増加している。

- **水質**：水質基準は水道法により定められている。
- **給水量**：使用機器の給水量、水栓の径と数、単位時間当たりの使用量、同時使用率により使用水量を予測する。
- **水圧**：必要最低圧力は、一般水栓で0.03 MPa、シャワーで0.07 MPa、水圧洗米機で0.1 MPaである。圧力が低すぎる場合は機器の不作動、高すぎる場合は、ウォーターハンマー現象により配管の損傷、摩耗の原因となる。
- **水栓・蛇口**：水栓は、調理用・飲用・洗浄用と清掃用は別に設ける。衛生面、利便性及び節水の観点から、センサー式自動水栓が多く導入されている。ほかには、レバーハンドル、足踏み式などがある。

●給湯設備

給湯設備は、水を加熱するため、熱源機器や配管の熱膨張と収縮に対する安全措置が図られている。給湯方式は、中央方式と局所方式に分けられる。中央方式は、大規模な病院などで採用され、大容量のボイラーと貯湯タンクを設置し、往湯管及び返湯管による循環給湯を行う。局所方式は、調理室内または隣接地に小型貯湯式ボイラーや瞬間湯沸器を設置して給湯する。

- **給湯量**：湯使用機器の給水量、給湯温度、同時使用率で計算する。水と湯の混合水栓を使用する場合、水と湯の使用比率は、給水と給湯の温度及び使用温度、給湯量によって比例配分する。
- **温度**：一般に使用温度は50℃以下であるが、給湯温度は使用温度よりやや高めの60℃で供給する。食器洗浄機では、80℃以上の温度を必要とするため、専用の再加熱用ブースターや高温度の貯湯タンクを設ける。

●排水設備

調理室からの排水には、油脂・食品残渣・洗剤等（雑排水）が含まれる。衛生的に施設外へ排出するために**グリス阻集器**（**グリストラップ**）を設ける必要がある（図表6-8）。調理施設からの排水は、水質汚濁防止法、下水道法が適用され、届出・報告義務がある。

食器洗浄機や冷蔵庫等の機器からの排水方法は、他の排水系統へ直結させずに、いったん管外に開放して水受け容器で受けてから排水を処理する**間接排水**としなければならない（図表6-9）。これは、排水の逆流、下水からの有毒ガスや害虫の浸入を防止するためであり、機器と排水管を直結せず排水口空間を設ける。排水溝の設計には、次の点に留意する。

- 排水溝は必要最小限とし、機器排水溝と床洗浄用排水溝の2系統を設け、水蒸気の室内滞留を少なくする。
- 逆流や排水詰まりがないように、管の太さや勾配（100分の2から4程度）に配慮する。
- 排水溝の幅は、清掃用具（デッキブラシ）が入るよう20 cm以上が望ましい。

図表 6-8　グリス阻集器（グリストラップ）

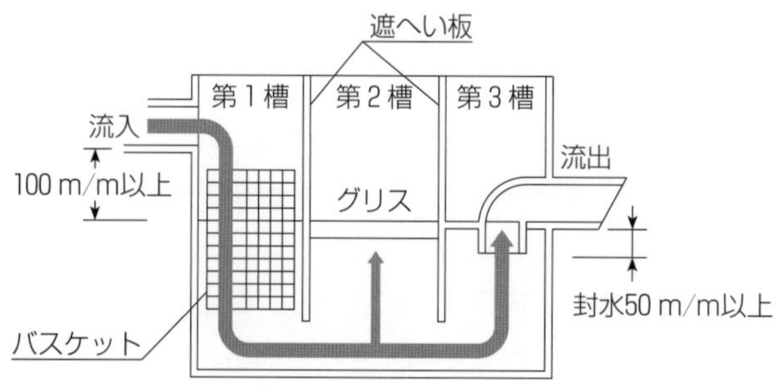

出所）図表 6 - 3 に同じ　p.431

図表 6-9　間接排水

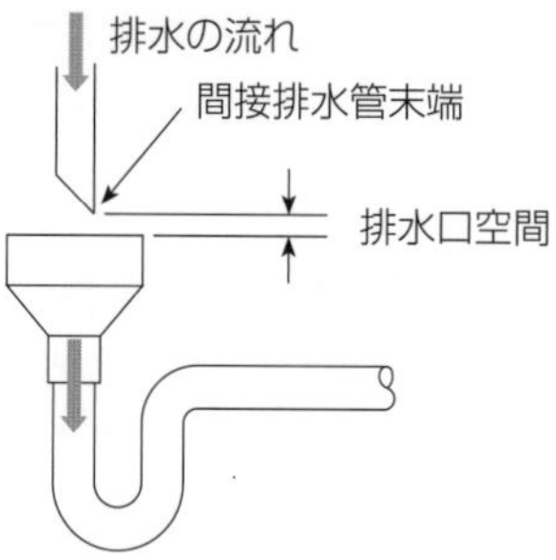

排水の流れ
間接排水管末端
排水口空間

- 排水溝の末端には、そ族・昆虫の侵入防止用に網かごを設ける。下処理や食器洗浄などで水の使用量が多い場所には、機器用排水溝を設け、グレーチングを使用する。

❺熱源・電気・照明設備

●ガス設備

ガスは、比較的安価で、火力調節が容易で取り扱いも簡便であることなどから、熱源として広く活用されている。ガスは、都市ガスと液化石油ガス（LPG：Liquefied Petroleum Gas）に大別され、都市ガスは比重約0. 6から0. 7、液化石油ガスは比重約1. 5から1. 8である。ガス漏れ感知器の設置位置は、空気より比重が小さい都市ガス用は天井面近く（天井面から30 cm以内かつガス機器から水平距離 8 m以内の場所）に、空気より比重が大きい液化石油ガス用は、床面の近く（床面から30 cm以内かつガス機器から水平距離が 4 m以内の場所）に設置する。ガスは消防法により、換気装置、ガス漏れ及びガス爆発防止の安全装置の設置が必要である。

●電気設備

調理室では電熱利用による加熱機器類と電動機利用による冷却機器、空調設備、搬送設備などがある。厨房機器の使用する供給電気方式は、コンセント接続で使用する小型機器では単相100 V、単相200 V、電磁調理器や大型炊飯器などでは 3 相200 Vが採用されている。コンセントの設置位置は、跳ね水防止に注意し、床上60 cm以上の設置が望ましい。また、水気付近に設置が必要な場合は、防水型コンセントを使用する。

●照明設備

給食施設内では、調理者が作業する環境で使用される一般照明のほかに、調理室内の殺菌を行うための殺菌灯がある。一般照明では、調理従事者の安全性や作業効率に影響するため、作業に適した照度を確保する。JIS（日本工業規格）において、場所別に推奨照度が定められている（図表 6-10）。照明器具は、天井埋

図表 6-10　照度基準（JIS Z 9110）

用途	適用場所	推奨照度Em（lx）
事務所	食堂 喫茶室 調理室	300 200 500
学校	食堂 給食室 厨房	300 300 500
保健医療施設	食堂 配膳室	300 300
宿泊施設	調理室 宴会場 食堂	500 200 300
食堂、レストラン、軽飲食店	サンプルケース 調理室 食卓	750 500 500

出所）日本工業規格照明基準総則（JIS Z 9110）　1958年制定、2011年改正

め込み式など、埃（ほこり）がつきにくい形態がよい。殺菌灯は、紫外線を利用して空気殺菌を行うものである。調理室内に殺菌灯を設置する場合、一般照明が切れているときに殺菌灯が点灯する切り替えスイッチを用い、人体に当たらないようにするとよい。殺菌灯は連続点灯約3, 000時間から4, 000時間（約 6 か月）が寿命の目安とされており、寿命が近づくと紫外線の量が減少し、殺菌効果も減少するため、定期的に交換する。

❻空調設備

空調設備とは、調理室内の温度・湿度・気流・空気清浄などを適切な状態に調整するための空気調和（空調）設備のことである。調理室内は高温多湿になりやすいため、衛生面や調理従事者の疲労低減などを考慮し、適切な空調設備を設置する必要がある。大量調理施設衛生管理マニュアルでは、室温25℃以下、湿度80%以下を保つことが望ましいと示されている。

❼換気設備

換気設備とは、調理室内の空気を入れ替えるための給気設備と排気設備である。調理室内の二酸化炭素、水蒸気、煙、臭気などを排出するためには、機械換気が用いられている。機械換気は 3 種に分類されるが、衛生管理が重要な調理施設や地下などで外気の給気が困難な場合は、給気・排気とも機械換気の第 1 種換気方式が望ましい（図表 6-11）。汚染作業区域から非汚染作業区域へ空気が流れないように換気システムを整備する。

換気設備には、排気フード、排気ダクト、フィルター、ファンなどがあり、建築基準法により、排気フードの形態や必要換気回数が規定されている。排気中に含まれる油脂分の除去には、消防法令で定められたグリス除去装置であるグリス

図表 6-11　換気方式の種類

換気方式	給気	排気	室内圧	設備例
第 1 種換気	機械	機械	正及び負圧 どちらも可能	本格的な換気空調設備
第 2 種換気	機械	自然	正圧	クリーンルーム、 病院手術室等の換気設備
第 3 種換気	自然	機械	負圧	工場、浴場、厨房等の換気設備

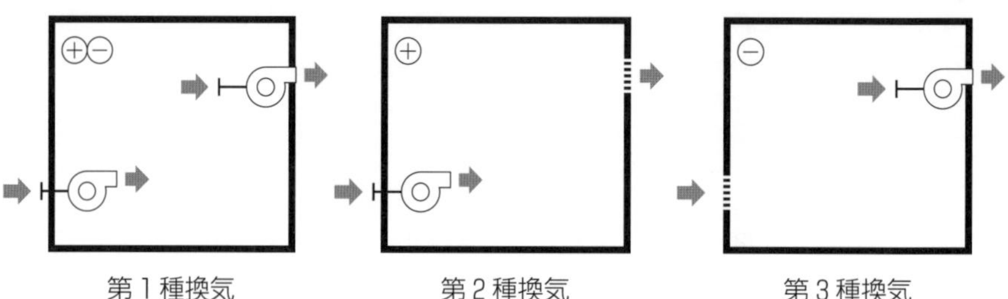

図表 6-12　フード換気及び換気天井システム

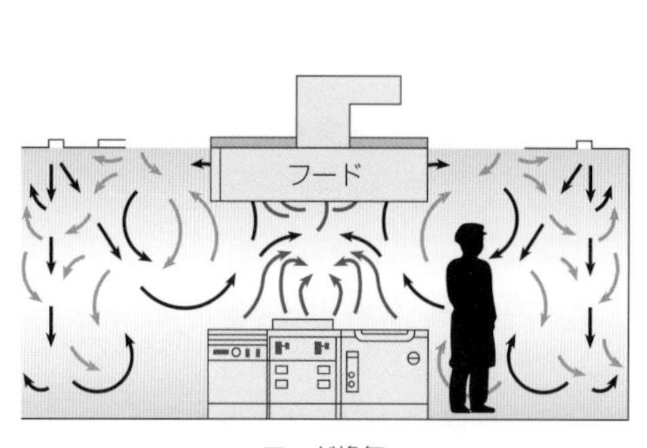

フード換気

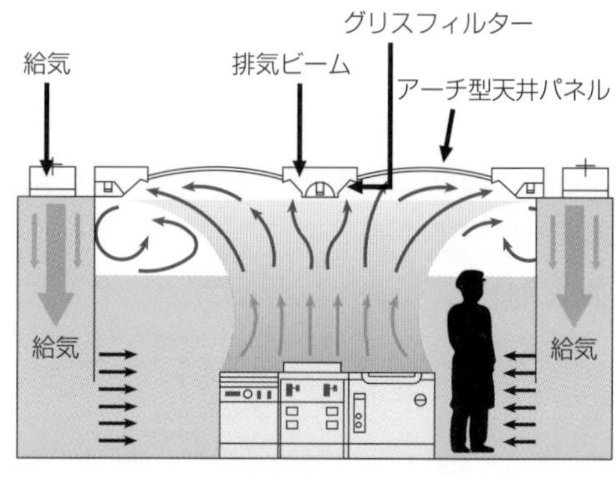

天井全体で換気するシステム

フィルター、グリスセパレーター及びグリスエクストラクタを設置する。天井全体で換気するシステムの設置では、熱せられた排気と給気の入り乱れが少なく、換気が効率的である（図表 6-12）。また、天井からのフードがないため、見通しのよい作業空間となる。

❽厨芥処理設備

2000（平成12）年に食品リサイクル法*6が施行され、食品循環資源（生ごみ）の再生利用、発生の抑制、減量を主眼とした事項が定められた。2007（平成19）年の一部改正では、食品関連事業者への指導が強化された。生ゴミの処理方法は、自社で処理する方法とリサイクル業者の引き取り方法がある。生ゴミ処理機は、乾燥型、堆肥（コンポスト）型、分解消滅型、炭素型などがある。

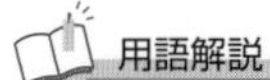

＊6　食品リサイクル法
正式名称「食品循環資源の再生利用等の促進に関する法律」。食品循環資源（生ごみ）の再生利用や食品廃棄物等の発生の抑制・減量を主眼としてその基本事項を定めた法律。

3 …… 大量調理機器の種類と機能（生産能力）

（１）調理機器の種類と用途

特定給食施設などにおける大量調理で用いられている主要な調理機器は、作業内容別に図表 6-13のように分類される。

❶機器の選定

機器は、以下の点を考慮して選定する。

①生産システムや配食・配膳システム

クックチルシステムの場合は、チルド保管のスペースを確保する必要がある。

②調理作業時間

機器の時間当たりの処理能力や容量などにより台数を検討する。

③作業上の衛生、安全性、耐久性、メンテナンス性

❷機器の材質と基準

調理室内の機器類に用いられる材質は、ステンレス鋼（ステンレススチール）が多く、その他、アルミニウム、鉄鋼類が用いられている（図表 6-14）。

食品設備機器（板金製品、熱機器、冷蔵庫・冷凍庫、食品加工機器、サービス機器、食器洗浄機）には、一般社団法人日本厨房工業会（JFEA）によって、材料、構造、強度、性能、取り扱い及び表示に関する基準が定められている。基準に適合していると判断された製品にはラベル*7が貼付される。

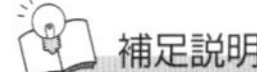

＊７　日本厨房工業会基準適合品ラベル

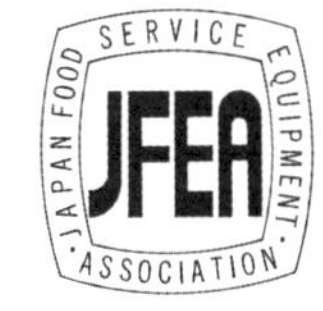

業務用厨房設備機器
基準適合

出所）教材検討委員会監修『厨房設備工学入門　第８版』日本厨房工業会　2019年　p.409

（２）食器・什器の種類と用途

食器の種類には、器類（皿、椀、丼、カップなど）、カトラリー類（箸、ナイフ、フォークなど）、トレイなどがあるが、各施設の供食形態、メニュー、料理形態によって適切なものが異なる。使用する食器の良し悪しによって食事のイメージが大きく左右されるため、給食の目的によって機能性、安全性、収納性、作業性、喫食上の感触の観点などから十分に検討する。食器の枚数は、提供食数の20%から30%の余裕を見込んで保有するとよい。什器とは、計量、切さい、攪拌（かくはん）、ろ過、加熱調理、盛りつけなどで使うもの（レードルやトングなどの小器具）や容器などの調理用具であるが、作業区域別に必要な数量を設置する。

食器の材質は、メラミン樹脂などの合成樹脂（プラスチック）製食器が多く用いられているが、熱硬化性と熱可塑性に大別され、それぞれの特性に応じた用途に使用される（図表 6-15 図表 6-16）。合成樹脂（プラスチック）製食器は、JIS規格や衛生試験に合格した製品を選ぶとよい。

図表 6-13　作業区分別の調理機器一覧

調理工程	作業内容									機器名称
下処理	切さい機器									1　合成調理機
										2　フードカッター
	皮むき機									3　球根皮むき機（ピーラー）
	洗米機									4　水圧式洗米機
										5　全自動洗米機
	脱水機									6　野菜脱水機
主調理	加熱調理機器	煮	茹	焼	炒	蒸	揚	炊飯	加圧	
		○	○	△	○		△	△		7　回転釜
		○	△	○	○		△			8　ティルティングパン（ブレージングパン、平底回転釜）
		○	△							9　スチームケトル（蒸気式煮炊釜）
				○						10　ジェットオーブン
		○	○	○	○	○	○	○		11　スチームコンベクションオーブン
		○	○			○				12　アクアガスオーブン
		○	○	○	○		○	○	○	13　多機能加熱調理機器（バリオクッキングセンター）
							○			14　フライヤー
							○			15　連続フライヤー
								○		16　縦型炊飯器（立体炊飯器）
								○		17　連続炊飯器
	レンジ類									18　ガス（電気）レンジ
										19　ローレンジ
	真空包装									20　真空包装機
冷却	冷却機器									21　ブラストチラー
										22　タンブルチラー
										23　真空冷却機
低温	低温機器（冷蔵庫・冷凍庫）									24　冷蔵庫（カートイン（ロールイン）タイプ）
										25　冷蔵庫（ウォークインタイプ）
										26　冷蔵庫・冷凍庫（リーチインタイプ）
										27　パススルー冷蔵庫
										28　冷蔵庫（ショーケースタイプ）
										29　コールドテーブル
保温	保温機器									30　ウォーマーテーブル
										31　温蔵庫
洗浄・消毒	食器洗浄機									32　ドア（ボックス）型食器洗浄機
										33　連続食器洗浄機
	消毒機器									34　食器消毒保管庫
										35　包丁まな板殺菌庫
配膳サービス	配膳機器									36　冷温（蔵）配膳車
										37　適温カート
										38　再加熱カート
	ディスペンサー類									39　食器ディスペンサー
										40　トレイディスペンサー

注）○：適、△：やや適

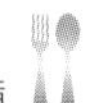

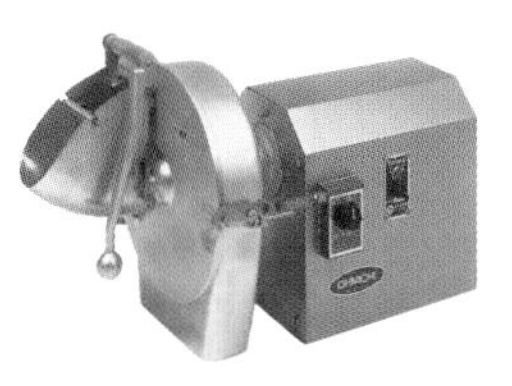

1　合成調理機

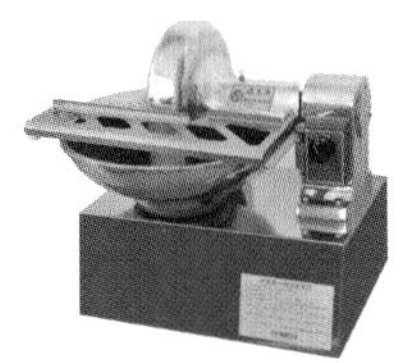

2　フードカッター

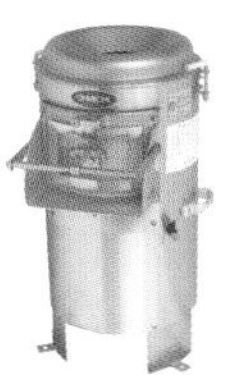

3　球根皮むき機（ピーラー）

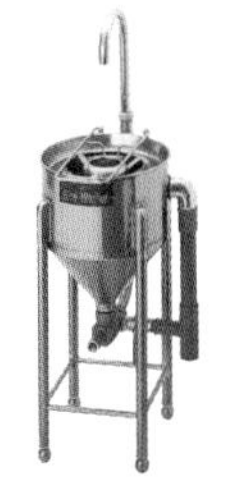

4　水圧式洗米機

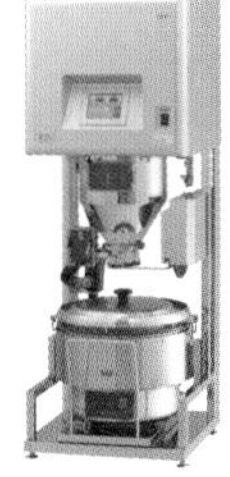

5　全自動洗米機

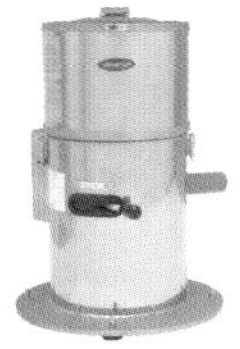

6　野菜脱水機

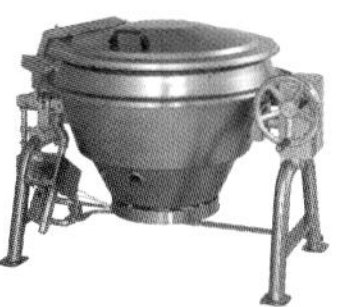

7　回転釜

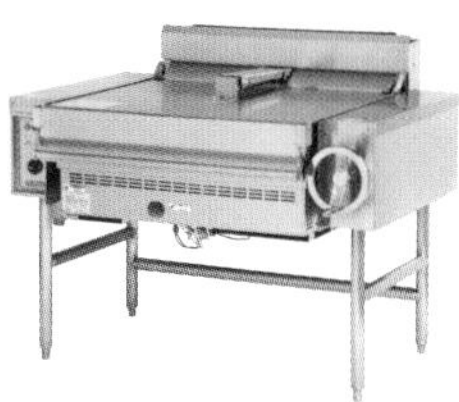

8　ティルティングパン（ブレージングパン、平底回転釜）

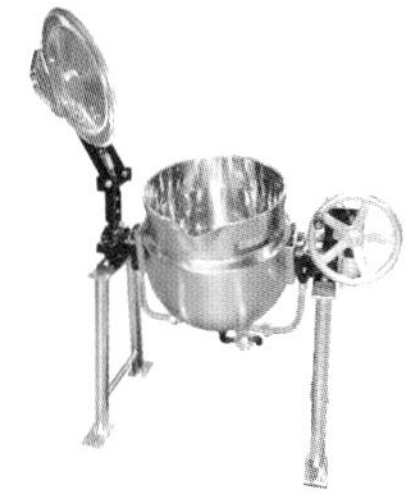

9　スチームケトル（蒸気式煮炊釜）

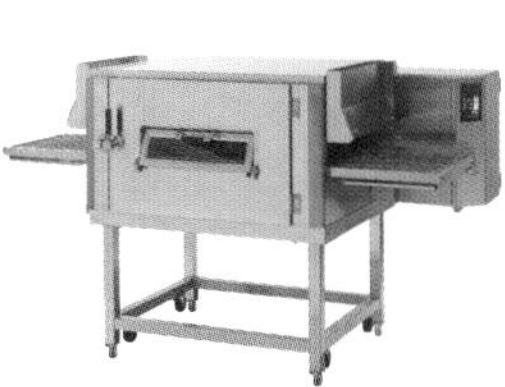

10　ジェットオーブン

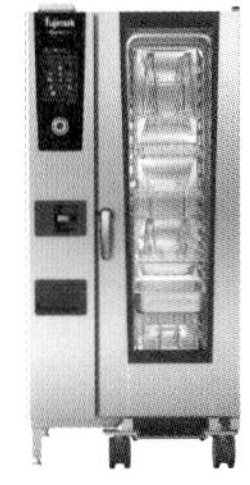

11　スチームコンベクションオーブン

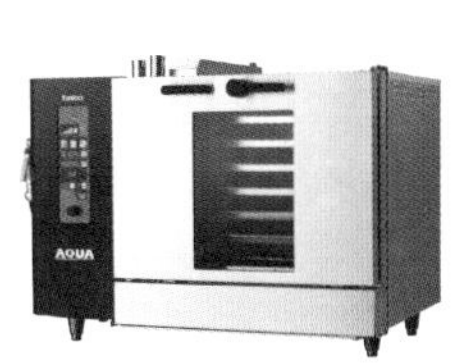

12　アクアガスオーブン

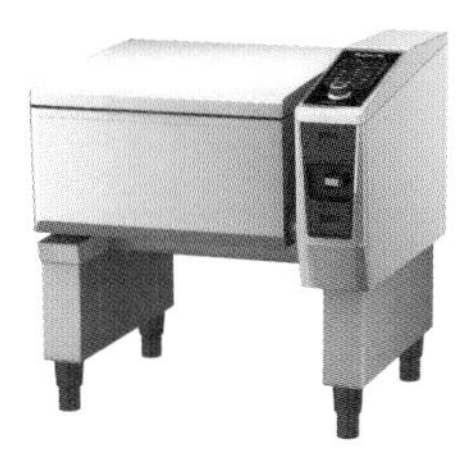

13　多機能加熱調理機器（バリオシリーズ）

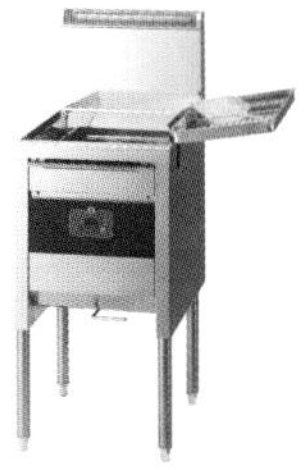

14　フライヤー

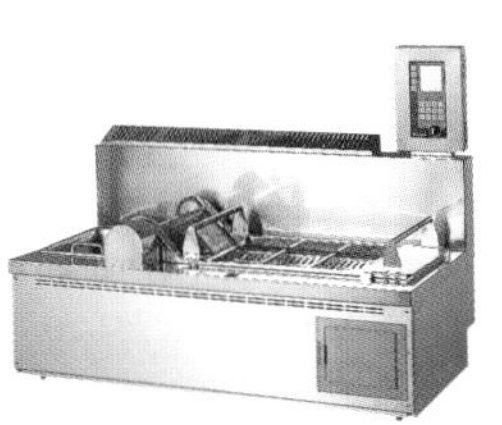

15　連続フライヤー

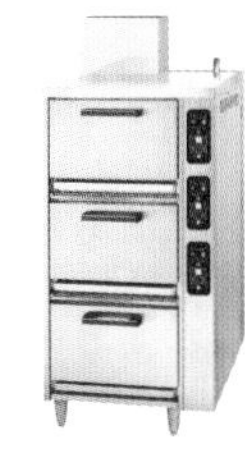

16　縦型炊飯器（立体炊飯器）

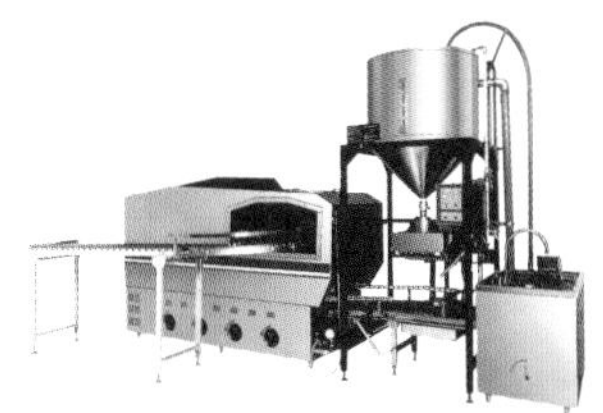

17　連続炊飯器

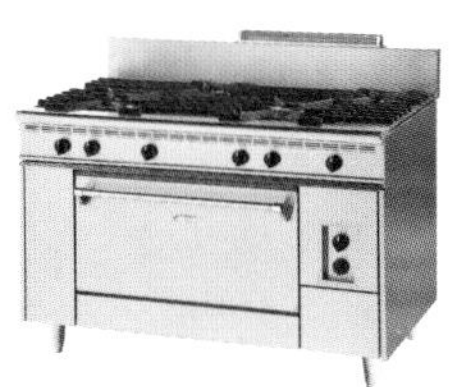

18　ガス（電気）レンジ

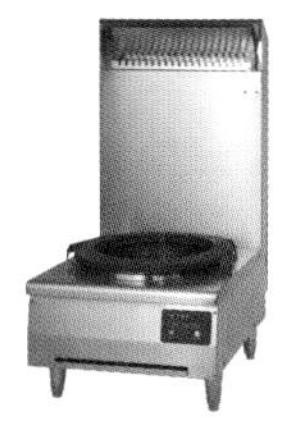

19　ローレンジ

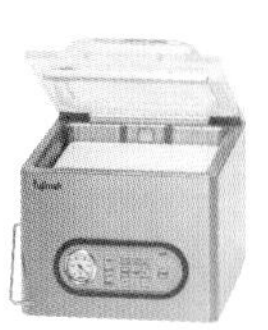

20　真空包装機

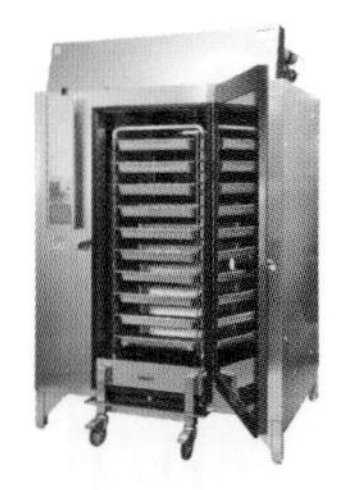

21　ブラストチラー

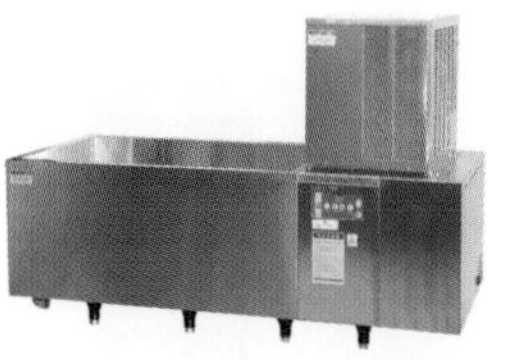

22　タンブルチラー

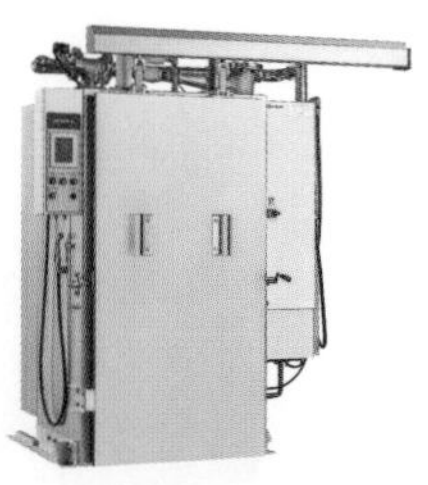

23　真空冷却機

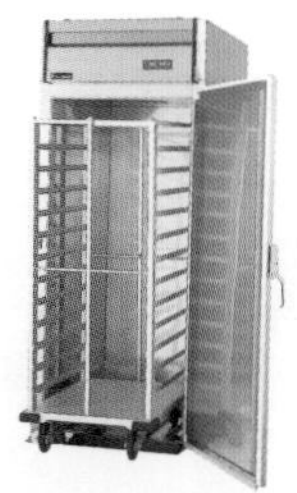

24　冷蔵庫（カートイン（ロールイン）タイプ）

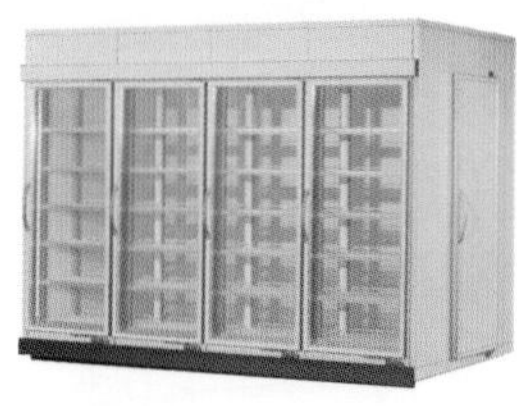

25　冷蔵庫（ウォークインタイプ）

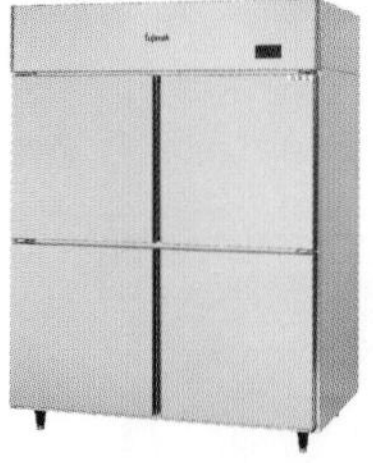

26　冷蔵庫・冷凍庫（リーチインタイプ）

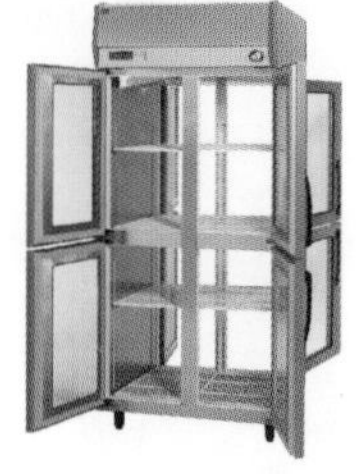

27　パススルー冷蔵庫

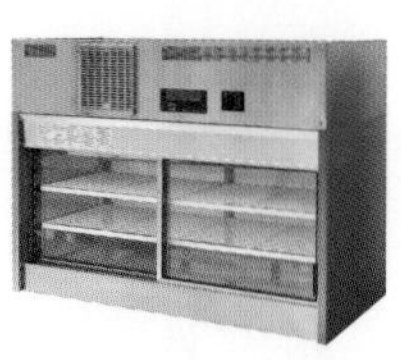

28　ショーケースタイプ

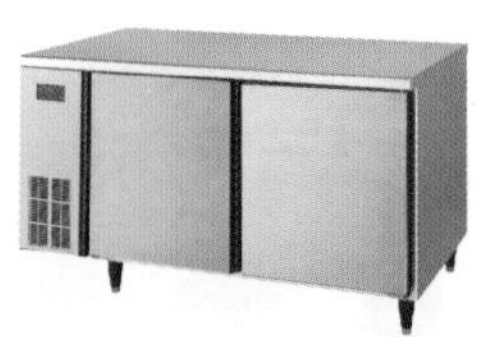

29　コールドテーブル

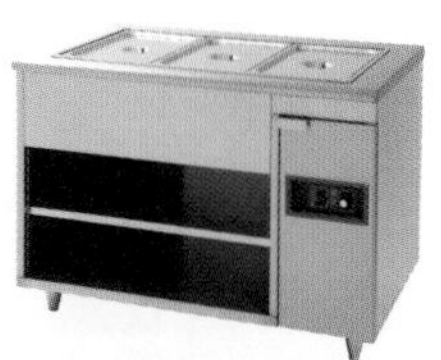

30　ウォーマーテーブル

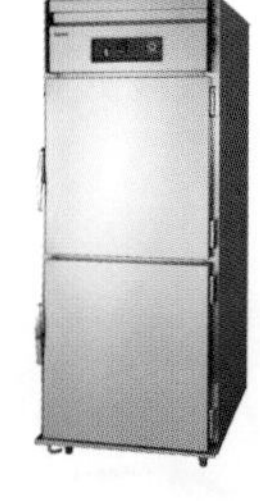

31　温蔵庫

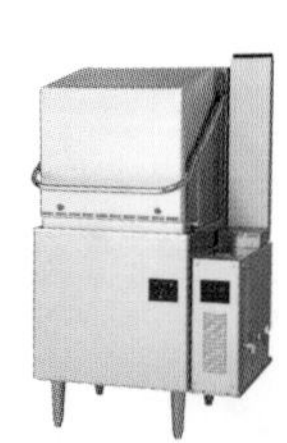

32　ドア（ボックス）型食器洗浄機

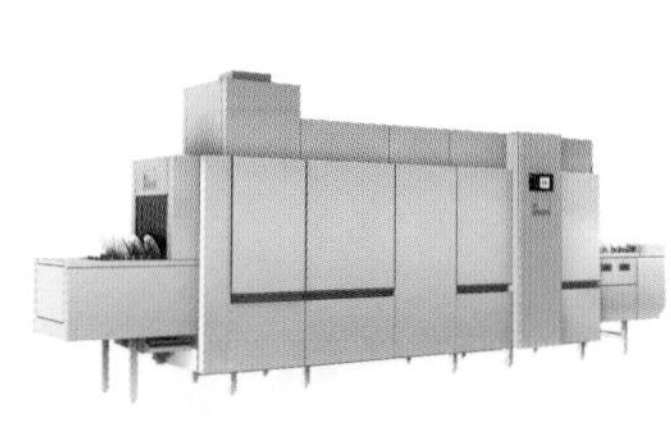

33　連続食器洗浄機

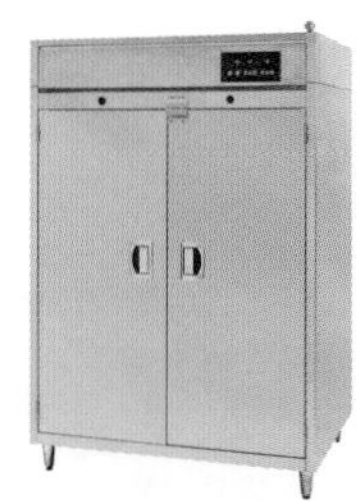

34　食器消毒保管庫

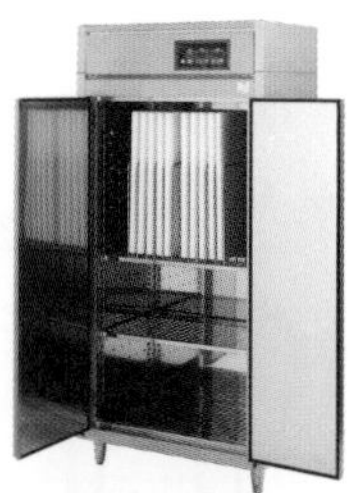

35　包丁まな板殺菌庫

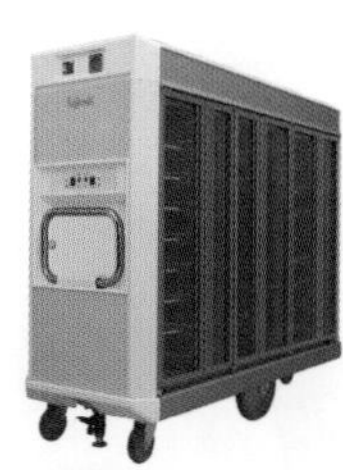

36　冷温（蔵）配膳車

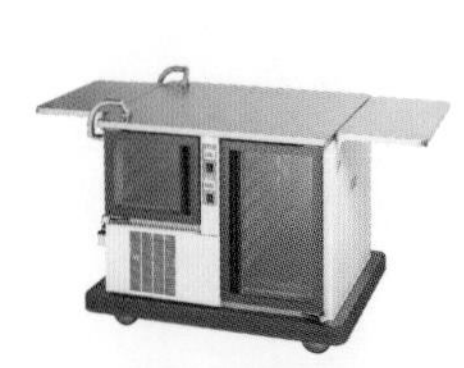

37　適温カート

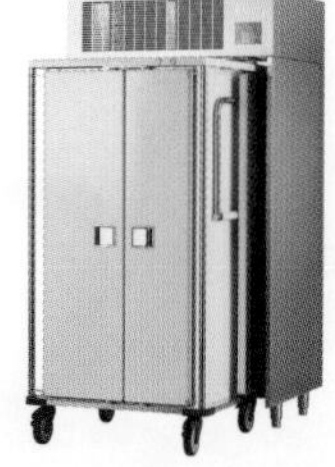

38　再加熱カート

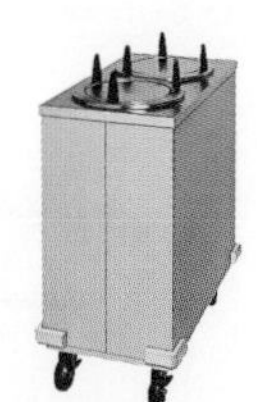

39　食器ディスペンサー

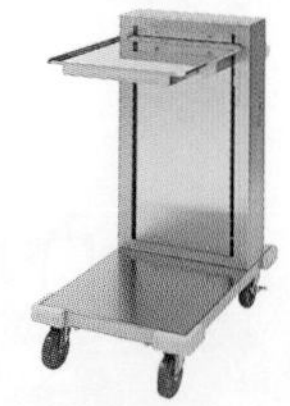

40　トレイディスペンサー

資料提供）タニコー株式会社（1-7・9・12・25・27）、株式会社フジマック（8・10・11・13-20・24・26・28-40）、オリオン機械株式会社（21・22）、三浦工業株式会社（23）

図表 6-14　機器の材質と特性

材質		特性	用途
ステンレス鋼（ステンレススチール）			
クロム系（SUS430）	鉄＋18％クロム	耐蝕性はあるが、塩素イオンCl^-により腐蝕する。磁性あり。	調理台、調理機器
クロムニッケル系（SUS304）	鉄＋18％クロム＋８％ニッケル	耐蝕性に優れ、酸やアルカリに強い。磁性なし。	調理台、調理器具
モリブデン系（SUS316）	鉄＋18％クロム＋８％ニッケル＋2.5％モリブデン	耐蝕性は極めて優れる。磁性なし。	特殊調理機器
アルミニウム		酸、アルカリに弱い。表面のアルマイト加工により耐蝕性あり。強度が低く変形しやすい。	鍋、ふた
鉄鋼類		水、酸、塩素イオンにより腐蝕する。錆びやすい（赤錆びが出る）。	ガスレンジ、焼き物器

図表 6-15　食器の種類と材質

種類		内容	材質	
			合成樹脂（耐熱性強化・強度強化を含む）	その他
食器類	皿・器	和・洋・華、料理別のほか、仕切り皿、盛りつけ皿等	MF、PP、PBT、ABS、PEN	強化磁器、強化耐熱ガラス、陶器、アルマイト、ステンレス
	椀・丼	飯椀、汁椀、麺用、丼物用		強化磁器、強化耐熱ガラス、漆器
	湯飲み・カップ			強化磁器、陶器
	ボール	サラダ用	PC、PMMA、PES	強化ガラス
	コップ	飲料用（クリアタイプ）		
	弁当箱	配食サービス用のものもある。	ABS、PP	
カトラリー類	箸		PA、PBT、PEN、PPS、SPS、PC	割り箸（竹・間伐材）
	シルバー類	ナイフ、フォーク、スプーン。もち手つきのものもある。	MF、PP	ステンレス
トレイ		１人分配食用。配膳車専用のものもある。	ABS、FRP、PP、PBT、PEN	アルマイト

注）ABS：ABS樹脂　FRP：繊維強化プラスチック　MF：メラニン樹脂
PA：ポリアミド（ナイロン）　PBT：ポリブチレンテレフタレート　PC：ポリカーボネート
PEN：ポリエチレンナフタレート　PES：ポリエーテルサルフォン　PMMA：メタクリル樹脂（アクリル）
PP：ポリプロピレン　PPS：ポリフェニレンサルファイド　SPS：シンジオタクチックポリスチレン樹脂

出所）日本給食経営管理学会監修『給食経営管理用語辞典　第３版』第一出版　2020年　p.134

図表 6-16　主な食器の材質と特徴

分類	材質	略号	主な用途	耐熱温度（℃）[制限温度]	比重
熱硬化性	ユリア樹脂	UF	食器類、汁椀等の下地	90	1.5
	メラミン樹脂	MF	食器類	120	1.5
	繊維強化プラスチック（不飽和ポリエステル樹脂）	FRP	トレイ	130	1.5
	フェノール樹脂	PF	鍋の取手、鍋蓋のつまみ、茶托、汁椀	150	1.4
熱可塑性	塩化ビニル樹脂	PVC	食品包装用フィルム、トレイ、各種容器、水道パイプ	60〜80	1.4
	ポリエチレン	PE	食品容器、ポリバケツ、各種容器やビン類	70〜110	0.9
	メタクリル樹脂（アクリル）	PMMA	ボウル、しょうゆ差し、透明容器	80〜100	1.2
	AS樹脂	AS	ボウル、しょうゆ差し、透明容器	90	1.1
	ABS樹脂	ABS	漆器、トレイ	70〜100	1.05
	ポリスチレン	PS	コップ、冷蔵庫(仕切板)、使い捨て食器	70〜90	1.05
	ポリエチレンテレフタレート（飽和ポリエステル樹脂）	PET	サラダ・ケーキの容器、飲料カップ	60〜150	1.35
	ポリプロピレン	PP	ザル、弁当容器	120	0.9（高比重*1.1）
	ポリエチレンナフタレート	PEN	クリスタル食器、コップ	120	1.3
	ポリカーボネート	PC	コップ、サラダボウル、トレイ	130	1.2
	ポリエーテルスルフォン	PES	哺乳瓶、ガラス代替品	150	1.2
	ポリブチレンテレフタレート	PBT	塗り箸、業務用漆器	150	1.5
	ポリサルフォン	PSF	電子レンジ容器、茶碗蒸し	170	1.25
	フッ素樹脂	PTFE	鍋、フライパンのコーティング	150〜260	2.1〜2.2
	ポリアミド（ナイロン）	PA	箸	180〜290	1.15〜1.45
磁器	強化磁器	—	食器全般、陶器	120〜700	2.4〜2.8
金属	アルマイト	AA	従来の学校給食用食器として使用。現在はほとんど使用されない。	80〜220	2.7

注）＊水に沈む高比重タイプの場合。

（3）保守管理

調理室内で安全かつ衛生的な作業を行うためには、施設・設備の能力を定期的に調べ、維持管理していくことが重要である（保守管理）。具体的には、各種機器は取り扱い説明書に基づき、具体的な清掃や保守点検方法のマニュアルを作成する。機器別の保守点検の管理責任者、頻度（毎日、毎週、１か月、１年など）を明確にする（図表 6-17）。事故が起きた場合は、清掃、保守点検の実施状況の

図表 6-17　厨房の安全管理

設備名	周期				作業内容
	日	週	月	年	
(1) 作業安全と装置の点検	○				① 機器、用具などを常に整備、整頓し、作業通路と災害時の避難通路を確保しておく。
			○		② 人が近接して傷害、機器の操作ミスによる災害などのおそれがある箇所に安全作業等の方法を掲示し、また、付帯する安全装置等を定期に点検、整備する。
				②	③ 人災・火災時の応急措置手順を定め、作業員全員に定期に伝達する。
(2) 厨房機械など	○				① 使用前に機器、用具の正常を確認する。
	○				② 使用食品の量と品質の適性を確認する。
(3) 電気設備			○		① 移動機器のコード、プラグ、照明器具などを点検、整備する。
				○	② 分電盤及び機器の開閉器、絶縁抵抗、接地線を点検、整備する。
(4) 給水(湯)設備		○			① 給水（湯）栓を点検、整備する。
			○		② 給水圧を点検、保持する（瞬間湯沸器49KPa、水圧洗米器68.65～98.07KPa以上）。
				○	③ 瞬間湯沸器と温水ボイラ、シスターンなどを点検、整備する。
(5) 排水設備		○			① 機器の排水管から排水溝などまでの管接続部を点検、詰り物を除去して整備する。
			○		② 排水溝、埋込み管、グリース粗集器とそれらの開孔ぶたを点検し、清掃、整備する。
(6) ガス設備			○		① 機器への接続管（可とう管、ホースなど）、ガス圧、機器の機能（特に自動安全装置）を点検、整備する。
		○			② 移動機器の使用時の位置と壁面などとの遠隔距離、または防熱板を点検し、正常にする。
				②	③ 配管、ガス栓（末端閉止弁）、ガス漏れ警報装置などを点検、整備する。
(7) 蒸気設備	○				① 蒸気漏れ箇所はそのつど補修する。
			○		② 給気弁、減圧弁、圧力弁、安全弁、蒸気トラップ、ストレーナなどを点検、整備する。
(8) 換気設備				④	① フード、ダクト、防火ダンパなどの機能を点検、整備する。
			○		② グリースフィルタなどを清掃、整備する。点検は３回／日する。
(9) 消火設備				②	消火器、簡易粉末消火設備、ファン停止スイッチなどを点検、整備する。
(10) 危険物	○				① LPガスのボンベなどの置場とガス残量、その他の燃料置場を点検、整備する。
	○				② 食用油その他の少量危険物保管所を点検、整備する（揚げかすはふた付き缶に入れる）。

出所）図表 6-3 に同じ　p.322

記録が必要となる。

4 …… 作業区域と設備のレイアウト

（1）作業区域

調理施設では、食材料の受け入れから保管、下処理、調理、盛りつけ、配膳・配食、下膳、洗浄までの流れにしたがって、衛生面及び運用面を考慮して各室の配置を決める（ゾーニングの計画）。調理施設は、微生物汚染の程度によって、汚染作業区域と非汚染作業区域（準清潔作業区域、清潔作業区域）に区分する（図表 6-18）。各区域は、隔壁や床面を色別にするなどにより、明確に区分することが望ましいと大量調理施設衛生管理マニュアルで規定している。

（2）作業動線

動線とは、人や物が移動する方向や頻度を示した線のことであり、作業動線は、作業の流れを線で表したものである。作業動線は、衛生・安全及び効率の面から、交差や逆戻りがなく、一方向（ワンウェイ）で短いほうがよい。作業動線の良否は、作業効率や調理従事者の疲労度に影響する。給食における作業動線は、隔壁などで区域が分離されていることから、調理従事者の動線と食材の動線は必ずしも一致しない。そのほか、食器の動線、喫食者の動線についても検討する（図表 6-19）。

（3）施設・設備のレイアウト

施設・設備のレイアウトとは、建築平面図に作業区域ごとに必要な厨房機器を、作業動線や作業・移動スペースを考慮して配置することである。

レイアウトでは、機器類の床占有面積の合計に十分な作業スペースと通路を確保する（図表 6-20）。特にドアの開閉場所やワゴン類利用時の交差や回転に注意

図表 6-18　調理工程と作業区域

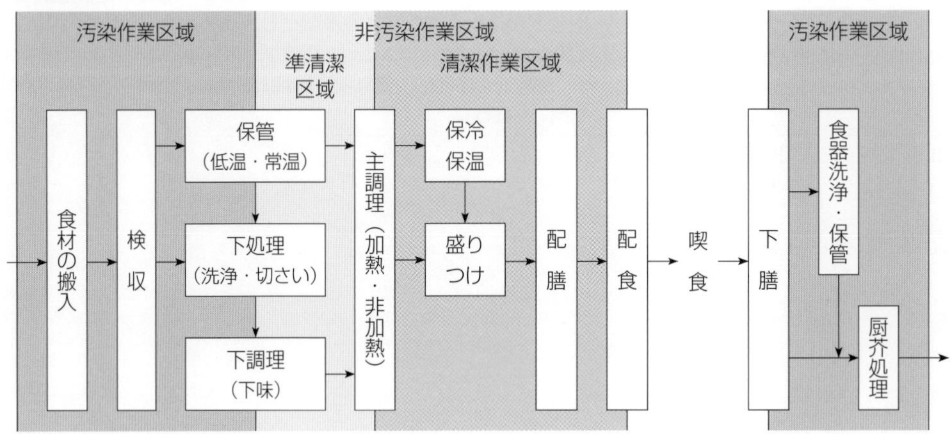

図表 6-19　調理室の平面図例

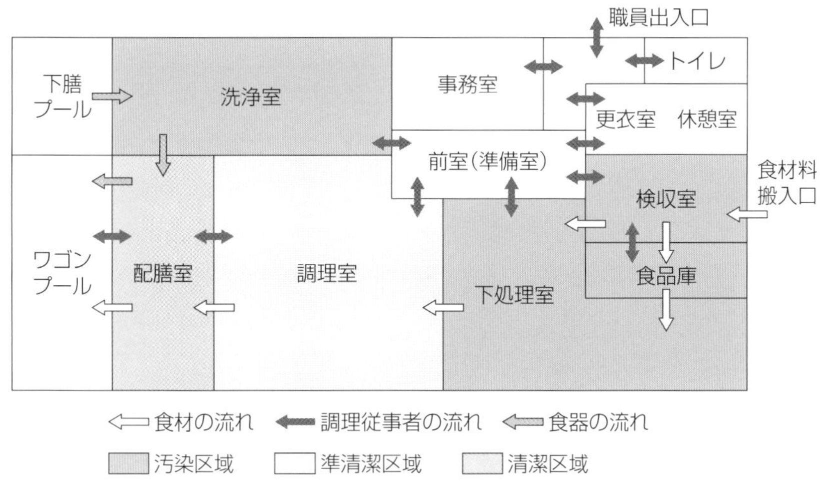

図表 6-20　厨房側のレイアウトの基準寸法と注意

用　途		基準寸法
通路	1人歩き	45〜75 cm
	2人歩き	100 cm
	火気の前	100 cm
	ワゴン等が通る	ワゴンの幅×1.5
	ワゴン等が回転する	ワゴンの長さ×1.5〜2.0
カウンター捌き	カウンターの高さ	80〜110 cm
	カウンターの幅	表面に載せる物×1.5（最低）
	供食1か所の長さ	200 cm（最低）
	喫食者受取り速度	1.5〜3.0秒（給食）
	行列待ち	5分以内

機種選定	(A)間口、奥行を揃える (B)高さもなるべく揃え、見通しをよくする (C)背の高いものを中心に置かない (D)水をたくさん使用するもの、熱機器等の集約
レイアウトの原則	(A)作業は絶対に後戻りしない (B)汚染地域と非汚染地域の分離 (C)作業系統の確立、炊飯、仕込み、主調、盛付、洗浄消毒格納等 (D)フローシートの上で、必要機器の流れの研究、最低線長に納める
設備との関係	(A)関連工事の配管は埋設配管をできるだけ避ける (B)床排水溝の施工の方法を検討し、ドライシステムに努める (C)絶対に塵埃の溜まる、また陰の部分を作らない

出所）図表 6 - 3 に同じ　p.130

する。そのほか、効率のよいスペース活用として、可動設備の利用や空間の立体的利用が有効である。作業空間では、各作業に適する高さを考慮して検討する。加熱機器や水使用機器のための配線、配管、排水などは、設備上、作業に支障をきたさない程度に集約させることが望ましい。間仕切りは、防災上、建築構造上の目的で設けられるが、二次汚染防止のための衛生的区分からも重要である。

5 …… 図面の見方

（1）図面の種類

図面には、平面図、断面図、立体図、展開図、構造図、設備図（配線図、配管図）、機器単品図などがある。平面図では、機器の配置や作業動線を、断面図、立体図、展開図では、立体的な利用状況、機器単品図では、機器の構造などをみる。

（2）縮尺及び寸法の単位

平面図では1/20から1/200、機器単品図では1/10から1/50の縮尺が用いられている。図面に記載される寸法の単位はmm（ミリメートル）で、数字のみを記載する。平面図は、上方を北とするのが原則である。

（3）設備図示記号・表示記号

図面は、簡略化した図示記号や表示記号を用いて記入される。壁、窓、出入口、間仕切、階段などの表示方法は、それぞれJIS規格で決められている。また、各設備、機器の配管、配線、機器類などは、図示記号を用いて記入される（図表6-21 図表6-22）。

図表6-21　厨房設備図示記号

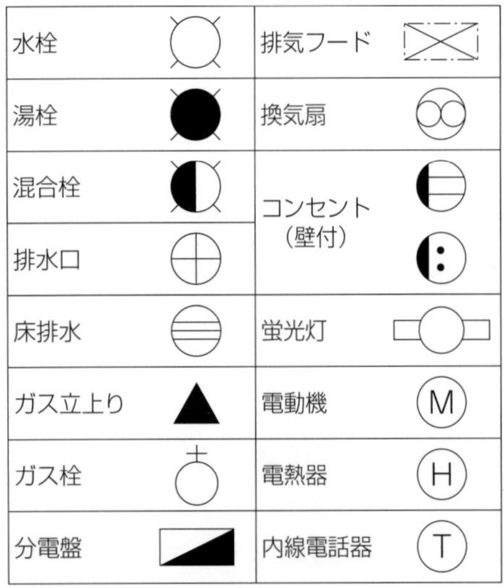

名称	記号	名称	記号
水栓		排気フード	
湯栓		換気扇	
混合栓		コンセント（壁付）	
排水口			
床排水		蛍光灯	
ガス立上り		電動機	M
ガス栓		電熱器	H
分電盤		内線電話器	T

出所）図表6-3に同じ　p.161より抜粋

図表6-22　厨房機器の単品図示記号（一部）

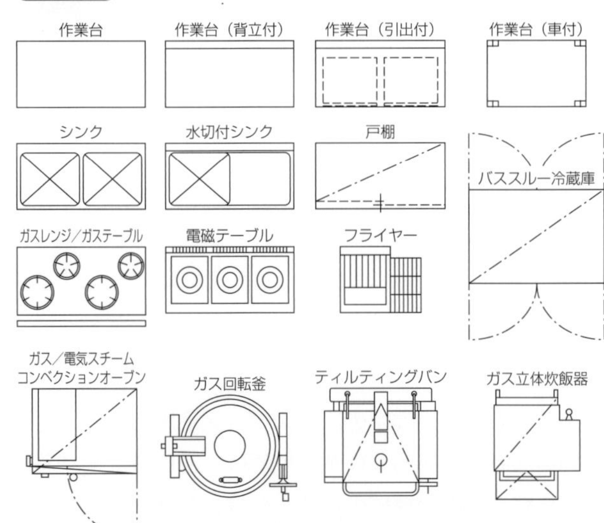

出所）図表6-3に同じ　p.159より抜粋

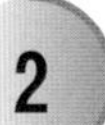

2 食事環境の設計と設備

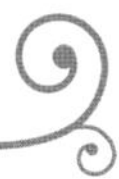

1 …… 食事環境整備の意義と目的

食事環境整備の意義･目的として、①喫食率を向上させて喫食者の健康の維持･増進に寄与する、②給食を食べる場での情報提供（食堂内掲示ポスター、卓上メモなど）によって栄養教育的効果が上がる、③食事を媒介に喫食者間の交流を図るコミュニケーションやリラクゼーションの要素をもつ、などが考えられる。

食事をおいしく味わい、コミュニケーションが生まれやすい雰囲気での食事は、喫食者の満足度を高め、喫食率の向上につながる。そのため、喫食する場の食事環境も重要である。学校給食では、食事を楽しむランチルーム、病院や高齢者・介護福祉施設給食では食堂、事業所給食では社員食堂が、利用者同士のコミュニケーションやリラクゼーションの場として効果を上げている。このように、食事を継続的に提供する給食施設では、整った食事環境により、食事の付加価値が高くなり、喫食率の向上や継続的な利用へとつながり、食行動の維持が期待できる。

2 …… 食事環境の設計

喫食者の食事に対する満足度は、食事の品質に加え、提供時のサービス方法や食事をする場の環境によって満たされる。そのため、利用者が快適でリラックスできるように配慮された食事の場（食堂）の整備が求められる。病院においては、食堂加算があり、食事環境が評価の対象として重要視されている。

（1）食堂の構成要素と動線

食べる場を構成する要素は、食べる姿勢（立位･座位）、食卓の形状（テーブル、カウンター）、食卓の配列形式、配膳サービス形式、などがあげられる。それらの要素を構成する軸となるのは、人の動線と食べ物の動線である。

❶セルフサービス方法の動線

一定時間に利用者が集中する社員食堂などではセルフサービス方法により、食事を受け取る。

①ライン方式

ライン方式では、料理を順次流れにそって受け取り、最後に精算する方式であるが、盛りつけカウンター周辺の流れが停滞しないカウンターラインの設計が必要である。

②スクランブル方式

スクランブル方式は、数か所に料理の配膳カウンターがあり、それらの場所へ自由に動いて料理を選択し、精算を行う方式である。スクランブル方式は動線が随所で交差するが、短時間で多人数に食事を提供するのに適する。

③回転カウンター方式

回転カウンター方式では、回転するカウンター上で料理を選び、精算場所を通過してテーブルに着席する方式であるが、移動の行為だけにしぼられた動線となり、円滑である。

❷フルサービス方法の動線

病院や高齢者・介護福祉施設での提供方法は、食事提供側が配膳・下膳を行うフルサービス方法で食事が提供されている。中央配膳方式により、厨房内で盛りつけられた料理を冷温蔵配膳車に入れて食堂で配食する場合、配膳車を動かしながら食事を運ぶ動線と利用者の動線が単一通路に集約される。配膳車を移動させる従業員と利用者がともに動きやすいようテーブル周辺の寸法を考慮してテーブルを配置する。

（2）食堂の設計

❶立地場所

利用しやすさ（病室や職場からの距離）、採光や眺望がよいことが求められる。

❷床面積

食堂の床面積は、労働安全衛生規則により、１人当たり１m^2以上と定められている。サービス方法によってテーブル周辺の寸法を考慮し、人が多く集まりそうな場所には十分なスペースをとる。社員食堂などは、「１席当たりの面積×利用者数÷席の利用回転数」、高齢者・介護福祉施設の食堂などは、「２m^2×利用者数以上」の式でおよその床面積を算出できる。

❸テーブルの大きさ・席数

テーブルの大きさは、トレイの面積を考慮して決定する。席数は、方形テーブルではテーブル長辺にそれぞれ座る対向型とテーブル四辺に座る囲み型で席数が変わり、円形テーブルでは、テーブル直径により席数が決まる。利用者の状況に合わせて使い勝手のよい組数で配置しないと空席が増えるため、席数の決定は、席数よりも組数が重要である。テーブルの移動により、組数が変更できる仕様にしておくとよい。

❹テーブルの高さ

病院や高齢者・介護福祉施設などにおいて、車いすで食事をする場合、通常のテーブルの高さより７cmから10cm高くするのが適当である。通常のテーブルで車いすを使う場合は、テーブル端部に補助テーブル板を固定して高さ調節をす

る。

❺内装（天井、壁、床の色彩）

食堂の内装、テーブルなどの色彩も、料理の色彩と同様に、人間の心理や生理に及ぼす影響は大きいことから、色彩感情を利用して食欲の向上を図る。橙、赤、黄色は食欲を増進させ、黄緑や紫色は食欲を減退させる。天井、壁、床にはそれぞれ同系色を使い、上（天井）は明るい色にし、下（床）にいくにつれて暗い色にすると自然に感じることができる（カラー・コンディショニング）。

❻照明

料理が映える照度や照明の色などに配慮し、快適な空間をつくる（図表 6-10）。

❼食堂内装飾

行事食などのイベント食では室内装飾を行い、演出効果を上げる。植物の設置については、害虫の発生、感染、異物混入などのおそれがあるため、病院の食堂などでは禁止している。BGM（音楽装置）などによりリラックスした雰囲気をつくる。

❽情報提供

喫食者の目にとまりやすい場所（食堂入口、食券購入場所、カウンター付近など）に献立表やポスターを掲示し、食堂テーブルには卓上メモを設置して、情報の提供を行う。

☑ 確認テスト

①給食施設のドライシステム化により、機器の保全費を軽減することが可能である。

②食器洗浄機からの排水は、機器と排水管を直結させる直接排水とする。

③換気システムは、汚染作業区域から非汚染作業区域へ空気が流れるように整備する。

④作業動線は、交差や逆戻りがなく、一方向（ワンウェイ）で長いほうがよい。

⑤喫食者の食事満足度は、食事の品質に加え、提供時のサービス方法や食事環境によっても影響を受ける。

第7章 給食の人事管理

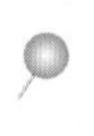

章の目的

給食を円滑に運営し高品質の給食を生産するためには、各施設の給食の目的を理解し、良好な職場環境で意欲的に働くことが大切である。管理栄養士は給食業務従事者の能力を把握し、適正に配置することで労働意欲の向上・維持を図り、職場のチームワークと円満な人間関係の保持や活性化を促す必要がある。

1 人事

1 …… 給食業務従事者の雇用形態

（1）人事・労務管理とは

「企業は人なり」という言葉があるように、企業にとって“人（ヒト）”は、最も重要な経営資源*1であり[1)]、“人（ヒト）”が主体となって組織は運営されている。適切に人事・労務管理を行うことによって、労働生産性の向上や従業員の能力向上などが期待でき、効率的な経営につながる。

人事管理とは、企業の目標達成に必要な社員（労働者）を企業（使用者）が確保し、合理的かつ効率的な運営を構築するための管理活動である。具体的には、社員（労働者）の採用、配置、移動、昇進・昇給、退職などのいわゆる一連の人事に関する項目や社員の教育･訓練を含んでいる。また、労務管理とは、企業（使用者）が社員（労働者）に対して行う管理活動のことであり、労働条件、労使関係、福利厚生などを含んでいる（図表7-1）。

人事・労務管理は、給食システムのメイン業務を支援・サポートする業務管理を担っている。

用語解説

＊1　経営資源
人（ヒト）、物（モノ）、金（カネ）、技術、情報、時（トキ）などがあげられる。経営するうえで必要不可欠な要素であり、人を中心として、物、金などが動いている。人は（社員、職員、パート・アルバイトなどの従業員）を対象としている。

（2）人事・労務管理の目的

人事・労務管理の目的は、組織の生産性を向上させ、円滑な運営を図ることである。将来性を見通した有能な人材の採用計画から始まり、その後の業務に関する教育・訓練を行い、高度な知識や能力を身につけた労働意欲が高い人材に育成することを目標とする。管理栄養士は、給食業務従事者のリーダー的存在となり、

図表 7-1　人事・労務管理の種類

	種類	内容
人事管理	雇用管理	採用、配属、人事考課など、人材確保や適材適所の配置を行う。
	作業管理	効率的な作業の時間配分・動作確認などを行う。
	賃金管理	賃金制度（給料の支払形態、退職金、各種手当など）に関する管理を行う。
	安全・衛生管理	職場の労働環境の改善や従業員の健康管理を行う。
	教育訓練	OJT、OFF-JT、資格取得勧奨などの自己啓発を通じて従業員教育を行う。
労務管理	時間管理	労働時間制度や休業・休暇のシステムを構築する。
	労使関係管理	労働組合対策（団体交渉、労働協約など）、労使協調体制の構築を図る。
	従業員対策	福利厚生、苦情処理制度など、従業員の個別対策を行う。

給食経営の管理者かつ給食運営に関するシステムの管理・統制の責任者としての責務がある。そのため、給食業務に必要な人材の確保、適材適所の配置、教育・訓練、人事考課を行う能力が求められている2)。

（３）労働に関する関連法規

労働（勤労）者の権利は、日本国憲法で保障されており、これを受けて各法律で具体的に規定している。日本国憲法第27条第２項では、勤労の権利及び義務として、「賃金、就業時間、休息その他の勤労条件に関する基準は、法律でこれを定める」としている。これに基づき、「労働基準法」「労働安全衛生法」「労働者災害補償保険法」「雇用の分野における男女の均等な機会及び待遇の確保等に関する法律」（通称「男女雇用機会均等法」）、「育児休業、介護休業等育児又は家族介護を行う労働者の福祉に関する法律」（通称「育児・介護休業法」）、「労働者派遣事業の適正な運営の確保及び派遣労働者の保護等に関する法律」（通称「労働者派遣法」）、「雇用保険法」が制定されている。

また、日本国憲法第28条では、勤労者の団結権及び団体行動権としての労働基本権を保障している。これに基づき、「労働組合法」「労働関係調整法」「行政執行法人の労働関係に関する法律」「国家公務員法」「地方公務員法」「地方公営企業等の労働関係に関する法律」「短時間労働者及び有期雇用労働者の雇用管理の改善等に関する法律」（通称「パートタイム・有期雇用労働法」）＊2などがある。

給食施設で勤務している管理栄養士・栄養士、調理師・調理員・調理補助員など、すべての給食業務従事者が労働に関係する法令に基づいて働き、労働内容が保障されている（図表 7-2）。

＊2　パートタイム・有期雇用労働法
パートタイム労働者を雇用する使用者は、パートタイム労働法に基づき、公正な待遇の確保や正社員への転換などに取り組むことが義務づけられる。

図表 7-2　憲法と労働に関係する主な法令

憲法第27条第２項　労働条件 「賃金、就業時間、休息その他の勤労条件に関する基準は、法律でこれを定める」 ●労働条件の最低基準を定め、労働者を保護するもの	
労働基準法	最低の労働条件を定め、労働条件の向上を図るための法律。労働契約、賃金、労働時間・休憩、休日及び有給休暇等が規定されている。
労働安全衛生法	職場における労働者の安全と健康を確保し、快適な作業環境の形成を促進することを目的とする法律。健康の保持増進のための措置として、医師による健康診断の実施などが規定されている。
労働者災害補償保険法	業務上の事由または通勤による労働者の負傷、死亡などに対する保護をするための法律
男女雇用機会均等法	雇用の分野における男女の均等な機会及び待遇確保の促進を目的とする法律
育児・介護休業法	育児・介護休業制度について定める法律
労働者派遣法	派遣労働者の就業に関する条件の整備等を図ることを目的とする法律
雇用保険法	労働者の生活の安定を図るとともに、就職を促進し、労働者の福祉の増進を図ることを目的とする法律

憲法第28条　労働基本権 「勤労者の団結する権利及び団体交渉その他の団体行動をする権利は、これを保障する」 ●労働者が使用者との交渉において対等の立場に立つことを促進するもの。労使間の紛争を公平に調整し、解決するもの。	
労働組合法	労働者と使用者との交渉において対等な立場に立つことを促進し、労働者の地位を向上させることを目的とする法律
労働関係調整法	労働関係の公正な調整を図り、労働争議を予防・解決することなどを目的とする法律
行政執行法人の労働関係に関する法律	行政執行法人の職員の労働条件に関する苦情または紛争の友好的かつ平和的調整を図ることなどを目的とする法律
国家公務員法	国家公務員である職員について適用すべき各般の根本基準の確立などを目的とする法律
地方公務員法	国家公務員法に概ね準じている。
地方公営企業等の労働関係に関する法律	地方公共団体の経営する企業及び特定地方独立行政法人の正常な運営を確保し、住民の福祉の増進や従事する職員との間の平和的な労働関係の確立を図ることを目的とする法律
パートタイム・有期雇用労働法	同一企業内での通常の労働者とパートタイム労働者・有期雇用労働者との間の不合理な待遇の差を禁止し、公正な待遇の実現を目的とする法律

（4）雇用形態の種類

雇用形態とは、企業（使用者）と労働者が結ぶ雇用契約の分類のことである。雇用形態の種類には、企業が直接雇用している直用型と、企業と直接雇用関係がなく、他の企業に雇用され派遣されている非直用型がある。

直用型には、正社員、契約社員、パートタイム労働者（短時間労働者ともいう。アルバイトを含む）、嘱託職員などがある。非直用型には派遣社員がある（図表 7-3）。正社員は雇用期間を定めない正規雇用であり、正社員以外は雇用期間に定めがある非正規雇用となる。

かつては、正社員が主な雇用形態を占めていたが、企業と労働者双方のニーズ

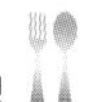

図表 7-3　雇用形態

雇用形態の種類		内容
直用型	正社員	使用者と契約期間のない労働者として直接雇用契約し、定年まで長期的に仕事をすることが前提となっている。
	契約社員（有期労働契約）	正社員と違って、労働契約にあらかじめ雇用期間が定められている場合がある。このような期間の定めのある労働契約は、労働者と使用者の合意により契約期間を定めたものであり、契約期間の満了によって労働契約は自動的に終了する。
	パートタイム労働者（短時間労働者）アルバイト	１週間の所定労働時間が、同一企業内で雇用されている正社員と比べて短い労働者（パートタイム・有期雇用労働法では、「短時間労働者」という）。アルバイトも所定労働時間が短く、パートタイム労働者との法律上の違いはない。
	嘱託職員	一般的には、定年退職した労働者を引き続き雇用することである。労働時間は、パートタイム労働者や正社員と同様の場合など様々である。
非直用型	派遣社員（派遣労働者）	労働者派遣法に基づいて、派遣会社（派遣元）と雇用契約を結んだ契約社員で、就業場所は別の会社（派遣先）になり、派遣先の指揮命令を受けて労働に従事する。労働者に賃金を支払う会社と指揮命令をする会社が異なる。

出所）厚生労働省ホームページ「さまざまな雇用形態」
https://www.mhlw.go.jp/seisakunitsuite/bunya/koyou_roudou/roudouseisaku/chushoukigyou/koyoukeitai.html をもとに作成

に合わせて契約社員、パートタイム労働者や派遣社員など多様化している。また、少子高齢化の進展や就業構造の変化などの社会経済情勢の変化にともない、短時間労働者の果たす役割の重要性が増大している。

給食業務は、集中的に労働力を必要とする時間帯（盛りつけや配膳作業時など）がある。病院のように365日稼働している施設においては、平日と土日祝日で食数や業務内容が異なる場合があり、シフト制により人員体制を変えている。そのため、これらを効率よく合理的に管理するにはパートタイム労働者の勤務体制と人員配置が重要視されている。給食業務はパートタイム労働者によって成立していることも多く、今後もその重要性は増加すると考えられる。パートタイム労働者が仕事へのモチベーション＊3を高め、働きがいをつくり出せるように管理栄養士のリーダーシップ＊4も今後ますます求められるであろう。

用語解説
＊3　モチベーション（motivation）
仕事への動機づけや原動力（やる気）。モチベーションが高まり、行動が変容すると、生産性の向上や給食の質やサービスが高まっていく[1]。

用語解説
＊4　リーダーシップ
組織の目標や課題を達成するために、コミュニケーションを通じて部下の力を最大限に発揮させて、これを無駄なく合理的に活用し、部下の働きがい、生きがいを作り出す諸活動のこと。経営方針にしたがって部下を引っ張っていく役割。

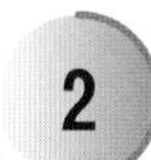

2　給食業務従事者の教育・訓練

1 …… 教育・訓練の目的

社員の教育・訓練は、主に知識や技術の習得によって能力を伸長させることにより、以下のような目的を達成するために行われる。

- 生産性とサービスの向上を図るため、職務遂行能力を高める。
- 技術革新の急速な変化などに対応するための能力を養い高める。

用語解説

＊5　モラール（morale）
職場への帰属意識、仕事に対する意欲（勤労意欲）、士気。職場の労働条件や労働環境、人間関係などに影響されて生じる心情的な意識。

- 社員のモラール＊5向上を図る。
- 企業の未来を担う有能な人材を養成する。

企業が必要とする能力としては、以下にあげる項目が求められている。これらは、企業の経営目標や経営戦略を達成するために重要な能力である。

①従業員の組織人としての能力

組織の共通目的・方針を理解し、自分で行うべき課題を設定できる課題設定能力、目的や目標を達成することができる職務遂行能力、他者と協力して目標を達成できる対人能力、目的達成や職務を行う中で発生した問題を解決できる問題解決能力である。

②経営戦略にそった能力

創造的、専門的能力である。

③個人のキャリアに対応した能力

キャリア段階にそった継続的な能力である。

2 …… 教育・訓練の方法

給食関連の職場では、①職域別（管理栄養士・栄養士、調理師・調理員）、②階層別（新人研修、主任研修、部課長研修、役員研修など）③テーマ別（安全・衛生、接遇、調理技術、経営理念など）に分けて研修を行うことで目標に適した教育・訓練を行うことができる。

具体的な教育・訓練の方法には、職場内教育（OJT：on-the-job training）、職場外教育（OFF-JT：off-the-job training）がある。教育・訓練の内容に応じて適切な方法を選択する。

（1）OJT

OJTとは、職場内で日常の業務を通して、上司が部下に対してマン・ツー・マンやペアを組んで教えることである。直接必要な実践的な知識や技能が習得でき、個別にきめ細かく指導ができる。しかし、OJTには限界があるため、OFF-JTや自己啓発による補完が必要である（図表7-4）。

（2）OFF-JT

OFF-JTとは、職場外で仕事と関連づけながら、集合指導の形で専門指導者が行うものである。職場を離れて、職場外でのセミナーや研修会、学会などで教育スタッフが中心となって進められる。社外の者との交流、情報交換の機会など幅広い視野を養うことが可能になる。OJTを補完し、相互に関連づけて実施される。

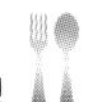

図表 7-4　OJTとOFF-JTのメリット・デメリット

	メリット	デメリット
OJT	•実際に仕事を行いながら指導できるため、実際の仕事に即した具体的な指導ができる。 •個々の理解度に応じた細かい指導ができ、理解度をその場で確認できる。 •指導後のフォローができる。 •職場内で行えるため、経費がかからず経済的。 •指導者も仕事の再確認をしたり、わかりやすく説明しなければならないため、指導者の教育力の向上につながる。 •社内コミュニケーションが活発になる。	•日常業務が優先され、教育が後回しにされやすい。 •理論的な教育がしにくく、現場主義になりやすい。 •指導者が上司や先輩になるため、指導者の能力や意識により、指導方法や内容に差が出る。 •仕事を行いながら指導を受けるため、研修訓練に専念できない。
OFF-JT	•専門の講師により、専門的な知識について、体系的・論理的に研修ができる。 •職場外の研修施設などで行うため、研修に専念できる。 •集団で行うことが多く、多数の対象者に対して効率的に研修することができる。 •社外の者との交流、情報交換の機会など幅広い視野を養うことが可能である。	•集団対象のため、内容が抽象的になりやすい。 •研修内容が実際の仕事に応用、反映できない場合がある。 •研修期間内は職場を離れなければならない。 •コストがかかる。

3 …… 自己啓発の必要性

自己啓発（self development）とは、社員自らの意志と努力によって能力の向上を行うもので、従業員教育の理想的な形ともいわれている。その方法には、本を読む、通信教育や研修会などに自主的に参加するなどがある。

管理栄養士は、給食部門のトップに立つ者として実力と誇りをもち、常に専門性の向上に努めていることが求められる。また、給食の現場のみならず、専門的な知識や技量の発揮を求められる場面が多く、これに応えるためにも自己啓発を積極的に行い、教育・訓練をおろそかにしてはいけない。職場がいくらOJTやOFF-JTに取り組んでも、給食業務従事者自らがやる気を起こして積極的に取り組まない限り、大きな効果は得られないため、自ら積極的に自己啓発が行えるような環境づくりも必要である。

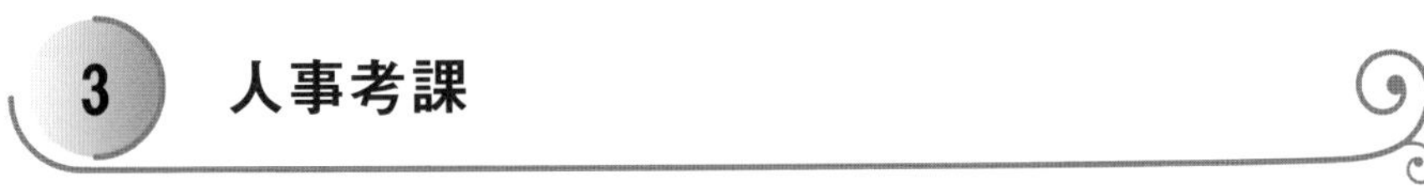

3　人事考課

1 …… 人事考課とは

人事考課は、仕事の能力や業績を通して、組織の目標達成に対する貢献度を評価するものである。社員の昇進・昇格、配置転換、育成・教育などの判断材料ともなる。管理者が評価者になり、一般的には、部下の直属の上司が一次査定者と

図表 7-5　人事考課の種類と評価

能力考課	社員が保有する知識・能力・資格などを評価する。具体的には、基礎的能力（知識、技能、体力など）、知的・精神的能力（理解力、判断力、企画力、交渉力、指導力など）を評価する。
態度（情意）考課	従業員の業務への取り組み姿勢、やる気などを評価する。具体的には、勤勉性、積極性、協調性、責任感などを評価する。
成績（業績）考課	仕事の質と量、与えられた仕事の成果、目標達成度を評価する。具体的には、創意と工夫、リーダーシップ、部下の育成などを評価する。

なり、その上の上司が二次査定を行って最終的に評価結果が決定される。評価は年１回程度が一般的である。

人事考課の種類は、能力考課、態度（情意）考課、成績（業績）考課の３考課がある。能力考課は、知識や能力に関する評価（個人の能力を評価すること）である。態度（情意）考課は、行動や態度に関する評価（仕事への取り組み姿勢を評価すること）、成績（業績）考課は、成果や業績に関する評価（目的達成度や仕事の業績・貢献度を評価すること）である（図表 7-5）。

2 …… 人事考課の理念と評価基準

評価を行うための理念は、①客観性、②公平性、③納得性、④透明性、⑤加点主義＊6である。各評価領域は、複数の評価項目から構成されている。これらの評価項目にそって、上司が評価する。

人事評価は、「人が人を評価する」ことであり、同一の基準で評価することが難しいが、評価基準を公平に適用して信頼性のある全体的な立場から行わなければならない。また、人はかつて「コスト」「労働力」「生産要素」としてとらえられていたが、無限の可能性を秘めた資源として、「価値ある経営資源」「教育訓練」「能力開発」が重視されており、「人事評価」も賞与や昇進のための評価から教育や人材育成の目的で行う傾向が強くなっている[3)]。給食業務従事者の業務内容を評価して、次のステップに押し上げることは、従事者のモチベーションと能力向上に役立ち、業務全体の生産性の向上につながっていく。

用語解説

＊6　加点主義
組織における人事などの評価方法の一つである。意欲的な姿勢や優れた成果に注目して点数を加算していく。

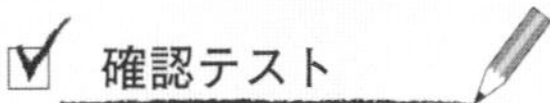

①給食業務従事者の雇用形態は、正社員のほかに、派遣労働者、契約社員のみである。

②自己啓発は、勤務時間外の時間を利用して、自主的に能力や技能を高めようとすることである。

③OFF-JT（off-the-job training）には、職場から離れて、研修所や外部施設で集合して実施される新人研修や管理者会議などがあげられる。

④OJT（on-the-job training）には、保健所における衛生講習会への参加が該当する。

⑤人事考課の目的は、仕事の能力や業績を通して貢献度を評価するものである。

【引用文献】

１）内田和宏ほか『イラスト給食経営管理論　第２版』東京教学社　2017年　p.120

２）藤原政嘉・田中俊治・赤尾正編『新・実践　給食経営管理論　第３版　―栄養・安全・経済面のマネジメント―』みらい　2014年　p.189

３）笹田陽子編『給食経営管理論』光生館　2015年　p.137

第3部
特論

第8章 医療施設

章の目的

この章では、栄養士法第１条において「管理栄養士は傷病者に対する栄養の指導に従事するもの」と示されていることからもわかるように、管理栄養士としての就業が最も多い医療施設における給食経営管理の目的、施設の分類、経営管理、栄養・食事管理、生産管理、安全・衛生管理、施設・設備管理について学び、治療の一環として実施されている病院給食における給食経営管理について、必要な知識を習得することを目的としている。

1 給食の目的

医療施設における給食は、特別治療食（糖尿病食、腎臓病食、肝臓病食、胃潰瘍食など）のように、直接的な疾病治療や重症化予防を目的としたものに限らない。一般食でも嗜好を優先させるだけの食事とは異なり、喫食者である患者の栄養状態の維持向上に貢献して、早期回復・早期退院を目的とした極めて重要な治療の一環として位置づけられている。

2 施設の分類

1 …… 施設の概要

近年では、入院患者の病状や病期に合わせた病床機能として、急性期病棟、回復期リハビリテーション病棟、療養病棟、地域包括ケア病床などに病床や病棟の分化が行われ、地域の中で施設が担う役割に合わせた形態となっている（図表8-1）。

登録病床数が300床を超える場合には、特定給食施設における管理栄養士の配置義務として、医学的管理が必要な場合１回300食以上または１日750食以上とされる一号施設に該当する（健康増進法施行規則第７条▶p.19）。

図表 8-1　種類別施設数

令和元（2019）年10月１日現在

	施設数	構成割合（%）
総数	179,416	
病院	8,300	100.0
精神科病院	1,054	12.7
一般病院	7,246	87.3
（再掲）療養病床を有する病院	3,662	44.1
一般療養所	102,616	100.0
有床	6,644	6.5
（再掲）療養病床を有する一般診療所	780	0.8
無床	95,972	93.5

出所）厚生労働省「令和元（2019）年医療施設（動態）調査·病院報告の概況」p.５をもとに作成

2 …… 医療施設の種類

（１）急性期病院

事故や急性症状により搬送された患者の治療を中心とした病院である。急性期病院は主に三次救急を担う大学病院や地域の中核になっている基幹病院、脳外科専門病院等である。そのため、在院日数が短いことが特徴で、献立はシンプルで短期間のサイクルメニューを用いることが多い。

病床数が多い大規模病院では、ニュークックチルやニュークックフリーズを導入して、省力化を図っている。小規模の脳外科病院等では、食事を提供できる患者は少なく、栄養剤のみを提供する患者の比率が多い。

（２）ケアミックス病院

１つの施設内に一般病棟、回復期リハビリテーション病棟、療養病棟等が混在している病院である。

現在では最も増加している形態がケアミックスの病院であり、大規模から中小規模病院、大学病院、自治体病院、民間病院等の様々な形態の病院がある。

長期入院者もいるため、短期間のサイクルメニューは喫食率の低下につながるので、季節感のあるメニューや行事食などを頻繁に取り入れながら、入院患者の栄養状態の維持向上と重症化予防を支える食事提供が望まれる。特に回復期リハビリテーション病棟では、在宅復帰を目標にチームで介入することも多いので、多職種とのコミュニケーション能力も必要になる。

（３）慢性期病院

長期的な治療を行うのが慢性期病院である。医療型療養病棟、介護型療養病棟、精神科病棟などを中心とした医療機関である。

ケアミックス病院よりも長期療養者、特に高齢者が多い。そのため、咀嚼力や嚥下力が低下している患者も多く、食形態の調整や嗜好に合った食事の提供が、サルコペニアや低栄養予防にとっても重要になる。

活動量や認知機能の低下による食欲不振者も多く、少量高栄養食品の活用を工夫することも多い。医師・看護師・リハビリテーションスタッフは当然であるが、ケアワーカーなど介護系スタッフとの協働も多い。

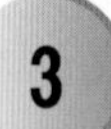

3 経営管理の特徴

1 …… 栄養部門の組織

現在の医療施設における栄養部門は診療部門に位置づけられている。以前は事務部門に属され、上長が事務系の職員というケースもあったが、徐々に診療部門に移行してきた。法人や施設の規模にもよるが、組織の中では栄養部、栄養科、栄養室などに位置づけられて、管理栄養士が責任者として配置されている（図表 8-2）。毎月１回以上「栄養管理委員会（給食委員会）」を医師、看護師、医事課長等と開催し、入院患者の栄養管理と給食運営の向上を検討しなければならない（図表 8-3）。

図表 8-2　栄養管理部門の組織図（例）

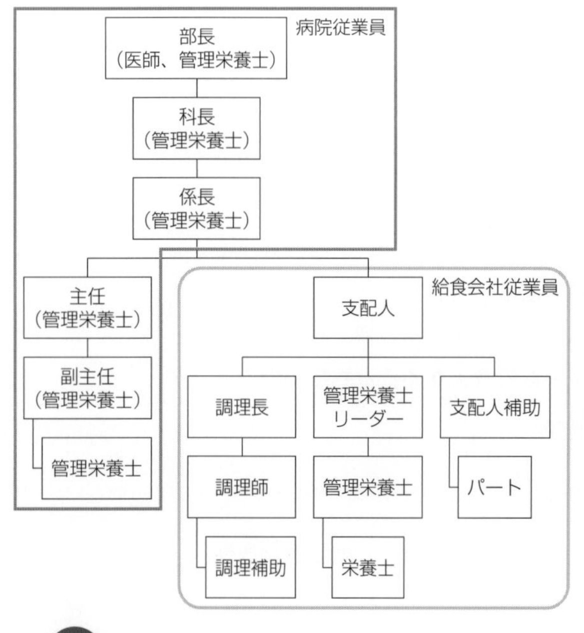

図表 8-3　栄養管理委員会組織（例）

委員長	内科医	1人
副委員長	管理栄養士	1人
委員	看護師長	1人
	病棟看護師長	5人
	医事課長	1人
	給食会社責任者	1人

2 …… 病院給食の収入

病院給食の収入は、入院時食事療養費（一般病床、精神病床に入院する者と、療養病床に入院する65歳未満の者）と入院時生活療養費（療養病床に入院する65歳以上の者が対象）から得ている（図表8-4）。

3 …… 入院時食事療養（Ｉ）または入院時生活療養（Ｉ）の届け出保険医療機関の留意事項

（１）入院時食事療養（Ｉ）または入院時生活療養（Ｉ）の留意点

入院時食事療養（Ｉ）または入院時生活療養（Ｉ）の届け出を行っている保険医療機関においては、「入院時食事療養費に係る食事療養及び入院時生活療養費に係る生活療養の実施上の留意事項について」に則り、食事提供及び栄養指導を行う。

図表8-4　食事療養費の概要

	内容	要件
入院時食事療養費	入院時食事療養費（Ｉ）（１食） １．２以外の食事療養を行う場合　640円 ２．市販の流動食のみを提供する場合　575円	１　厚生労働大臣が定める基準に適合しているものとして地方厚生局長等に届け出て当該基準による食事療養を行う保険医療機関に入院している患者について、当該食事療養を行ったときに、１日につき３食を限度として算定する。 ２　当該食事療養として流動食（市販されているものに限る）のみを経管栄養法により提供したときに、１日に３食を限度として加算する。 •厚生労働大臣が定める特別食を提供したときは、１食につき76円を、１日につき３食を限度として加算する（**特別食加算**）。 •当該患者について、食堂における食事療養を行ったときは、１日につき50円を加算する（**食堂加算**）。食堂の床面積が、当該食堂を利用する病棟にかかる病床１床当たり、0.5 m^2以上の場合に病棟単位で算定する。
	入院時食事療養費（Ⅱ）（１食） １．２以外の食事療養を行う場合　506円 ２．市販の流動食のみを提供する場合　460円	１　入院時食事療養（Ｉ）を算定する保険医療機関以外の保険医療機関に入院している患者について、食事療養を行ったときに、１日につき３食を限度として算定する。 ２　食事療養として流動食のみを経管栄養法により提供したときに、１日につき３食を限度として算定する。
入院時生活療養費	入院時生活療養費（Ｉ）（１食） １．２以外の食事療養を行う場合　554円 ２．市販の流動食のみを提供する場合　500円	１　厚生労働大臣が定める基準に適合しているものとして地方厚生局長等に届け出て当該基準による生活療養を行う保険医療機関に入院している患者について生活療養を行ったとき、１日３食を限度に算定する。 ２　当該生活療養として流動食のみを経管栄養法により提供したときに、１日に３食を限度として算定する。 •入院時食事療養（Ｉ）と同様に、特別食加算、食堂加算を算定できる。
	入院時生活療養費（Ⅱ）（１食） 食事の提供たる療養　420円	入院時生活療養費（Ｉ）を算定する保険医療機関以外の保険医療機関に入院している患者について生活療養を行ったとき、１日３食を限度に算定する。

出所）「入院時食事療養費に係る食事療養及び入院時生活療養費に係る生活療養の費用の額の算定に関する基準の一部を改正する件」平成30年３月５日厚生労働省告示第51号をもとに作成

入院時食事療養費に係る食事療養及び入院時生活療養費に係る生活療養の実施上の留意事項について

① 医師、管理栄養士又は栄養士による検食が毎食行われ、その所見が検食簿に記入されている。
② 普通食（常食）患者年齢構成表及び給与栄養目標量については、必要に応じて見直しを行っていること。献立作成の前月の15日現在で算出して決定する。
③ 食事の提供に当たっては、日常の喫食量調査等を踏まえて、必要に応じて食事箋、献立表、嗜好調査結果、患者入退院簿及び食料品消費日計表等の食事療養関係帳簿を使用し、給食運営状況を分析して食事の質の向上に努めること。
④ 患者の病態や病状等により特別食を必要とする患者については、医師の発行する食事箋に基づき、適切な特別食が提供されていること。
⑤ 適時の食事の提供に関しては、実際に病棟で患者に夕食が配膳される時間が、原則として午後６時以降とする。ただし、当該保険医療機関の施設構造上、厨房から病棟への配膳に時間を要する場合には、午後６時を中心として各病棟で若干のばらつきを生じることはやむを得ない。この場合においても、最初に病棟において患者に夕食が配膳される時間は、午後５時30分より後である必要がある。
⑥ 保温食器・温冷配膳車等を用いた適温の食事提供については、中央配膳に限らず、病棟において盛りつけを行っている場合であっても差し支えない。
⑦ 医師の指示の下、医療の一環として患者に十分な栄養指導を行うこと。

（一部抜粋、下線は筆者加筆）

（２）特別食加算

特別食加算は、入院時食事療養（Ⅰ）または入院時生活療養（Ⅰ）の届け出を行った保険医療機関において、患者の病状などに対応して医師の発行する食事せんに基づき、「入院時食事療養及び入院時生活療養の食事の提供たる療養の基準等」（平成６年厚生省告示第238号）の第２号に示された特別食が提供された場合に、１食単位で１日３食を限度として算定する。ただし、流動食（市販されているものに限る）のみを経管栄養法により提供したときは算定しない。なお、特別食加算を行う場合は、特別食の献立表が作成されている必要がある。

厚生労働大臣が示す特別食とは、腎臓食、肝臓食、糖尿食、胃潰瘍食、貧血食、膵臓食、脂質異常症食、痛風食、てんかん食、フェニールケトン尿症食、楓（かえで）糖尿症食、ホモシスチン尿症食、ガラクトース血症食、治療乳、無菌食及び特別な場合の検査食である。

（３）「流動食のみを経管栄養法により提供したとき」とは

当該食事療養または当該食事の提供たる療養として食事の大半を経管栄養法による流動食（市販されているものに限る）により提供した場合をさすものであり、栄養管理がおおむね経管栄養法による流動食によって行われている患者に対し、流動食とは別に、または流動食と混合して、少量の食品または飲料を提供した場合（経口摂取か経管栄養の別を問わない）を含むものである。

4 …… 栄養に関わる診療報酬

病院における収入源は、入院時食事療養費、入院時生活療養費以外にも**栄養サポートチーム加算**や**栄養食事指導**など、いくつかの診療報酬上の算定が可能である（図表8-5）。入院基本料の算定は、管理栄養士による栄養管理の実施が必須条件である。

図表8-5　診療報酬の概要

内容	要件
栄養サポートチーム加算（週１回、入院した日から起算して１月を超え６月以内の期間にあっては月１回（障害者施設等入院基本料を算定している患者については、月１回））	１　一般病棟入院基本料、療養病棟入院基本料、専門病院入院基本料、結核病棟入院基本料、精神病棟入院基本料、特定機能病棟入院基本料（結核病棟及び精神病棟に限る）の算定病棟において、栄養障害を生じている、または生じるリスクの高い患者に対して、医師、看護師、薬剤師、管理栄養士（そのうち１名は専従者で他は専任者とする、但し対象者が１日15人以内の場合はいずれも専任で差し支えない）などからなるチームを編成し、栄養状態改善の取り組みを行った場合に算定できる。なお、この対象者には入院栄養食事指導料、集団栄養食事指導料、乳幼児育児栄養指導料を重複して算定することはできない。 ２　医療提供体制の確保の状況に鑑み厚生労働大臣が定める地域に所在する一般病棟入院基本料算定病棟で算定できる。 １において、歯科医師が医師と共同して必要な診療を行った場合は50点をさらに加算する（歯科医師連携加算）。
栄養管理計画の実施 栄養管理実施加算（有床診療所のみ算定） １日12点	入院基本料の算定に当たっては、医師、管理栄養士、看護師により、栄養管理の必要性の有無を検討し、必要な場合には栄養管理計画書を作成し、栄養管理を実施する。 有床診療所では、管理栄養士の確保が困難であり、栄養管理体制を構築できなかったため、平成26年度の診療報酬改定において、入院基本料が11点減額されて栄養管理実施加算が復活し、栄養管理が実施された場合のみ１日12点の加算を算定することになった。
回復期リハビリテーション病棟入院料 １． ２．～６．	１　算定に当たっては、栄養管理に関するものとして、管理栄養士の参画による計画作成のほか、管理栄養士を含む医師、看護師その他医療従事者が、定期的な評価及び計画の見直しを共同して行う。重点的な栄養管理が必要なものについては、再評価を週１回以上行い、適切な栄養管理のもと改善等を図ること。 １を算定している患者は、入院栄養食事指導料を別に算定できる。 ［施設基準］ １は、当該病棟に専任の常勤の管理栄養士が１名以上配置されていること。 ２～６について、当該病棟に専任の管理栄養士１名以上の常勤配置を行うことが望ましいこと。
早期栄養介入管理加算 250点（入室後早期から経腸栄養を開始した場合は、当該開始日以降は400点）	重症患者の特定集中治療室への入室後、早期（48時間以内）に管理栄養士が特定集中治療室の医師、看護師、薬剤師等と連携し、早期の経口移行・維持及び低栄養の改善等につながる栄養管理を実施した場合、７日を限度として、所定点数に加算する。入院栄養食事指導料は別に算定できない。
周術期栄養管理実施加算 270点	全身麻酔下で実施する手術を要する患者に対して、医師及び管理栄養士が連携し、当該患者の日々変化する栄養状態を把握し、術前・術後における適切な栄養管理を実施した場合に加算する。
入院栄養管理体制加算（入院初日及び退院時） 270点	管理栄養士が、特定機能病院入院基本料を算定している患者に対して、栄養スクリーニング、他職種とのカンファレンス等の実施による栄養管理を行った場合で、当該患者に対して退院後の栄養食事管理に関する指導を行い、入院中の栄養管理に関する情報を他の保険医療機関等に提供した場合について算定する。
栄養情報提供加算 50点	入院栄養食事指導料を算定している患者について、栄養指導に加え退院後の栄養・食事管理について指導し、入院中の栄養管理に関する情報を示す文書を用いて患者に説明するとともに、これを他の保険医療機関又は介護老人保健施設、介護老人福祉施設、介護療養型医療施設、介護医療院、指定障害者支援施設等若しくは福祉型障害児入所施設の医師又は管理栄養士に対して提供した場合に、入院中１回に限り、所定の点数に加算する。

栄養食事指導	外来栄養食事指導料 1．初回 ①対面で行った場合　260点 ②情報通信機器等を用いた場合　235点 2回目以降 ①対面で行った場合　200点 ②情報通信機器等を用いた場合　180点 2．初回 ①対面で行った場合　250点 ②情報通信機器等を用いた場合　225点 2回目以降 ①対面で行った場合　190点 ②情報通信機器等を用いた場合　170点	厚生労働大臣が定める特別食を必要とする患者に対して、医師の指示に基づき管理栄養士が具体的な献立によって指導を行った場合に、初回の指導を行った月は月2回、以降は月1回に限り算定する。 ※初回日が月末で初回付きに2回算定できない場合には、翌月に限り2回算定ができる。 1　保険医療機関の管理栄養士が当該保険医療機関の医師の指示に基づき、指導を行った場合（②については、医師の指示に基づき当該保険医療機関の管理栄養士が電話又は情報通信機器等によって必要な指導を行った場合）に算定する。 2　当該診療所以外（公益社団法人日本栄養士会若しくは都道府県栄養士会が設置し、運営する「栄養ケア･ステーション」又は他の保険医療機関に限る。）の管理栄養士が当該診療所の医師の指示に基づき、対面による指導を行った場合に算定する。
	入院栄養食事指導料 1．初回　260点 2回目　200点 2．初回　250点 2回目　190点	1　入院中の患者であって、厚生労働大臣が定めるものに対して、歯科医師と医師との連携により管理栄養士が具体的な献立によって指導を行った場合に、入院中2回を限度として算定する（1週間に1回を限度とし、1週間とは月曜日から日曜日を指す）。 2　有床診療所において、当該診療所以外（公益社団法人日本栄養士会若しくは都道府県栄養士会が設置し、運営する「栄養ケア・ステーション」又は他の保険医療機関に限る。）の管理栄養士が当該診療所の歯科医師と医師との連携により、対面による指導を行った場合に算定する。 常勤の管理栄養士を配置している場合には、栄養管理実施加算を算定し、入院栄養食事指導料は算定できない。
	集団栄養食事指導料 80点	厚生労働大臣が定める特別食を必要とする複数の患者（概ね15人以内）に対して、医師の指示に基づき管理栄養士が栄養指導（概ね40分以上）を行った場合に、患者1人につき月1回に限り算定する。
	糖尿病透析予防指導管理料 350点	外来の糖尿病患者のうち、ヘモグロビンA1cが6.1%以上または、内服薬やインスリン製剤を使用している者であって、糖尿病性腎症第2期以上の患者（現に透析療法を行っている者を除く）に対し、医師が糖尿病透析予防に関する指導の必要性があると認めた場合に、月1回に限り算定する。 専任の医師、当該医師の指示を受けた専任の看護師及び管理栄養士（透析予防診療チーム）が当該患者に対し、日本糖尿病学会の「糖尿病治療ガイド」等に基づき、患者の病期分類、食塩制限及びたんぱく制限等の食事指導、運動指導、その他生活習慣に関する指導等を必要に応じて個別に実施した場合に算定する。
	在宅患者訪問栄養食事指導料 1． イ　単一建物診療患者が1人の場合　530点 ロ　単一建物診療患者が2人以上9人以下の場合　480点 ハ　イ及びロ以外の場合　440点 2． イ　単一建物診療患者が1人の場合　510点 ロ　単一建物診療患者が2人以上9人以下の場合　460点 ハ　イ及びロ以外の場合　420点	1、2ともに、別に厚生労働大臣が定めるものに対して、診療に基づき計画的な医学管理を継続して行い、かつ、管理栄養士が訪問して具体的な献立等によって栄養管理に係る指導を行った場合に、月2回に限り算定する。 1　保険医療機関の管理栄養士が当該保険医療機関の医師の指示に基づき、指導を行った場合に算定する。 2　診療所において、当該診療所以外（公益社団法人日本栄養士会若しくは都道府県栄養士会が設置し、運営する「栄養ケア・ステーション」又は他の保険医療機関に限る。）の管理栄養士が当該診療所の医師の指示に基づき、対面による指導を行った場合に算定する。 •イは、在宅での療養を行っている通院が困難な者（建物内に当栄養食事指導の対象となる患者が1人のみの場合） •ロは、同じく在宅での療養を行っている通院が困難な患者（建物内に当栄養食事指導の対象となる患者が1日に2人以上算定する場合）

出所）「診療報酬の算定方法の一部を改正する件」令和4年厚生労働省告示第54号、「診療報酬の算定方法の一部改正に伴う実施上の留意事項について(通知)」令和4年3月4日保医発0304第1号をもとに作成

栄養食事指導は、入院・外来・個別・集団があり、主治医の指示により実施される。栄養食事指導において管理栄養士への指示事項は、当該患者ごとに適切なものとし、少なくとも熱量・熱量構成、たんぱく質、脂質その他の栄養素の量、病態に応じた食事の形態等に係る情報のうち、医師が必要と認めるものについて、具体的な指示を含まなければならない。

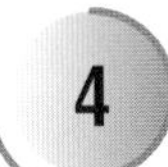

4　栄養・食事管理の特徴

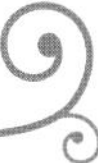

新生児から高齢者まですべての年代の傷病者が対象になり、治療の一環として栄養と食事管理が行われている。

疾病の早期治療や重症化予防として、各種栄養素の量や質の調整が必要になるため、対象者の病態や病状ごとに栄養素の詳細な調整が行われている。一般治療食における食品構成は、献立の前月の15日現在の常食対象者の荷重平均栄養所要量から算出された基準量とするが、特別食はあらかじめ医師と相談して疾患ごとの栄養摂取基準「院内約束食事せん」を作成して、その基準量に見合った献立作成を行い、食事管理を実施している。

さらに喫食者は咀嚼や嚥下機能も大きく異なるため、食事の形態への工夫も行われている。近年では、地域包括ケアシステムが推進され、一人の患者が転院や在宅療養することを鑑み、「日本摂食嚥下リハビリテーション学会嚥下調整食分類2021」（通称「嚥下調整食学会分類2021」、図表 9-9 ▶p.212）を用いて、食事の形態の呼び名を統一しようとする、施設や地域の取り組みも増加している。

5　生産管理の特徴

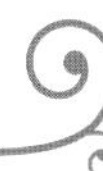

現在の病院給食は、朝・昼・夕食に加え、補食の提供も行っている。疾病や咀嚼・嚥下能力ごとに調整する栄養素や食形態のほか、使用できる食品や調理方法も異なる。そのうえ、集団給食でありながらも個別対応給食に移行してきたため、１区分で提供する食事の種類は極めて多くなっている。

施設の規模に大きな差があるため、100床以下の小規模病院、200床から300床の中規模病院、1,000床を超える大規模病院では、それぞれ使用する調理器具や調理方法などのほか、献立内容も大きく異なる。

また、直営で給食を運営している病院は少なく、給食受託企業に給食運営業務の一部から全部を委託する病院が多い。しかし、近年は生産管理に携わる従事者不足が進み、給食受託企業も人員の確保が困難になり、新規営業活動を控える地域や、採算がとれずに撤退する施設も増えている。また、従事者不足を解消するために、クックサーブを減少させて、クックチルやクックフリーズ、さらにニュークックチルやニュークックフリーズを取り入れて、少人数制の提供システムに移行している。特に朝食は、従事者不足が深刻なため、施設の改修などの設備投資を行い、朝食のみクックチルとする病院も増えている。

6　安全・衛生管理の特徴

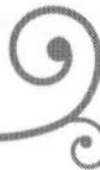

安全・衛生管理は、入院患者の栄養管理で最も重要である。免疫能が低下し、抵抗力も下がっている傷病者に提供する食事をつくる際には、最善の注意を図る必要がある。

現在では大小の規模にかかわらず、多くの病院給食においてHACCPの概念に基づいた、大量調理施設衛生管理マニュアルに遵守した衛生管理が行われている。

7　施設・設備管理の特徴

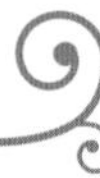

近年では、HACCPの概念に基づき、大量調理施設衛生管理マニュアルに則った施設が増え、施設の増改築の際には、管轄の保健所からも必ず指導が行われている。床や空調はドライシステムとし、スチームコンベクションやブラストチラーを備えて、食品や料理の温度管理は徹底されている。

一般的には地下に厨房を配置し、入院患者と給食業務従事者との接点を極力少なくして、感染症予防に努めることが多い。ただし、近年では厨房機器や建築技術の進歩にともない、汚染や臭気の問題は解決されているため、最上階などに食堂とともに厨房を設ける病院もあり、喫食者のアメニティーを重視した施設も増えている。

☑ 確認テスト 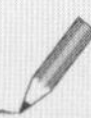

①入院時食事療養費は医療保険の診療報酬から支払われる。

②入院の栄養食事指導は１回350点である。

③入院時食事療養（Ⅰ）の特別食加算は患者の自己負担である。

④食事療養費は１食単位で１日３食を限度として算定する。

⑤入院基本料の算定は栄養士の配置が要件である。

第9章 高齢者・介護福祉施設

章の目的

社会構造が急激に変化している中、地域の介護予防や高齢者福祉の拠点である地域包括支援センターを中心に限られた人材と財源を有効に活用し、社会全体で高齢者を支える仕組みへと変革するときを迎えている。その変化の中で高齢者の食を支援するためには、老人福祉法、介護保険法の内容をよく理解し、安心・安全でおいしい食事が提供できる給食管理、運営を行う能力を高めることが大切である。また、施設内での栄養管理体制を理解し、実践する力が求められる。

1 給食の目的

高齢者・介護福祉施設における給食は、高齢者の生活の場であることを考慮して、家庭的で季節感を感じることのできる楽しい食事で、生活の質を向上させる目的で提供されている。また、疾病治療のための療養食や摂食機能障害の程度に応じた食形態など身体状況の個人差に配慮した食事が求められる。

2 施設の分類

1 …… 施設の概要

高齢者・介護福祉施設は、老人福祉法と介護保険法で定められた施設で、介護や医療的なケアを行いながら入所者が自分の力で生活する力を保持するための支援を行うことを目的とした施設である。

老人福祉法は、高齢者全体の福祉の向上を目標として定められた法律であり、社会の変化とともに様々な改正が行われてきた。介護保険法成立後、要介護高齢者へのサービス提供は介護保険制度*1へ移行されたが、やむを得ない事情等で介護保険料を納めることができずに介護保険制度を利用できない場合、老人福祉法において入所の措置がとられる。

介護保険の保険給付には、①要介護１から５と認定された人（要介護者）のた

補足説明

＊1　2000（平成12）年に介護が必要となった高齢者や家族を支えるためのサービスの給付を行う目的で創設された。介護保険の運用は、市町村（保険者）が行い、40歳以上の人が介護保険料を納めて社会全体で介護を支える仕組みが始まった。介護保険は、３年ごとの改正があり、社会情勢に対応しながら見直しが行われる。

めの「介護給付」、②要支援1から2と認定された人（要支援者）のための「予防給付」、③市町村が条例により独自に定めることができる「市町村特別給付」がある。要介護者が利用できるサービスには、「居宅サービス」「施設サービス」「地域密着型サービス」があり、要支援者が利用できるサービスには、「介護予防サービス」「地域密着型介護予防サービス」がある（図表9-1）。地域密着型サービスは、今後増加が見込まれる認知症高齢者や単独世帯の高齢者が住み慣れた地域で続けて生活でき、地域の特性に即したサービスを受けられるように、介護予防とあわせて創設された。市町村での地域ケアを推進するため、事業者の指定、指導、監督は市町村が行う。

利用者は、原則、介護サービスの利用にかかる費用の1割（一定以上所得者の場合は2割または3割）と、食費、居住費（滞在費）を自己負担する。食費、居住費については、低所得者などに対して減額する制度がある。

図表9-1　介護保険サービスの種類（地域支援事業等を除く）

	予防給付におけるサービス	介護給付におけるサービス
都道府県が指定・監督を行うサービス	◎介護予防サービス 【訪問サービス】 ○介護予防訪問入浴介護 ○介護予防訪問看護 ○介護予防訪問リハビリテーション ○介護予防居宅療養管理指導 【通所サービス】 ○介護予防通所リハビリテーション 【短期入所サービス】 ○介護予防短期入所生活介護 ○介護予防短期入所療養介護 ○介護予防特定施設入居者生活介護 ○介護予防福祉用具貸与 ○特定介護予防福祉用具販売	◎居宅サービス 【訪問サービス】 ○訪問介護 ○訪問入浴介護 ○訪問看護 ○訪問リハビリテーション ○居宅療養管理指導 【通所サービス】 ○通所介護 ○通所リハビリテーション 【短期入所サービス】 ○短期入所生活介護 ○短期入所療養介護 ○特定施設入居者生活介護 ○福祉用具貸与 ○特定福祉用具販売 ◎施設サービス ○介護老人福祉施設 ○介護老人保健施設 ○介護療養型医療施設 ○介護医療院
市町村が指定・監督を行うサービス	◎介護予防支援 ◎地域密着型介護予防サービス ○介護予防小規模多機能型居宅介護 ○介護予防認知症対応型通所介護 ○介護予防認知症対応型共同生活介護（グループホーム）	◎地域密着型サービス ○定期巡回・随時対応型訪問介護看護 ○小規模多機能型居宅介護 ○夜間対応型訪問介護 ○認知症対応型通所介護 ○認知症対応型共同生活介護（グループホーム） ○地域密着型特定施設入居者生活介護 ○地域密着型介護老人福祉施設入所者生活介護 ○看護小規模多機能型居宅介護 ○地域密着型通所介護 ◎居宅介護支援
その他	○住宅改修	○住宅改修

出所）厚生労働統計協会編『国民の福祉と介護の動向2020／2021』厚生労働統計協会　2020年　153頁を一部改変

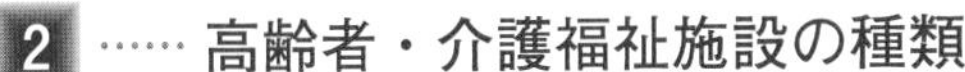

2 …… 高齢者・介護福祉施設の種類

老人福祉法上の施設には特別養護老人ホーム、養護老人ホーム、軽費老人ホーム、老人デイサービスセンター、老人短期入所施設、老人福祉センター、老人介護支援センターがある（図表9-2）。このうち、介護保険によるサービスを行う施

図表9-2　老人福祉法上の施設（老人福祉施設）

施設	施設の目的	栄養士配置規定
特別養護老人ホーム	65歳以上の人で、身体上又は精神上の著しい障害があるため、常時介護を必要とし、かつ在宅生活が困難な高齢者に対し、入浴・排せつ・食事等の日常生活の世話、機能訓練、健康管理、療養上の世話を行うことを目的とした施設。	• 1人以上 • 入所定員が40人を超えない特別養護老人ホームにおいて、他の社会福祉等の栄養士と連携が図ることにより効果的な運営が期待でき、入所者の処遇に支障がないときは置かないことができる。
養護老人ホーム	65歳以上の人で、身体上又は精神上又は環境上の理由、及び経済的理由により、家庭での生活が困難な高齢者を入所させて養護することを目的とした施設。	• 1人以上 • 特別養護老人ホームに併設する入所定員50人未満の養護老人ホーム(併設する特別養護老人ホームの栄養士と連携が図ることにより効果的な運営が期待でき、入所者の処遇に支障がないときは置かないことができる)
軽費老人ホーム	夫婦どちらかが60歳以上の人で、家庭環境、住宅事情等の理由により居宅において生活することが困難な高齢者が低額な料金で入所し、食事の提供その他日常生活上必要な便宜を受けることができる施設。食事サービスがあるA型と自炊のB型がある。	• 1人以上 • 入所定員が40人以下または他の社会福祉施設等の栄養士との連携を図ることにより効果的な運営を期待することができ、入所者に提供するサービスに支障がない場合には、栄養士を置かないことができる。 • 都市型軽費老人ホーム(入所定員20人以下の小規模な軽費老人ホーム)の場合1人以上(入所者に提供するサービスに支障がない場合には、栄養士を置かないことができる。 • 現存する軽費老人ホームA型の場合1人以上(併設する特別養護老人ホームの栄養士との連携を図ることにより効果的な運営を期待することができ、入所者に提供されるサービスに支障がない場合には、栄養士を置かないことができる)
老人デイサービスセンター	65歳以上の人で、日常生活を営むのに支障のある高齢者に対し、入浴・食事の提供、機能訓練、介護の方法や生活等に関する相談及び助言、健康診査等のさまざまなサービスを日帰りで提供することを目的とする施設。	
老人短期入所施設	65歳以上の人で、本人の心身の状況や、家族の病気、冠婚葬祭・出張等のため、又は家族の身体的・精神的な負担軽減等を図るために、居宅において介護を受けることが一時的に困難になった方が短期間入所し、介護や日常生活上の支援を受けることができる施設。	
老人福祉センター	無料又は低額な料金で、地域の高齢者に対して各種の相談に応ずるとともに、健康の増進、教養の向上及びレクレーションのための便宜を総合的に供与することを目的とした施設。	
老人介護支援センター	老人福祉に関する専門的な情報提供、相談、居宅介護を受ける老人とその養護者などと老人福祉事業者との間の連絡調整、その他援助を総合的に行うことを目的とした施設。	

図表 9-3　介護保険法上の施設（介護保険施設）

施設	施設の目的	栄養士配置規定
介護老人福祉施設（入所定員が30人以上である特別養護老人ホーム）	65歳以上の人で、常に介護を必要としながら、自宅では介護を受けることができない人に対して施設サービス計画に基づいて、入浴、排せつ、食事などの介護その他の日常生活上の世話、機能訓練、健康管理及び療養上の世話を行う施設。	• 1人以上 • 所定員が40人を超えない特別養護老人ホームにおいて、他の社会福祉等の栄養士と連携が図ることにより効果的な運営が期待でき、入所者の処遇に支障がないときは置かないことができる。
介護老人保健施設（老人保健施設）	65歳以上の人で、病状が安定し、入院の必要はないが、家庭復帰のためにリハビリテーションを必要とする人のための施設。	• 入所定員100以上の場合1人以上
介護療養型医療施設（療養型病床群など）＊	65歳以上の人で、病気の急性期は過ぎたが、慢性の病気や認知症で長期間の介護・療養を必要とする人のための施設。	• 病床数100以上の場合1人以上
介護医療院	65歳以上の人で、医療を必要とする要介護者の長期療養・生活するための施設。	• 入所定員100以上の場合1人以上

注）＊設置期限は2023年度末。

設は、介護老人福祉施設（都道府県の指定を受けた定員30人以上の施設で、特別養護老人ホームともいう）、介護老人保健施設（すぐには在宅復帰できない人の、早期の在宅復帰を目指す施設）、介護療養型医療施設（状態は比較的安定しているが長期療養のために医療の必要な人が入所する施設）、介護医療院（介護老人保健施設と介護療養型医療施設の両機能を併せもつ施設）がある（図表 9-3）。今後は、2023年度末までに介護療養型医療施設から介護医療院＊2等への転換が図られる。

補足説明

＊2　介護医療院は「長期にわたり療養が必要である者に対し、施設サービス計画に基づいて、療養上の管理、看護、医学的管理の下における介護及び機能訓練その他必要な医療並びに日常生活上の世話を行う施設」（介護保険法第8条29項）である。2018（平成30）年4月に創設された。

3　経営管理の特徴

1 …… 介護保険施設の食費

2005（平成17）年の介護保険法改正によって、在宅と施設の利用者負担の公平性の観点から、介護保険施設の食費（食材料費と調理費）は保険給付の対象外となり、利用者負担となった。利用者負担の水準は、利用者と施設の契約により定められることとなっている。なお、食費の基準費用額（国が定めた標準的な額）は、2021（令和3）年8月から1,445円／日へと引き上げられた。

2 …… 栄養に関わる介護報酬

介護報酬とは、図表 9-4のように事業者などが提供する介護サービスの対価と

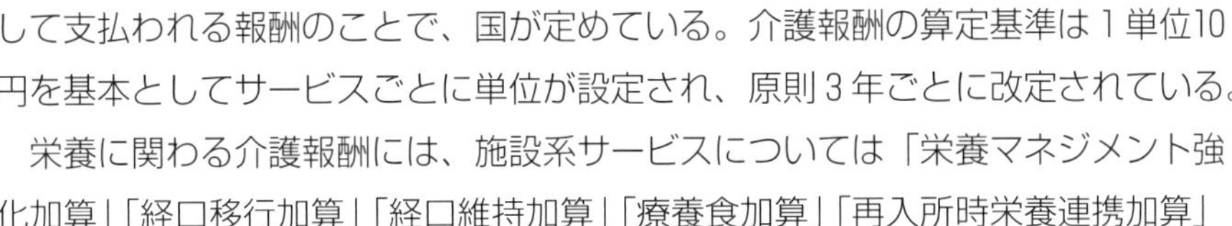

して支払われる報酬のことで、国が定めている。介護報酬の算定基準は１単位10円を基本としてサービスごとに単位が設定され、原則３年ごとに改定されている。

栄養に関わる介護報酬には、施設系サービスについては「栄養マネジメント強化加算」「経口移行加算」「経口維持加算」「療養食加算」「再入所時栄養連携加算」

図表 9-4　各種の施設系サービスの栄養管理に対する評価

内容	単位	条件
栄養マネジメント強化加算	11単位／日	• 管理栄養士を常勤換算方式で入所者の数を50（施設に常勤栄養士１人以上配置し、給食管理を行っている場合は70）で除して得た数以上配置すること。 • 低栄養状態のリスクが高い入所者に対し、①医師、管理栄養士、看護師等が共同して作成した栄養ケア計画に従い、食事の観察（ミールラウンド）を週３回以上行い、入所者ごとに栄養状態、嗜好等を踏まえた食事の調整等を実施すること。②入所者が、退所する場合において、管理栄養士が退所後の食事に関する相談支援を行うこと。 • 低栄養状態のリスクが低い入所者にも、食事の際に変化を把握し、問題がある場合は、早期に対応すること。 • 入所者ごとの栄養状態等の情報を厚生労働省に提出し、継続的な栄養管理の実施に当たって、当該情報その他継続的な栄養管理の適切かつ有効な実施のために必要な情報を活用していること。 • 褥瘡マネジメント加算の併算定を可能とする。 • LIFE（科学的介護情報システム）を活用する（特にフィードバック）。
経口移行加算*	28単位／日	• 医師の指示に基づき、医師、歯科医師、管理栄養士、看護師、介護支援専門員その他の職種の者が共同して、経管により食事を摂取している入所者ごとに経口移行加算計画を作成していること。 • 医師の指示を受けた管理栄養士又は栄養士が、経口による食事の摂取を進めるための栄養管理を行った場合、計画が作成された日から起算して180日以内の期間に限り、１日につき所定単位数を加算する。 • 180日を超えても、経口による食事の摂取が一部可能であり、医師が経口移行のための栄養管理及び支援の必要性を認めた場合には引き続き加算できる。
経口維持加算（Ⅰ）*	400単位／月	• 経口により食事を摂取する者で、摂食機能障害を有し、誤嚥が認められる入所者に対して、医師または歯科医師の指示に基づき、医師、歯科医師、管理栄養士、看護師、介護支援専門員その他の職種が共同して、入所者の栄養管理をするための食事の観察及び会議等を行う。 • 入所者ごとに、経口による継続的な食事の摂取を進めるための経口維持計画を作成する。 • 経口維持計画が作成された日の属する月から、１月につき所定単位数を加算する。 • 経口移行加算との併算定は不可。
経口維持加算（Ⅱ）*	100単位／月	• 協力歯科医療機関を定めている指定介護老人福祉施設が、経口維持加算（Ⅰ）を算定している場合であって、入所者の経口による継続的な食事の摂取を支援するための食事の観察及び会議等に、医師（指定介護老人福祉施設の人員、設備及び運営に関する基準第２条第１項第１号に規定する医師を除く）、歯科医師、歯科衛生士または言語聴覚士が加わった場合は、１月につき所定単位数を加算する。
療養食加算	６単位／回 短期入所生活介護・短期入所療養介護の場合８単位／回	• 疾病治療の直接手段として医師の発行する食事せんに基づいて、食事の提供が管理栄養士または栄養士によって管理され、入所者の年齢、心身の状況によって適切な栄養量及び内容の食事の提供が行われた時は、１回につき所定単位数を加算する。 • 上記の治療食とは、以下の通り（経口・経管の別を問わない）。 • 糖尿病食、腎臓病食、肝臓病食、胃潰瘍食（流動食は除く）、貧血食、膵臓病食、脂質異常症食、痛風食、特別な場合の検査食（潜血食など）。 • 減塩食を心臓疾患等に対して行う場合は、腎臓病食に準じて取り扱う。（総量6.0g未満の減塩食）。高血圧症に対して行う場合は、加算対象にならない。高度肥満症（肥満度が＋70%以上またはBMIが35以上）に対しての食事療法は、脂質異常症食に準じて取り扱う。

再入所時栄養連携加算*	200単位／回	●介護保険施設の入所者が医療機関に入院し、施設入所時とは大きく異なる栄養管理が必要となった場合(経管栄養又は嚥下調整食の新規導入)であって、介護保険施設の管理栄養士が当該医療機関での栄養食事指導に同席し、再入所後の栄養管理について当該医療機関の管理栄養士と相談の上、栄養ケア計画の原案を作成し、当該介護保険施設へ再入所した場合に、1回に限り算定できる。 ●指導又はカンファレンスへの同席は、テレビ電話装置等の活用が可能。ただし、当該者又はその家族が参加の場合には、これらの活用について同意を得ること。

注）＊栄養ケア・マネジメント未実施の場合は算定できない。

出所）「指定施設サービス等に要する費用の額の算定に関する基準」平成12年2月10日厚生省告示第21号、「指定居宅サービスに要する費用の額の算定に関する基準等の一部を改正する告示」令和3年3月15日厚生労働省告示第73号、「指定居宅サービス等の事業の人員、設備及び運営に関する基準」平成11年厚生省令第37号、「指定居宅サービス等の人員、設備及び運営に関する基準等の一部を改正する省令」令和3年1月25日厚生労働省令第9号をもとに作成

図表 9-5　各種の通所系サービス、居住系サービス、多機能型サービスの栄養管理に対する評価

内容	単位	条件
栄養改善加算	150単位／回 ※原則、3月以内、月2回を限度とする。	●通所系サービス、看護小規模多機能型居宅介護を利用するもので、低栄養状態またはそのおそれのある利用者に対して、低栄養状態の改善等を目的として、個別的に実施される栄養食事指導等の栄養管理であって、利用者の心身の状態の維持または向上に資すると認められるもの（栄養改善サービス）を行った場合、所定単位数を加算する。 ●当該事業所の職員として、又は外部*との連携により管理栄養士を1名以上配置していること。 ●利用者の栄養状態を利用開始時に把握して、管理栄養士、看護職員、介護職員、生活相談員その他の職種が共同して、利用者ごとの摂食・嚥下機能及び食形態にも配慮した栄養ケア計画を作成すること。 ●利用者ごとの栄養ケア計画にしたがい、管理栄養士等が栄養改善サービスを行っているとともに、利用者の栄養状態を定期的に記録すること。 ●利用者ごとの栄養ケア計画の進捗状況を定期的に評価すること。 ●栄養改善サービスの提供に当たって、必要に応じ居宅を訪問すること。
口腔・栄養スクリーニング加算（Ⅰ）	20単位／回	●利用者全員が対象。 ●利用者に対し、利用開始時及び利用中6月ごとに口腔及び栄養状態について確認を行い、当該利用者の栄養状態に係る情報（医師・歯科医師・管理栄養士等への相談提言を含む。）を介護支援専門員に文書で共有した場合に算定する。 ●栄養アセスメント加算、栄養改善加算、及び口腔機能向上加算との併算定は不可。
口腔・栄養スクリーニング加算（Ⅱ）	5単位／回	●栄養アセスメント加算、栄養改善加算又は口腔機能向上加算を算定しており加算（Ⅰ）を算定できない場合にのみ算定可能。
栄養アセスメント加算	50単位／月	●利用者全員が対象。 ●当該事業所の従事者として又は外部*との連携により管理栄養士を1人配置していること。 ●利用者ごとに、管理栄養士、看護職員、介護職員、生活相談員その他の職種のものが共同して栄養アセスメントを実施し、当該利用者又はその家族に対してその結果を説明し、相談等に必要に応じ対応すること。 ●利用者ごとの栄養状態等の情報を厚生労働省に提出し、栄養管理の実施に当たって、当該情報その他栄養管理の適切かつ有効な実施のために必要な情報をLIFE（科学的介護情報システム）で活用していること。 ●口腔・栄養スクリーニング加算（Ⅰ）及び栄養改善加算との併算定は不可。
栄養管理体制加算	30単位／月	●認知症グループホームにおいて、管理栄養士（外部*との連携含む）が、日常的な栄養ケアに係る介護職員への技術的助言や指導を行うこと。

注）＊他の介護事業所、医療機関、介護保険施設、日本栄養士会や都道府県栄養士会が設置・運営する「栄養ケア・ステーション」。ただし、介護保険施設については、常勤で1人以上又は栄養マネジメント強化加算の算定要件の数を超えて管理栄養士を配置している施設に限る。

出所）図表9－4に同じ

図表 9-6　指定居宅サービスの栄養管理に対する評価

内容	単位	条件
居宅療養管理指導費（Ⅰ）※当該事業所の管理栄養士	（一）単一建物居住者１人に対して行う場合　544点 （二）単一建物居住者２人以上９人以下に対して行う場合　486点 （三）（一）及び（二）以外の場合　443点	●管理栄養士が医師の指示に基づき、特別食（医師の食事せんに基づく腎臓病食、糖尿病食、脂質異常症食、痛風食など）を必要とする。 ●または、低栄養状態にあると医師が判断した利用者に対して、居住又は居住系施設を訪問し、栄養管理に関する情報提供及び栄養食事相談又は助言を行った場合に、月２回を限度に算定する。 ●１回に30分以上の指導が必要である。
居宅療養管理指導費（Ⅱ）※当該事業所以外の管理栄養士	（一）単一建物居住者１人に対して行う場合　524点 （二）単一建物居住者２人以上９人以下に対して行う場合　466点 （三）（一）及び（二）以外の場合　423点	

出所）図表９－４に同じ

がある。また、通所系サービス等に関わる「栄養改善加算」「口腔･栄養スクリーニング加算（Ⅰ・Ⅱ）」「栄養アセスメント加算」、認知症グループホームに関わる「栄養管理体制加算」（図表 9-5）、訪問サービスに関わる「居宅療養管理指導費（Ⅰ・Ⅱ）」（図表 9-6）がある。

令和３年度の介護報酬改定では、介護保険施設での栄養ケア・マネジメントの強化を目的に栄養マネジメント加算は廃止され「入所者ごとの継続的・計画的な栄養管理を行うこと」が基本サービスとなった。人員基準は、栄養士または管理栄養士１人以上配置となった。そのため、栄養ケア・マネジメントの未実施の場合には14単位／日減算される（３年の経過措置期間を設ける)。また、多職種連携における管理栄養士の関与の強化として、介護保険施設において看取りへの対応に関わる加算(看取り介護加算、ターミナルケア加算)または基本報酬の算定要件において、管理栄養士が明記された。その他に褥瘡マネジメント加算、褥瘡対策指導管理の算定要件においても管理栄養士が明記された。

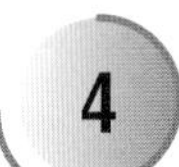

4　栄養・食事管理の特徴

1 …… 栄養計画

（１）給与栄養目標量の設定

「日本人の食事摂取基準（2020年版）」では、高齢者の年齢区分が65～74歳と75歳以上に分けられた。また、フレイルとそれに関連するサルコペニア・認知症予防を考慮して、エネルギー、各種栄養素の値が引き上げられた。各施設では、年齢別、性別及び身体活動レベルをもとに作成された人員構成に加え、体格や健康状態の個人差を考慮し、数種類の給与栄養目標量を設定する。高齢者は加齢や

図表 9-7　栄養ケア・マネジメントの流れ

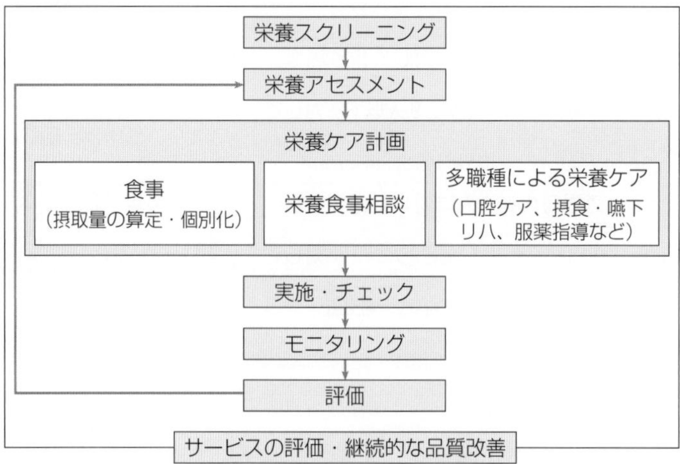

栄養スクリーニング：	身体状況、体重減少率、血清アルブミン値、食事摂取量などから低栄養状態者を選定し、リスクと関連要因を明らかにする。
栄養アセスメント：	臨床診査、臨床検査、身体計測や食事調査から低栄養の課題を抽出する。
栄養ケア計画：	対象者のケアに携わる多職種にて栄養ケア計画（プラン）を協議する。栄養ケアとして、栄養補給法、栄養教育、栄養ケア・栄養プログラムを立案する。
実施・チェック：	計画に基づいて実施する。
モニタリング・評価：	多職種との協議により、対象者の栄養状態と栄養ケア計画上の問題点について評価・判定する。
再栄養アセスメント：	再評価により計画、実施、教育方法を検討し、栄養ケア計画を修正する。

出所）厚生労働省「栄養改善マニュアル（改訂版）」2009年
厚生省老人保健事業推進等事業「高齢者の栄養管理サービスに関する研究報告書」1997年　p. 8 を改変

病状の悪化などにともなう体調の変化がみられることが多く、喫食量にも大きく影響する。したがって、入所者の食事摂取量を十分に把握し低栄養に陥らないように栄養計画の見直しも大切である。

（2）栄養ケア・マネジメント

栄養ケア・マネジメントとは、多職種によって入所者の栄養状態を評価、計画、実施、再評価というプロセスを通して健康維持・向上を支援する方法である。具体的には以下の手順で進める（図表 9-7）。

①入所者ごとに栄養スクリーニングを実施し、栄養状態のリスクの階層化を行う。
②栄養アセスメントを行い、栄養ケア計画書（案）を作成する。
③多職種による検討会にて栄養ケア計画書を確定し、入所者・家族への説明同意を行う。栄養ケア計画に基づき、実施、モニタリングを行い、評価を行う。
④その後、PDCAサイクルにて入所者の栄養状態を定期的に把握し、必要に応

図表 9-8　高齢者の食事に及ぼす機能の変化

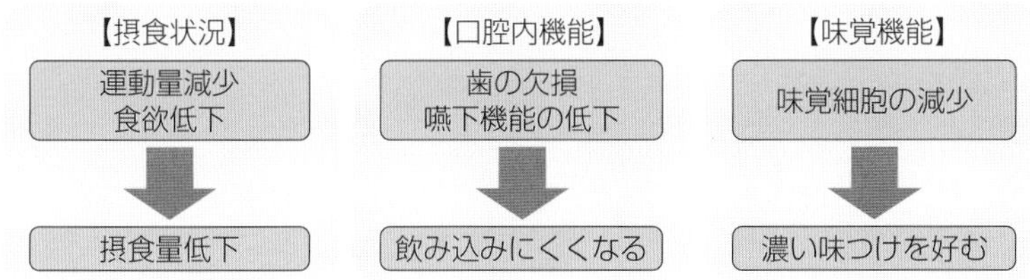

じて改善を繰り返す。

2 …… 食事計画

（1）施設入所者の特徴

入所者は、高齢であり、加齢にともなう身体機能の低下、日常生活自立度、要介護度、病状など個人差が大きい。複数の疾患を抱え、歯の欠損や摂食機能障害など食べることに支障がみられる（図表 9-8）。

（2）食事管理計画に関する留意点

❶季節感や地域の食文化を感じることのできる家庭的な食事

長期にわたり施設内で生活する入所者が多いため、献立は入所者の嗜好を調査し、四季の変化、地域の食文化など自宅での食事に近い家庭的な献立を心がける。また、「お誕生会」「花見」「夏まつり」「行楽弁当」などのイベント食で楽しみを随所に盛り込み、期待感がある内容とする。

❷病態への食事対応

入所者が抱える各種の疾患に対しては、医師の指示に基づき特別に配慮した食事が必要である。

❸摂食機能障害に配慮した嚥下調整食への対応

入所者の摂食機能障害に応じて、主食、主菜、副菜の形態をきざみ食、ゼリー食、ミキサー食などを提供し、誤嚥による肺炎を防止する取り組みが行われている。入所者は、病状の変化により介護福祉施設から医療施設へ転院することも多く、施設間での名称や食事形態の基準統一が、入所者の栄養管理上、大切である。平成30年度介護報酬改定では、施設系サービス、居宅・通所系サービスの様式例において「日本摂食嚥下リハビリテーション学会嚥下調整食分類2021」（以下、学会分類）の記載が示された＊3。これにより施設間での情報共有化の体制が整ったといえる。

学会分類には５段階あり、以下のような特徴がある（図表 9-9）。

- コード０（嚥下訓練食品0j・嚥下訓練食0t）：誤嚥のリスクの高い重度な嚥下

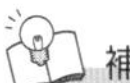
補足説明

＊３　施設系サービスは、「栄養マネジメント加算および経口移行加算等に関する事務処理手順及び様式の提示について」（平成17年９月７日老老発第0907002号）による。居宅・通所系サービスは、「居宅サービスにおける栄養ケア・マネジメント等に関する事務処理手順例及び様式例の提示について」（平成18年３月31日老老発第0331009号）による。

図表 9-9　学会分類2021（食事）早見表

コード【1-8項】		名称	形態	目的・特色	主食の例	必要な咀嚼能力【1-10項】	他の分類との対応【1-7項】
0	j	嚥下訓練食品0j	均質で、付着性・凝集性・かたさに配慮したゼリー 離水が少なく、スライス状にすくうことが可能なもの	重度の症例に対する評価・訓練用 少量をすくってそのまま丸呑み可能 残留した場合にも吸引が容易 たんぱく質含有量が少ない		（若干の送り込み能力）	嚥下食ピラミッドL0 えん下困難者用食品許可基準Ⅰ
	t	嚥下訓練食品0t	均質で、付着性・凝集性・かたさに配慮したとろみ水 （原則的には、中間のとろみあるいは濃いとろみ*のどちらかが適している）	重度の症例に対する評価・訓練用 少量ずつ飲むことを想定 ゼリー丸呑みで誤嚥したりゼリーが口中で溶けてしまう場合 たんぱく質含有量が少ない		（若干の送り込み能力）	嚥下食ピラミッドL3の一部 （とろみ水）
1	j	嚥下調整食1j	均質で、付着性・凝集性・かたさ、離水に配慮したゼリー・プリン・ムース状のもの	口腔外で既に適切な食塊状となっている（少量をすくってそのまま丸呑み可能） 送り込む際に多少意識して口蓋に舌を押しつける必要がある 0jに比し表面のざらつきあり	おもゆゼリー、ミキサー粥のゼリー　など	（若干の食塊保持と送り込み能力）	嚥下食ピラミッドL1・L2 えん下困難者用食品許可基準Ⅱ UDF区分かまなくてもよい（ゼリー状） （UDF：ユニバーサルデザインフード）
2	1	嚥下調整食2-1	ピューレ・ペースト・ミキサー食など、均質でなめらかで、べたつかず、まとまりやすいもの スプーンですくって食べることが可能なもの	口腔内の簡単な操作で食塊状となるもの（咽頭では残留、誤嚥をしにくいように配慮したもの）	粒がなく、付着性の低いペースト状のおもゆや粥	（下顎と舌の運動による食塊形成能力および食塊保持能力）	嚥下食ピラミッドL3 えん下困難者用食品許可基準Ⅲ UDF区分かまなくてもよい
	2	嚥下調整食2-2	ピューレ・ペースト・ミキサー食などで、べたつかず、まとまりやすいもので不均質なものも含む スプーンですくって食べることが可能なもの		やや不均質（粒がある）でもやわらかく、離水もなく付着性も低い粥類	（下顎と舌の運動による食塊形成能力および食塊保持能力）	嚥下食ピラミッドL3 えん下困難者用食品許可基準Ⅲ UDF区分かまなくてもよい
3		嚥下調整食3	形はあるが、押しつぶしが容易、食塊形成や移送が容易、咽頭でばらけず嚥下しやすいように配慮されたもの 多量の離水がない	舌と口蓋間で押しつぶしが可能なもの 押しつぶしや送り込みの口腔操作を要し（あるいはそれらの機能を賦活し）、かつ誤嚥のリスク軽減に配慮がなされているもの	離水に配慮した粥　など	舌と口蓋間の押しつぶし能力以上	嚥下食ピラミッドL4 UDF区分舌でつぶせる
4		嚥下調整食4	かたさ・ばらけやすさ・貼りつきやすさなどのないもの 箸やスプーンで切れるやわらかさ	誤嚥と窒息のリスクを配慮して素材と調理方法を選んだもの 歯がなくても対応可能だが、上下の歯槽提間で押しつぶすあるいはすりつぶすことが必要で舌と口蓋間で押しつぶすことは困難	軟飯・全粥　など	上下の歯槽提間の押しつぶし能力以上	嚥下食ピラミッドL4 UDF区分舌でつぶせるおよびUDF区分歯ぐきでつぶせるおよびUDF区分容易にかめるの一部

学会分類2021は、概説・総論、学会分類2021（食事）、学会分類2021（とろみ）から成り、それぞれの分類には早見表を作成した。

本表は学会分類2021（食事）の早見表である。本表を使用するにあたっては必ず「嚥下調整食学会分類2021」の本文を熟読されたい。なお、本表中の【　】表示は、本文中の該当箇所を指す。

＊上記0tの「中間のとろみ・濃いとろみ」については、学会分類2021（とろみ）を参照されたい。本表に該当する食事において、汁物を含む水分には原則とろみを付ける。【1-9項】

ただし、個別に水分の嚥下評価を行ってとろみ付けが不要と判断された場合には、その原則は解除できる。他の分類との対応については、学会分類2021との整合性や相互の対応が完全に一致するわけではない。【1-7項】

出所）日本摂食・嚥下リハビリテーション学会医療検討委員会「日本摂食・嚥下リハビリテーション学会嚥下調整食分類2021」『日摂食嚥下リハ会誌』第25巻第2号　p.139　2021年

『日摂食嚥下リハ会誌25（2）：135-149, 2021』または日本摂食嚥下リハ学会ホームページ：https://www.jsdr.or.jp/wp-content/uploads/file/doc/classification2021-manual.pdf『嚥下調整食学会分類2021』を必ずご参照ください。

図表 9-10　食事用自助具の例

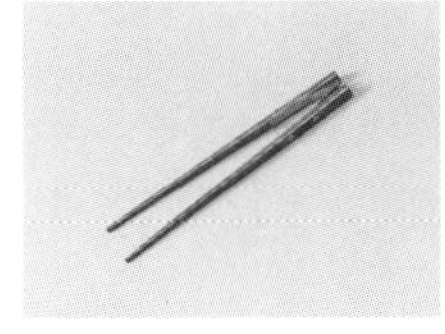

バネ付き箸

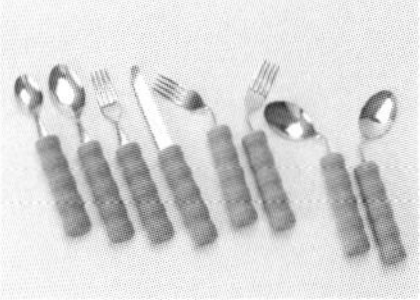

太柄のスプーンなど

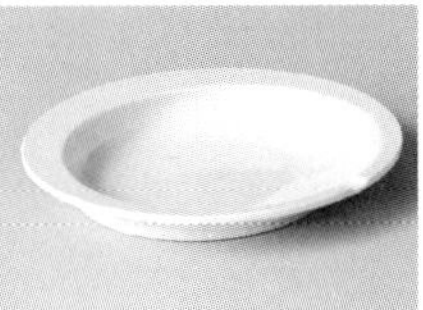

すくいやすい皿

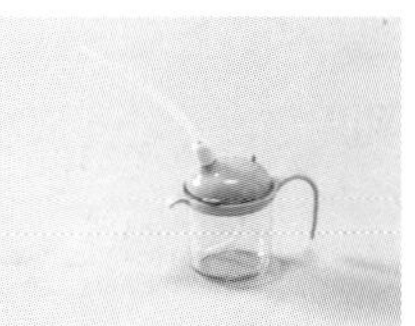

ストロー付きカップ

障害者に試すゼリー状、とろみ状の食形態である。

- コード１j（嚥下調整食１j）：誤嚥のリスクの高い重度な嚥下障害者に適した付着性、凝集性、かたさ、離水に配慮したゼリー、プリン、ムース状の食形態である。
- コード2-1（嚥下調整食2-1）：付着性、凝集性、かたさに配慮しミキサーなどで粉砕し均質な食形態でありスプーンですくって食べることが可能なものである。
- コード2-2（嚥下調整食2-2）：付着性、凝集性、かたさに配慮しミキサーなどで粉砕し不均質なものも含む食形態でありスプーンですくって食べることが可能なものである。
- コード３（嚥下調整食３）：形はあり、押しつぶしが容易、食塊形成や移送が容易、咽頭でばらけずに嚥下しやすい食形態である。
- コード４（嚥下調整食４）：かたさ、ばらけやすさ、はりつきやすさなどがなく、箸、スプーンで切れるやわらかさの食形態である。

❹水分補給

高齢者は、容易に脱水になりやすいため、食事やおやつの時間だけでなく積極的に水分補給を行う。

❺食器への配慮、食環境の整備

高齢で身体的な障害や手足の不自由な方のために食器や食事環境への配慮が必要である。現在、すくいやすく滑りにくい食器や箸、スプーン、マットなどが販売されている（図表 9-10）。食堂などは、音楽や和やかな雰囲気で食事ができる環境づくりに努める。

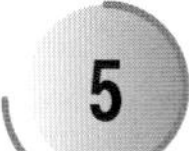

5　生産管理の特徴

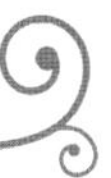

高齢者・介護福祉施設は、利用者の高齢化が進み、複数の疾患を抱え、摂食機能障害もともなうことからそれらを考慮した食事が求められている。また、家庭的で楽しみな食事の１つとして行事食なども毎月導入され、多様な種類の食事を

提供している。現在では、従業員不足、業務の効率化などにより給食運営を直営でなく、給食受託企業に委託している施設が多い。また、セントラルキッチンの利用など、さらに小人数制の提供システムを導入する施設も増加している。

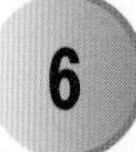

6　安全・衛生管理の特徴

高齢者・介護福祉施設では、低栄養のリスクの高い高齢者が対象であるため、安全・衛生管理は重要である。各施設においてもHACCPの概念に基づいた、大量調理施設衛生管理マニュアルを遵守した衛生管理が行われている。現在、ユニットケア方式＊4の導入により、ユニットごとに食事の提供が行われているため、給食職員のみならず食事提供に関与する職員への衛生教育が必要である。

用語解説

＊4　**ユニットケア方式**
入所者の住環境を改善し、プライバシーが確保された家庭的な雰囲気の中できめ細やかに介護することを目的に、高齢者を少人数のグループ（最大15人）に分けて1つのユニットを構成する。全室個室であり、ユニットごとに玄関、食堂、キッチン、リビング、風呂などの共有部分がある。感染症などの個別対応がしやすく、介護の質向上につながる。

7　施設・設備管理の特徴

現在、高齢者・介護福祉施設においては個室化、ユニットケアの導入が進められており、食堂もユニットごとに整備されている。そのため、各ユニット内で調理する場合は、小規模タイプの厨房機器が必要となる。

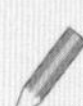

☑ 確認テスト

①居宅療養管理指導の食事指導は、調理をともなった指導が算定要件である。

②栄養改善加算の対象の「栄養ケア・ステーション」とは、日本栄養士会又は都道府県栄養士会が設置する「栄養ケア・ステーション」に限る。

③経口移行加算の対象は、経管栄養中の利用者であり、多職種で経口移行計画を作成し、180日を超えても医師の指示があれば加算は可能である。

④療養食加算に、てんかん食は含まれる。

⑤栄養マネジメント強化加算では、栄養ケア計画に従い食事の観察（ミールラウンド）を週4回以上行わなければならない。

第10章 児童福祉施設

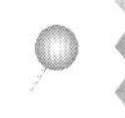

章の目的

児童福祉法には、「全て児童は、児童の権利に関する条約の精神にのつとり、適切に養育されること、その生活を保障されること、愛され、保護されること、その心身の健やかな成長及び発達並びにその自立が図られることその他の福祉を等しく保障される権利を有する」とある。児童福祉施設では、児童の年齢や生活環境、障害などに応じた支援を行う。管理栄養士は、制度を理解したうえで、児童をとりまく社会の現状も注視し、給食経営管理に反映させる必要がある。

1 給食の目的

児童福祉施設は、児童の健やかな発育・発達に寄与する支援を提供する場である。施設で多くの時間を過ごす児童にとって、食事のリズムが規則正しい生活リズムをつくり、健やかな心身の成長につながっていく。施設の給食は、安全で安心なおいしい食事を食べる経験、望ましい食事マナーや他の児童と楽しく食べる体験を積み重ねる場である。また、将来に向けて食生活の自立を支援する場でもある。つまり、児童福祉施設の給食の目的は、児童への栄養の補給と食育を一体的に実践することである。

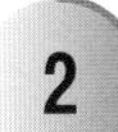

2 施設の分類

1 …… 対象者

児童福祉施設の給食の対象者は、原則として児童（満18歳未満）である。児童福祉法第４条では、児童は以下に分類されている。

①乳児（満１歳に満たない者）

②幼児（満１歳から、小学校就学の始期に達するまでの者）

③少年（小学校就学の始期から、満18歳に達するまでの者）

用語解説

＊１　**障害児**

身体に障害のある児童、知的障害のある児童または精神に障害のある児童（発達障害児を含む）をさす（児童福祉法第４条第２項）。

2 …… 施設の種類

児童福祉施設には、公的な責任として社会的に児童の養護を行う施設、障害児[*1]に対する支援を行う施設、保育の支援に関わる施設などがあり、児童の福祉に関わる様々な支援を行う（図表 10-1）。

施設の利用には、障害児施設や保育所のように保護者が自治体に申込みをして利用する施設や、児童養護施設のように、保護者がいない、または虐待を受けているなど、児童の状況に応じて自治体からの措置[*2]を受けて利用する施設がある。認定こども園[*3]は、教育利用では利用者と施設との直接契約による利用となる。保育利用では自治体へ申し込み、利用が決まる。

用語解説

＊2　措置
都道府県・指定都市（及び一部の中核市）に設置される児童相談所を通じて、行政権限により施設への入所が決定される制度のこと。

図表 10-1　給食が提供される児童福祉施設および保育施設（支援目的別での分類）

<table>
<tr><th>目的</th><th colspan="2">施設種別</th><th>対象者
（通所入所施設の別、給食の概要）</th><th>栄養士の配置規定</th></tr>
<tr><td rowspan="5">社会的養護</td><td colspan="2">乳児院</td><td>保護者による養育が困難な乳幼児
（入所・調乳、離乳食、幼児食）</td><td>10人以上</td></tr>
<tr><td colspan="2">母子生活支援施設</td><td>日常生活に保護や自立支援が必要な母子
（入所・保健食（普通食））</td><td>規定なし</td></tr>
<tr><td colspan="2">児童養護施設</td><td>保護者による養護が困難な児童
（入所・保健食（普通食）、家庭的な内容、食生活の自立）</td><td>41人以上</td></tr>
<tr><td colspan="2">児童心理治療施設
（旧：情緒障害児短期治療施設）</td><td>心理的な問題により日常生活に支障をきたしている児童
（入所または通所・保健食（普通食）、家庭的な内容）</td><td>必置</td></tr>
<tr><td colspan="2">児童自立支援施設</td><td>不良行為などで生活指導が必要な児童
（入所・保健食（普通食）、家庭的な内容）</td><td>41人以上</td></tr>
<tr><td rowspan="4">障害児支援</td><td rowspan="2">入所型</td><td>福祉型障害児入所施設</td><td rowspan="4">肢体不自由、知的障害、盲ろうあ、重症心身障害のある児童
（入所または通所・保健食（普通食）、偏食や拒食への対応、咀嚼（そしゃく）や嚥下困難への配慮、治療食）</td><td>41人以上</td></tr>
<tr><td>医療型障害児入所施設</td><td>100床以上</td></tr>
<tr><td rowspan="2">通所型</td><td>福祉型児童発達支援センター</td><td>41人以上</td></tr>
<tr><td>医療型児童発達支援センター</td><td>規定なし</td></tr>
<tr><td rowspan="5">保育</td><td rowspan="2">施設型</td><td>保育所（認可）</td><td rowspan="2">• 保護者の就労等により保育を必要とする小学校就学前までの児童
• 認定こども園の幼稚園型は、満 3 歳以上の児童のみを対象
（通所・調乳、離乳食、幼児食、保健食（普通食））</td><td rowspan="5">規定なし</td></tr>
<tr><td>認定こども園
（幼保連携型・幼稚園型・保育所型・地方裁量型）</td></tr>
<tr><td rowspan="3">地域型</td><td>事業所内保育事業
（保育所型・小規模型）</td><td rowspan="3">保護者の就労等により保育を必要とする満 3 歳未満の児童
（通所・調乳、離乳食、幼児食、保健食（普通食））</td></tr>
<tr><td>小規模保育事業
（A型・B型・C型）</td></tr>
<tr><td>家庭的保育事業</td></tr>
<tr><td>その他</td><td colspan="2">助産施設</td><td>経済的理由で必要な入院助産が受けられない妊婦
（入所・保健食（普通食））</td><td>100床以上</td></tr>
</table>

注）地域型保育事業には、上記以外に「居宅訪問型保育事業」（子どもの居宅での 1 対 1 での保育）がある。自宅での保育につき、給食に関する規定はない。

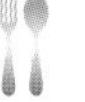

3 …… 保育施設の多様化

保育施設は、保護者の就労による保育希望者の増加や、少子化による保育施設の小規模化などを背景に、その形態は多様化している。

認定こども園のように、保育を行う保育所と幼児教育を行う幼稚園の両者の機能を加えて都道府県知事が保育施設として認定する施設や、小規模の保育施設として３歳未満の児童の保育を行う、地域型保育事業[*4]がある。

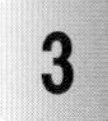
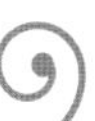

3 経営管理の特徴

児童福祉施設の運営については、「児童福祉施設の設備及び運営に関する基準」に「児童福祉施設に入所している者が、明るくて、衛生的な環境において、素養があり、かつ、適切な訓練を受けた職員の指導により、心身ともに健やかにして、社会に適応するように育成されることを保障するものとする」と規定されている。児童福祉施設は、常にその基準を上回るように設備及び運営を向上させなければならない。

1 …… 施設利用時の費用負担と給食費

2019（令和元）年10月より３歳から５歳児の幼児教育・保育は無償化されている[*5]。よって保育施設の利用料は無償となる。障害児支援の施設の利用料においても同様である。いずれも給食費は実費として保護者が負担する。０歳から２歳児は保護者が利用料を支払い、給食費は利用料に含まれる[*6]。社会的養護が目的の施設は、措置費[*7]で運営され、利用した児童の保護者による応能負担[*8]である。給食費は一般生活費として措置費に含まれる。

2 …… 障害児における個別の栄養管理や食事提供に関する加算

福祉型障害児入所施設では、個別の栄養・健康状態に着目した栄養管理や食事の提供を行った場合、障害福祉サービス等報酬[*9]の加算が適用される（▶p.226）。

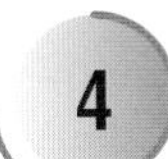
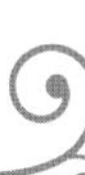

4 栄養・食事管理の特徴

児童福祉施設の給食の提供回数は、入所施設では１日３回（朝食、昼食、夕食）、通所施設では１日１回（昼食）であり、乳幼児は、午前と午後に水分補給と間食

用語解説

＊３　認定こども園
教育･保育を一体的に行い、保護者の就労の有無に関わらず利用することが可能である。地域の実情に応じて多様なタイプが認められ、近年増加しているのは「幼保連携型」である。「幼保連携型」の認定こども園には、栄養教諭を置くことができる。認定こども園の栄養教諭には、教育及び保育の基本を理解し、園児の栄養の指導及び管理を行う。

幼保連携型
認可幼稚園と認可保育所が連携して運営されている施設

幼稚園型
認可幼稚園が保育の必要な子どもも受け入れる保育所的な機能を備えた施設

保育所型
認可保育所が保育の必要な子ども以外の子どもも受け入れる幼稚園的な機能を備えた施設

地方裁量型
認可のない幼稚園や保育所が認定こども園として機能する施設

用語解説

＊４　地域型保育事業
企業においてその従業員の児童や、地域において保育を必要とする児童に保育を提供する「事業所内保育事業（保育所型・小規模型）」、利用定員６人以上19人以下の「小規模保育事業（Ａ・Ｂ・Ｃ型）」、利用定員５人以下で家庭的な保育を行う「家庭的保育事業」などがある。

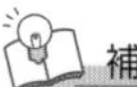

補足説明

＊5　「子ども・子育て支援法の一部を改正する法律」（2019（令和元）年10月１日）による。この改正では、子どもの保護者の経済的な負担軽減に適切に配慮されたものとする旨が基本理念（第２条）に追加され、子育てのための施設等利用給付（第30条の２）の創設により、対象施設等を利用した際に要する費用の支給について定められた。

補足説明

＊6　０歳から２歳児の利用料については、住民税非課税世帯を対象に無償化となる。

用語解説

＊7　**措置費**
措置制度で運営されている施設の国庫負担金を基本とした運営費のこと。児童の日常生活や教育に必要な経費等、施設に応じた費目が設定されている（児童入所施設等措置費支弁要綱）。

用語解説

＊8　**応能負担**
世帯の収入に応じて支払う金額が変わる。収入が少ない世帯は支払う額が少なく、収入が多い世帯は多くの金額を支払う。

がある。

「児童福祉施設における食事の提供ガイド」（2010（平成22）年）には、食事計画の作成や評価、児童福祉施設の施設種別の特徴をふまえた栄養管理並びに食育の観点からの食事の提供について記載されている。保育所の給食においては、「保育所における食事の提供ガイドライン」（2012（平成24）年）が示されている。

1 …… 食事摂取基準の活用

厚生労働省通知「児童福祉施設における食事摂取基準を活用した食事計画について」（2020（令和２）年）には、食事計画の基本的な考え方、計画の策定や実施上の留意点が示されている。

児童福祉施設における「食事摂取基準」を活用した食事計画について

１　児童福祉施設における「食事摂取基準」を活用した食事計画の基本的考え方

(1)「食事摂取基準」は、エネルギーについて、成人においては「ボディ・マス・インデックス（BMI）」、参考として「推定エネルギー必要量」、栄養素については「推定平均必要量」「推奨量」「目安量」「耐容上限量」「目標量」といった複数の設定指標により構成されていることから、各栄養素及び指標の特徴を十分理解して活用すること。

(2)「食事摂取基準」は、健康な個人及び集団を対象とし、国民の健康の保持・増進、生活習慣病の予防を目的とし、エネルギー及び各栄養素の摂取量の基準を示すものである。よって、児童福祉施設において、障害や疾患を有するなど身体状況や生活状況等が個人によって著しく異なる場合には、一律の適用が困難であることから、個々人の発育・発達状況、栄養状態、生活状況等に基づいた食事計画を立てること。

(3)子どもの健康状態及び栄養状態に応じて、必要な栄養素について考慮すること。子どもの健康状態及び栄養状態に特に問題がないと判断される場合であっても、基本的にエネルギー、たんぱく質、脂質、ビタミンA、ビタミンB_1、ビタミンB_2、ビタミンC、カルシウム、鉄、ナトリウム（食塩）、カリウム及び食物繊維について考慮するのが望ましい。

(4)食事計画を目的として「食事摂取基準」を活用する場合には、集団特性を把握し、それに見合った食事計画を決定した上で、献立の作成及び品質管理を行った食事の提供を行い、一定期間ごとに摂取量調査や対象者特性の再調査を行い、得られた情報等を活かして食事計画の見直しに努めること。その際、管理栄養士等による適切な活用を図ること。

2　児童福祉施設における「食事摂取基準」を活用した食事計画の策定に当たっての留意点

(1)子どもの性、年齢、発育・発達状況、栄養状態、生活状況等を把握・評価し、提供することが適当なエネルギー及び栄養素の量（以下「給与栄養量」という。）の目標を設定するよう努めること。なお、給与栄養量の目標は、子どもの発育・発達状況、栄養状態等の状況を踏まえ、定期的に見直すように努めること。

(2)エネルギー摂取量の計画に当たっては、参考として示される推定エネルギー必要量を用いても差し支えないが、健全な発育・発達を促すために必要なエネルギー量を摂取することが基本となることから、定期的に身長及び体重を計測し、成長曲線に照らし合わせるなど、個々人の成長の程度を観察し、評価すること。

(3)たんぱく質、脂質、炭水化物の総エネルギーに占める割合（エネルギー産生栄養素バランス）については、三大栄養素が適正な割合によって構成されることが求められることから、たんぱく質については13%～20%、脂質については20%～30%、炭水化物については50%～65%の範囲を目安とすること。

(4)１日のうち特定の食事（例えば昼食）を提供する場合は、対象となる子どもの生活状況や栄養摂取状況を把握、評価した上で、１日全体の食事に占める特定の食事から摂取することが適当とされる給与栄養量の割合を勘案し、その目標を設定するよう努めること。

(5)給与栄養量が確保できるように、献立作成を行うこと。

(6)献立作成に当たっては、季節感や地域性等を考慮し、品質が良く、幅広い種類の食品を取り入れるように努めること。また、子どもの咀嚼や嚥下機能、食具使用の発達状況等を観察し、その発達を促すことができるよう、食品の種類や調理方法に配慮するとともに、子どもの食に関する嗜好や体験が広がりかつ深まるよう、多様な食品や料理の組み合わせにも配慮すること。また、特に、小規模グループケアやグループホーム化を実施している児童養護施設や乳児院においては留意すること。

3　児童福祉施設における食事計画の実施上の留意点

(1)子どもの健全な発育・発達を目指し、子どもの身体活動等を含めた生活状況や、子どもの栄養状態、摂食量、残食量等の把握により、給与栄養量の目標の達成度を評価し、その後の食事計画の改善に努めること。

(2)献立作成、調理、盛りつけ・配膳、喫食等各場面を通して関係する職員が多岐にわたることから、定期的に施設長を含む関係職員による情報の共有を図り、食事の計画・評価を行うこと。

(3)日々提供される食事が子どもの心身の健全育成にとって重要であることに

用語解説

＊９　障害福祉サービス等報酬

提供されたサービスに応じ、その対価として事業者に支払われる報酬（金額）のこと。利用者は１割を負担し、９割は自治体が負担する。

鑑み、施設や子どもの特性に応じて、将来を見据えた食を通じた自立支援にもつながる「食育」の実践に努めること。

⑷食事の提供に係る業務が衛生的かつ安全に行われるよう、食事の提供に関係する職員の健康診断及び定期検便、食品の衛生的取扱い並びに消毒等保健衛生に万全に期し、食中毒や感染症の発生防止に努めること。

保育所のように昼食とおやつを提供する施設では、食事摂取基準を参考に１日当たりの目標量を検討し、対象となる子どもの生活状況や栄養摂取状況を把握し評価したうえで、昼食とおやつに適当とされる比率を設定し、施設の給与栄養目標量とする。設定例を図表 10-2に示す。前述の通知には、考慮すべき栄養素としてカリウムが示されている。

図表 10-2　ある特定の保育所における給与栄養目標量（設定例）

１～２歳児の給与栄養目標量（男子）

	エネルギー (kcal)	たんぱく質 (g)	脂質 (g)	炭水化物 (g)	食物繊維 (g)	ビタミンA (μgRAE)	ビタミンB$_1$ (mg)	ビタミンB$_2$ (mg)	ビタミンC (mg)	カルシウム (mg)	鉄 (mg)	食塩相当量 (g)
食事摂取基準（A）（1日当たり）	950	31～48	22～32	119～155	7	400	0.5	0.6	40	450	4.5	3.0
昼食＋おやつの比率（B）*	50%	50%	50%	50%	50%	50%	50%	50%	50%	50%	50%	50%
1食（昼食）の給与栄養目標量（C＝A×B/100）	475	16～24	11～16	60～78	3.5	200	0.25	0.30	20	225	2.3	1.5
保育所における給与栄養目標量（Cを丸めた値）	480	20	14	70	4	200	0.25	0.30	20	225	2.3	1.5

注）＊昼食及び午前・午後のおやつで１日の給与栄養量の50%を給与することを前提とした。

３～５歳児の給与栄養目標量（男子）

	エネルギー (kcal)	たんぱく質 (g)	脂質 (g)	炭水化物 (g)	食物繊維 (g)	ビタミンA (μgRAE)	ビタミンB$_1$ (mg)	ビタミンB$_2$ (mg)	ビタミンC (mg)	カルシウム (mg)	鉄 (mg)	食塩相当量 (g)
食事摂取基準（A）（1日当たり）	1,300	43～65	29～44	163～212	8	500	0.7	0.8	50	600	5.5	3.5
昼食＋おやつの比率（B）*1	45%	45%	45%	45%	45%	45%	45%	45%	45%	45%	45%	45%
1食（昼食）の給与栄養目標量（C＝A×B/100）	585	20～29	13～20	74～96	3.6	225	0.32	0.36	23	270	2.5	1.5
家庭から持参する米飯110gの栄養量（D）*2	185	4	0	40	0.3	0	0.02	0.01	0	3	0.1	0
E＝C－D	400	16～25	13～20	34～56	3.3	225	0.30	0.35	23	267	2.4	1.5
保育所における給与栄養目標量（Eを丸めた値）	400	22	17	45	4	225	0.30	0.35	23	267	2.4	1.5

注）＊１　昼食（主食は家庭より持参）及び午前・午後のおやつで１日の給与栄養量の45%を給与することを前提とした。

＊２　家庭から持参する主食量は、主食調査結果（過去５年間の平均105 g）から110 gとした。

出所）『日本人の食事摂取基準（2020年版）の実践・運用―特定給食施設等における栄養・食事管理―』第一出版　p.84

2 …… 給食の提供及び評価・改善

給食の提供にあたり、児童の発育・発達状況、健康・栄養状態や摂食機能に適していること、食物の認知・受容、嗜好に配慮していることなどが求められる。給食の従事者はよりよい状態を目指して、児童の特性を把握し、給食の実施状況を評価し、一連の業務内容の改善に努めることが望ましい。

給食の提供には、関係する職員が多岐にわたることから施設全体で取り組むことが不可欠である。管理栄養士・栄養士といった栄養の専門職のみならず、様々な職種の連携が必要である。給食の評価や改善には、施設長を含む関係職員による情報の共有を図ることが重要である。

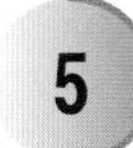

5 生産管理の特徴

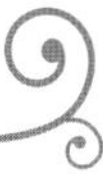

児童福祉施設の給食は、調乳、離乳食、幼児食、アレルギーなどによる配慮、障害や病気回復期の配慮など、児童の発育段階や健康状態に応じた対応が必要である。調理の工程においては、栄養や嗜好のみならず、安全・衛生面での質の確保も図られなければならない。給食の提供は、施設の中の調理室で児童の様子を熟知した施設の職員により行われることが望ましい。

1 …… 調理業務の外部委託

児童福祉施設ですべての調理業務を委託する施設にあっては、調理員を置かないことができると規定されている[*10]。調理業務は外部委託が可能な業務となっている。外部委託には、給食の安全や衛生、栄養素など質の確保が図られ、施設の調理室を使用することや、施設や自治体の栄養士の指導の体制があることが条件となる。委託側は、入所児童の栄養基準及び献立の作成基準を明示し、毎食検食を行う。受託業者側は、施設の職員と連携し、食育の取り組みや児童の様子を十分に理解したうえで業務を行うことが望ましい。

 補足説明

＊10　「児童福祉施設の設備及び運営に関する基準」による。

2 …… 給食の外部搬入

保育所では、３歳以上の児童に対する食事の提供に限り、給食の外部搬入が可能である。この場合、保育所には調理のための加熱、保存等の調理機能を有する設備を備えることが条件となる[*10]。満３歳未満の児童の給食を外部搬入するには特区の認定を申請し、その認定が受けられた公立認可保育所の場合に外部搬入

が認められている。また、図表 10-1の地域型保育事業では、搬入施設が連携施設や同一法人等に限られ、その他要件を満たすことにより外部搬入が可能である＊11。

施設での調理は、食材が給食になる一連の過程が児童に伝わりやすく、その経験が児童の食育に寄与するところは大きい。外部搬入で給食を提供する場合、施設側は食育の観点からの課題について十分に対応する必要がある。

補足説明

＊11 「家庭的保育事業等の設備及び運営に関する基準」（平成26年４月30日厚生労働省令第61号）の第16条「食事の提供の特例」に定められており、利用乳幼児に対する食事の提供について、規定の搬入施設（連携施設など）において調理し搬入することができる。ただし、必要な調理のための加熱、保存等の調理機能を有する設備を備えなければならない。

6 安全・衛生管理の特徴

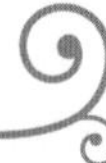

給食の提供で、提供する食べ物が安全であることは大前提である。乳幼児は、食中毒に罹患しやすく重症化しやすい。児童福祉施設での給食提供にあたっては、衛生管理に十分に配慮し、食中毒の発生防止に努める必要がある。

児童福祉施設では、食数の少ない施設も多い。調理室は、給食の規模に見合った構造や設備とし、それらを安全に使用できるように配慮する必要がある。中小規模の調理施設などにおいても、大量調理施設衛生管理マニュアルに則り、その趣旨をふまえた衛生管理の徹底を図ることが望ましい。

1 …… 調乳の衛生管理

調乳は、「乳児用調製粉乳の安全な調乳、保存及び取扱いに関するガイドライン」（2007（平成19）年）を参照する。乳児用調製粉乳の製造工程を無菌にすることは困難であり、開封後も病原微生物に汚染されるおそれがある。乳児用調製粉乳（育児用ミルク）を用いる場合には、衛生上の観点から、使用する湯は70℃以上を保つことや、調乳後２時間以内に使用しなかったミルクは破棄することなどに留意する。

2 …… アレルギー児への対応

アレルギー対応には、正しい知識と共通理解が重要である。「保育所におけるアレルギー対応ガイドライン（2019年改訂版）」（2019年（平成31）年厚生労働省）には、組織におけるアレルギー対応委員会の設置やマニュアルの作成（アナフィラキシー＊12時のエピペン®＊13使用等、緊急時対応を含む）、「保育所におけるアレルギー疾患生活管理指導表（生活管理指導表）」＊14に基づく対応、自治体、医療機関、消防機関等との連携による対応の充実、食物アレルギー対応においては安全・安心の確保を優先することを原則としている。

給食では原因食品の完全除去を基本とし、家庭で食べたことのない食物は基本

用語解説

＊12 アナフィラキシー
アレルギー反応により、皮膚症状、消化器症状、呼吸器症状が、複数同時にかつ急激に出現した状態をいう。血圧が低下し、意識レベルの低下や脱力をきたすような場合は、アナフィラキシーショックと呼び、直ちに対応しないと生命に関わる重篤な状態となる。運動や物理的な刺激などによって起こる場合があることも知られている。

的に保育所では提供しないと示されている。また、誤食の防止の対応では、提供までのチェック体制の充実や食事提供の際に安全確保に必要な人員を配置することが必要である。

7 施設・設備管理の特徴

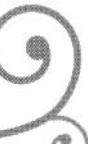

食材が調理従事者の人の手を経て給食になり、その給食をみんなでおいしく、楽しく食べるという体験は、児童の身体の成長とともに、心の成長も促す。この過程をわかりやすく伝えるため、児童の目線に合わせて調理室のガラス窓を配置し、児童が調理の様子を見学でき、調理従事者とのコミュニケーションがとりやすく設計された施設もみられる（図表10-3）。児童福祉施設の給食には、日常的に調理中の音や漂ってくる匂いなどを五感で感じたり、調理される食材について学んだりできる食育のプログラムを実践しやすい食環境に整備することが望まれる。

図表10-3　Y保育園の調理室

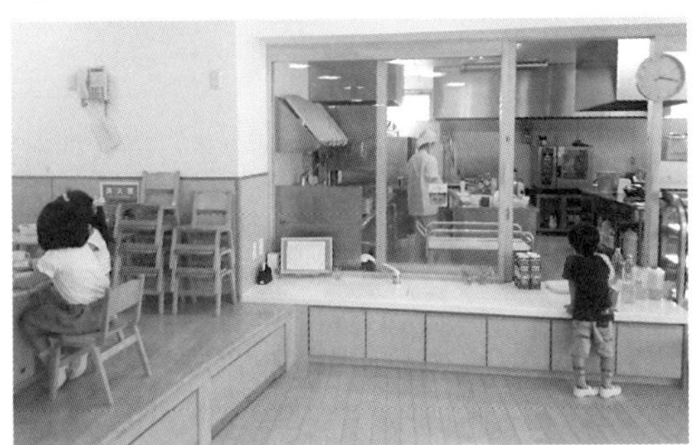

Y保育園の調理室は、施設の中央に設置されている。隣には広い食事スペースがあり、3歳以上の児童らが自ら盛りつけや片づけを行う。調理室には、児童用の調理実習設備も併設され、調理体験の場としても活用されている。

用語解説

＊13　エピペン®（アドレナリン自己注射薬）
アナフィラキシーを起こす危険が高く、万が一の場合に直ちに医療機関での治療が受けられない状況下にいる患者（子ども本人）もしくは保護者が自己注射する。体重15kg未満の子どもには処方されない。緊急時に保育所の職員が使用（注射）する行為は、人命救助の観点からやむをえない措置とされている。

用語解説

＊14　保育所におけるアレルギー疾患生活管理指導表
医師の正しい診断のもと、根拠をもったアレルギー対応を進めることが目的である。アレルギーの対応を求める保護者が、主治医に必要事項を記入してもらい、提出する。これをもとに、保育所での生活や食事の具体的な取り組みについて、保育所側と保護者が協議し、対応について実施計画を作成する。

☑ **確認テスト**

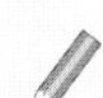

①児童福祉施設の給食の目的には、食育は含まれない。

②児童養護施設の給食は、昼食のみである。

③幼保連携型認定こども園では、栄養教諭をおくことができる。

④児童福祉施設の給食について考慮すべき栄養素に、カリウムがある。

⑤保育所は、3歳以上の児童に対する食事の提供に限り、給食の外部搬入が可能である。

第11章 障害者福祉施設

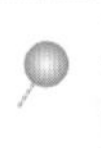

章の目的

障害者基本法には、障害者とは「身体障害、知的障害、精神障害（発達障害＊1を含む。）その他の心身の機能の障害がある者であつて、障害及び社会的障壁により継続的に日常生活又は社会生活に相当な制限を受ける状態にあるものをいう」とある。障害者の福祉制度は、従来の障害種別の支援から１つに統合された。給食の提供においては、利用者に内容や費用について説明し、同意を得る必要がある。管理栄養士は、利用者の適切な栄養マネジメントを行うためにも制度を十分に理解する必要がある。

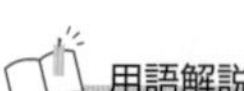

用語解説

＊1　**発達障害**
発達障害者支援法上の定義では、脳機能の障害であって、その症状が通常低年齢において発現するものと規定され、心理的発達障害並びに行動情緒の障害が対象とされている。自閉スペクトラム症、注意欠如・多動症（ADHD）、学習障害（LD）、チック症などがこれに含まれる。

用語解説

＊2　**障害者福祉施設**
一般的に障害者の支援を行う施設全般をさす。そのうち、「障害者支援施設」の定義についてはp.226を参照。

用語解説

＊3　**障害者総合支援法（2013（平成25）年）**
従来は行政側が障害者のサービスの利用先や内容などを決めていたが、2003（平成15）年より、障害者側が必要なサービスを決められるようになった。2005（平成17）年「障害者自立支援法」が公布され、障害が種別でなく、程度で区分されるようになった。「障害者総合支援法」では、障害者の範囲に難病等を追加されたほか、支援が拡充された。

1　給食の目的

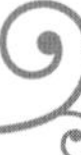

障害者福祉施設＊2は、障害者が快適な日常生活を営み、尊厳ある自己実現を目指すための生活の場や職業訓練の場である。施設では、一人一人の健康状態の維持増進や生活の質の向上を図ることが不可欠である。施設を利用する障害者の障害や必要な支援は様々である。食事の提供に関しても、摂食や嚥下、疾患、障害特性への対応が必要なことも少なくない。障害者福祉施設の給食は、栄養補給による健康増進のみならず、食事を通してQOLを向上させる役割がある。

2　施設の分類

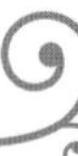

1 …… 対象者

障害者福祉制度の対象者は、「障害者の日常生活及び社会生活を総合的に支援するための法律」（通称「障害者総合支援法」＊3）にある、身体障害者、知的障害者、精神障害者（発達障害者を含む）、難病等＊4に該当する障害児と障害者である。

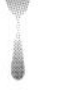

2 …… 施設で提供される障害福祉サービスの種類

障害者の生活を支える主な障害福祉サービスには、介護給付と訓練等給付がある（図表 11-1）。サービスは居宅や医療機関、障害福祉サービス事業者が設置している通所や入所の施設で提供される。

介護給付には、居宅介護（居宅での入浴、排せつ、食事の介護など）、重度訪問介護（重度の肢体不自由で常時介護を要する人への自宅や外出時での総合的な介護）、同行援護（視覚障害のある人への移動に必要な情報提供などの支援）、行動援護（知的障害や精神障害のある人への外出時の移動中の支援）、重度障害者等包括支援（常時介護を必要とする人への複数の障害福祉サービスの包括的な提供）、療養介護（医療を要し常時介護を必要とする人への機能訓練、療養上の管理、介護や日常生活の支援）、生活介護（常時介護が必要な人への介護、創作的活動や生産活動の機会の提供）、短期入所（介護者が病気の場合などに短期に利用できる施設での介護）、施設入所支援（施設入所者への夜間や休日の介護など）がある。

訓練等給付には、就労定着支援（就労に移行した人の生活面の課題を支援）、自立訓練（自立した日常生活や社会生活を営むための身体機能または生活能力の向上に必要な訓練など）、就労移行支援（一般就労希望者への就労機会の提供と必要な知識及び能力の向上のための訓練など）、就労継続支援（通常の事業所に雇用されることが困難な人への就労機会の提供と就労に必要な知識及び能力の向上のための訓練など）、自立生活援助（一人暮らしの日常生活における課題を支援）、共同生活援助（主として夜間に共同生活を営む住居で行う相談や日常生活上の援助）がある。

これらの障害福祉サービスは、昼間に利用する日中活動と夜間に利用する居住

用語解説

＊4　難病等
一般的に「治りにくい病気」や「不治の病」のこと。「難病対策要綱（1972（昭和47）年厚生省）」では、①原因不明、治療方針未確立で、後遺症を残すおそれが少なくない疾病、②経過が慢性にわたり、単に経済的な問題のみならず、介護等に著しく人手を要するために家族の負担が重く、また、精神的にも負担の大きい疾病と定義している。

図表 11-1　障害福祉サービス

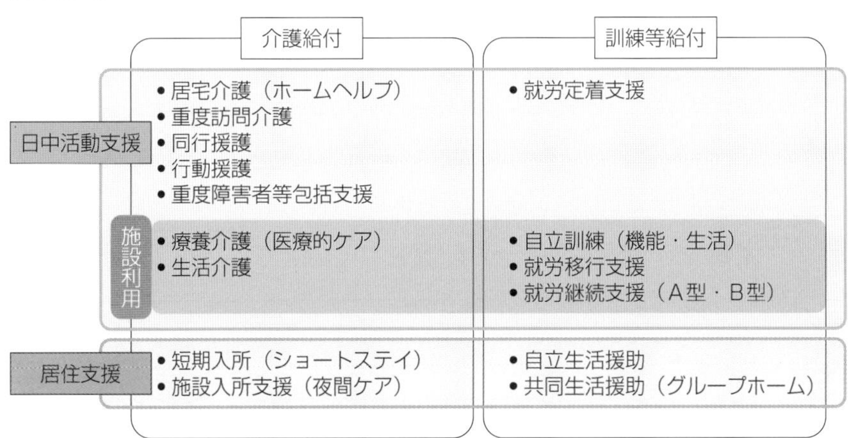

支援に分けることができる。その中で、主として夜間に利用する施設入所支援を行うとともに、生活介護、自立訓練、就労移行支援、就労継続支援といった昼間に利用する日中活動を組み合わせた施設のことを障害者支援施設という。

なお、都道府県は、障害福祉サービス事業者の申請により、基準＊5を満たし、適正に運営できる事業者を指定障害福祉サービス事業者もしくは指定障害者支援施設事業者として指定する。指定された事業者は、後述する障害福祉サービス等報酬について評価の対象となる。

補足説明

＊5　日中活動に関する事業の基準である「障害者の日常生活及び社会生活を総合的に支援するための法律に基づく指定障害福祉サービスの事業等の人員、設備及び運営に関する基準」並びに、居住支援に関する施設の基準である「障害者の日常生活及び社会生活を総合的に支援するための法律に基づく指定障害者支援施設等の人員、設備及び運営に関する基準」による。

3　経営管理の特徴

障害福祉サービスの利用者は、原則としてサービスの提供に要した費用の１割を負担することになる（所得に応じた自己負担分の上限あり）。食費については、自己負担となる。ただし、減免措置や軽減措置＊6がある。

入所施設である指定障害者支援施設においては、食事の提供は必須であり、日中生活支援の障害福祉サービスを提供する通所施設においては、給食の提供は任意である。いずれも利用者に対してその内容及び費用に関して説明を行い、同意を得なければならない＊5。

用語解説

＊6　**減免・軽減措置**
障害福祉サービスの利用者負担は、サービス利用量と所得に応じた応能負担である。所得に応じて負担上限月額が設定され、サービス量にかかわらず、一定以上の負担は生じない。食費や水光熱費については、実費負担であるが、低所得者には負担が軽くなるような配慮がある。

1 ……障害福祉サービス等報酬（栄養管理の評価）

障害者の日常生活を支える施設入所支援では、障害者一人一人の栄養や健康状態の維持、摂取、嚥下機能の支援、食生活の質の向上を図ることが不可欠である。そこで、個別の栄養状態に着目した栄養管理を行う体制を整備し、都道府県に届け出て指定された障害者支援施設には、栄養マネジメント加算、経口維持加算または経口移行加算（Ⅰ）・（Ⅱ）として所定の単位数が加算される（図表 11-2）。また、医師の食事せんに基づき、病状等に応じた食事を提供した場合には、療養食加算が適用される。この制度は、福祉型の障害児入所施設でも同様に適用される（▶p.217）。

2 ……栄養士・管理栄養士の配置について

入所施設における食事の提供は、利用者の支援に重要な影響を与えるものであるため、管理栄養士・栄養士による適切な栄養管理を行う必要がある。「短期入所」の障害福祉サービスを提供する施設では、栄養士配置加算（Ⅰ：22単位、Ⅱ：12単位）がある。栄養士は、労働者派遣事業により派遣された労働者でもよい。調

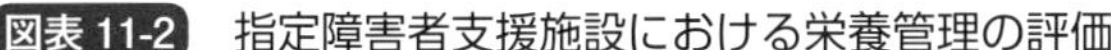
図表 11-2　指定障害者支援施設における栄養管理の評価

<table>
<tr><th colspan="3">サービスの内容</th><th>加算</th><th>概要</th></tr>
<tr><td colspan="3">栄養マネジメント加算</td><td>12単位／日</td><td>常勤の管理栄養士を１名配置し、入所者の栄養状態を施設入所時に把握し、医師、管理栄養士、看護師その他の職種の者が共同して入所者ごとの摂食･嚥下機能及び食形態にも配慮した栄養ケア計画を作成していること。入所者ごとの栄養ケア計画に従い栄養管理を行っているとともに、入所者の栄養状態を定期的に記録していること。入所者ごとの栄養ケア計画の進捗状況を定期的に評価し、必要に応じて当該計画を見直していることで加算される。</td></tr>
<tr><td rowspan="3">栄養マネジメント加算が必要</td><td colspan="2">経口移行加算</td><td>28単位
（180日以内･継続可）</td><td>医師の指示に基づき、医師、管理栄養士、看護師その他の職種の者が共同して、経管により食事を摂取している入所者ごとに経口による食事の摂取を進めるための経口移行計画を作成している場合であって、当該計画に従い、医師の指示を受けた管理栄養士または栄養士による栄養管理及び支援が行われた場合に加算される。</td></tr>
<tr><td rowspan="2">経口移行加算との同時算定は不可</td><td>経口維持加算（Ⅰ）</td><td>400単位／月
（6月以内）</td><td>経口により食事を摂取する者であって、摂食機能障害を有し、誤嚥が認められる入所者に対して、医師または歯科医師の指示に基づき、医師、歯科医師、管理栄養士、看護師その他の職種の者が共同して、入所者の栄養管理をするための食事の観察及び会議等を行い、入所者ごとに、経口による継続的な食事の摂取を進めるための経口維持計画を作成している場合であって、当該計画に従い、医師または歯科医師の指示（歯科医師が指示を行う場合にあっては、当該指示を受ける管理栄養士等が医師の指導を受けている場合に限る。）を受けた管理栄養士または栄養士が､栄養管理を行った場合。</td></tr>
<tr><td>経口維持加算（Ⅱ）</td><td>100単位／月
（継続可）</td><td>協力歯科医療機関を定めている指定障害者支援施設等が、経口維持加算（Ⅰ）を算定している場合であって、入所者の経口による継続的な食事の摂取を支援するための食事の観察及び会議等に、医師（指定障害者支援施設基準第４条第１項第１号に規定する医師を除く。）、歯科医師、歯科衛生士または言語聴覚士が加わった場合。</td></tr>
<tr><td colspan="3">療養食加算</td><td>23単位
（無制限）</td><td>管理栄養士、栄養士が配置され、医師の食事せんにより、厚生労働大臣が定める療養食（糖尿病食、腎臓病食、肝臓病食、流動食を除く胃潰瘍食、貧血食、膵臓病食、脂質異常症食、痛風食、特別な場合の検査食）が提供された場合に加算される。栄養補給方法は、経管または経口を問わない。</td></tr>
</table>

理業務の委託先にのみ栄養士等が配置されている場合は算定できない。指定障害者支援施設等では、管理栄養士もしくは栄養士が配置されていない場合や配置されているが常勤でない場合は、施設の利用定員数に応じて１日につき所定の単位（６単位から27単位）が減算される[*7]。

3 …… 食事提供体制加算

日中活動を支援するサービスである生活介護、自立訓練（機能訓練･生活訓練）、就労移行支援、就労継続支援の利用者に対して、調理員による食事の提供を行った場合には（外部委託での食事提供も対象）、１日につき所定の単位（30単位から48単位）が加算できる[*7]。

補足説明

＊７　「障害者の日常生活及び社会生活を総合的に支援するための法律に基づく指定障害福祉サービス等及び基準該当障害福祉サービスに要する費用の額の算定に関する基準」（平成18年９月29日厚生労働省告示第523号）による。

4 栄養・食事管理の特徴

給食の提供回数は、生活介護、自立訓練（機能訓練･生活訓練）、就労移行支援、就労継続支援といった日中活動支援の障害福祉サービスのみを提供している施設では1日1回（昼食）、日中活動支援に加えて施設入所支援のサービスをあわせて行っている施設では、1日3回（朝食、昼食、夕食）である。

1 …… 障害福祉サービス事業所並びに障害者支援施設の食事

食事の提供に当たっては、利用者の心身の状況及び嗜好を考慮し、適切な時間に食事の提供を行うとともに、利用者の年齢及び障害の特性に応じた、適切な栄養量及び内容の食事の提供を行うため、必要な栄養管理を行わなければならない[*5]。

2 …… 栄養管理における個別配慮

障害福祉サービスの利用者には、生活の自立や就労を目指して訓練を行っている者、四肢の麻痺や寝たきりで常時医療的な介護を要する者、意思疎通を図ることに支障があったり、知的障害または精神障害により行動上著しい困難を有したりする者もある。摂食や嚥下に配慮する必要があり、食事介助が必要なケースも少なくない。

障害者の栄養管理については、一般成人とは身体状況や生活リズムが異なるケースもみられ、エビデンスが少ない。「日本人の食事摂取基準」をそのまま用いることは適切ではないともいわれている。給食を提供する際には、個別の栄養アセスメントを行い、栄養状態や身体状況をモニタリングして適切な栄養補給を行う必要がある。

昼食のみを提供する施設では、施設の昼食以外の食事、つまり、自宅などの食事内容についても把握しておく必要がある。利用者にはコミュニケーションが難しく、身体への感覚が鈍感なケースもあり、疾患などがかなり進行してから表面化することもある。利用者の栄養状態や身体状況の把握には、施設の介護や支援のスタッフ、関連職種が連携して対応する必要がある。

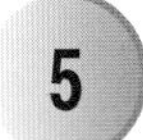

5 生産管理の特徴

施設の食事において、調理はあらかじめ作成された献立にしたがって行われなければならない。また、食事の提供を行う場合であって、栄養士を置かないときは、献立の内容、栄養量の算定及び調理の方法について保健所等の指導を受けることになっている。治療食や食形態への対応のみならず、個別のニーズにも柔軟に配慮しなければならない。給食施設においては、給食の提供が円滑に行えるように、献立表には調理の指示を記載するなどの工夫が求められる。

1 …… 調理業務の外部委託

食事の提供を外部委託することは差し支えないが、福祉サービス事業所並びに障害者支援施設の事業者は、受託事業者に対し、利用者の嗜好や障害の特性等が食事の内容に反映されるよう、定期的に調整を行わなければならない＊8。

補足説明

＊8　「障害者の日常生活及び社会生活を総合的に支援するための法律に基づく指定障害福祉サービスの事業等の人員、設備及び運営に関する基準について」（平成18年12月6日障発第1206001号厚生労働省通知）及び「障害者の日常生活及び社会生活を総合的に支援するための法律に基づく指定障害者支援施設等の人員、設備及び運営に関する基準について」（平成19年1月26日障発第0126001号厚生労働省通知）による。

2 …… 給食の外部搬入について

前述の食事提供体制加算を算定する施設においては、施設外で調理されたものを提供する場合は、クックチル、クックフリーズもしくは真空調理（真空パック）により調理を行う過程において、急速に冷却もしくは冷凍したものを再度加熱して提供するもの、またはクックサーブにより提供するものに限る。運搬手段等について衛生上適切な措置がなされているものについては、施設外で調理し搬入する方法も認められる＊9。

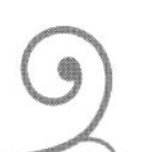

補足説明

＊9　「障害者の日常生活及び社会生活を総合的に支援するための法律に基づく指定障害福祉サービス等及び基準該当障害福祉サービスに要する費用の額の算定に関する基準等の制定に伴う実施上の留意事項について」（平成18年10月31日障発第1031001号厚生労働省通知）による。

6 安全・衛生管理の特徴

障害者支援施設では、利用者の使用する設備及び飲用に供する水について、衛生的な管理に努め、衛生上必要な措置を講ずるとともに、健康管理等に必要となる機械器具等の管理を適正に行わなければならない。また、感染症や食中毒が発生し、まん延しないように必要な措置を講ずるように努めなければならない＊5。

施設内における調理施設での食中毒防止のためには、中規模や小規模の調理施設においても、大量調理施設衛生管理マニュアルの趣旨をふまえた衛生管理を徹底する必要がある。

7 施設・設備管理の特徴

障害者支援施設は、障害者の就労や訓練、生活の場である。そこで提供される給食は利用者の関心も高く、その時間は休憩も兼ねた安らぎの場である。すべての福祉サービスには第三者評価*10が義務づけられており、その評価項目には、利用者に栄養管理を含めた適切な食事の支援だけでなく、快適な食事環境への配慮や利用者が食事を楽しむような工夫がされているかを評価する項目がある。食堂は、車いすでも利用しやすい場所や広さを確保し、利用者が利用しやすい食事環境を整えたり、身体状況にあわせてテーブルや椅子の形態を工夫したりすることが望ましい。また、施設の給食は、集団での食事場面を想定しがちであるが、障害者支援施設では、1人で静かに利用できる座席を設定できるようにしておくなど、個別の要望にも応えられるように工夫することも重要である。

用語解説

＊10　**第三者評価**
国は、福祉サービス第三者評価事業の普及促進等について指針を定めている。（福祉サービス第三者評価事業に関する指針について、2004（平成16）年）。評価結果を幅広く公表することにより、利用者に対する情報提供を行い、適切に福祉サービスを選択できる。また、サービスの向上を事業者に促すことができる。

確認テスト

①障害者総合支援法では、難病患者は障害福祉サービスの対象外である。

②栄養マネジメント加算を算定するために、常勤の管理栄養士を配置する。

③療養食加算は、経口移行加算と同時に加算できる。

④障害福祉サービスを利用した場合、食費はサービス利用料金に含まれる。

⑤指定障害者支援施設には、栄養士を置かなければならない。

第12章 学校

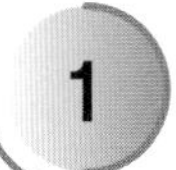

近年、子どもの貧困などが問題視されるように保護者の生活状況、子育てについての考え方や食生活が多様化している。そのような中、新たに栄養教諭が配置され、栄養バランスのよい豊かな食事としての学校給食とそれを生きた教材として活用する食に関する指導への期待が高まっている。

教育の一環としての学校給食は、対象が成長期の児童生徒であり、ほとんどの者が体験することから、その運営管理について理解することは重要である。

1 学校給食の目的

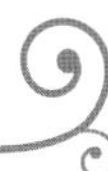

学校給食の目的は、**学校給食法**[*1]の第1条に「学校給食が児童及び生徒の心身の健全な発達に資するものであり、かつ、児童及び生徒の食に関する正しい理解と適切な判断力を養う上で重要な役割を果たすものである」と規定されている。

教育の一環としての**学校給食の目標**は、2006（平成18）年に、大幅に改定された**教育基本法**の教育の目標をふまえたものになっている。その他、食育関連の法律などから図表 12-1のように位置づけることができる。

用語解説

＊1　**学校給食法**
学校給食法は1954（昭和29）年に制定され、2008（平成20）年に、大幅に改定された。主に、目的（第1条）、目標（第2条）、学校給食栄養管理者に栄養教諭を追加（第7条）、学校給食実施基準（第8条）、学校給食衛生管理基準（第9条）が改定されている。

学校給食法（抜粋）

> 学校給食の目標
>
> 第二条　学校給食を実施するに当たつては、義務教育諸学校における教育の目的を実現するために、次に掲げる目標が達成されるよう努めなければならない。
>
> 1　適切な栄養の摂取による健康の保持増進を図ること。
>
> 2　日常生活における食事について正しい理解を深め、健全な食生活を営むことができる判断力を培い、及び望ましい食習慣を養うこと。
>
> 3　学校生活を豊かにし、明るい社交性及び協同の精神を養うこと。
>
> 4　食生活が自然の恩恵の上に成り立つものであることについての理解を深め、生命及び自然を尊重する精神並びに環境の保全に寄与する態度を養うこと。

5　食生活が食にかかわる人々の様々な活動に支えられていることについての理解を深め、勤労を重んずる態度を養うこと。
6　我が国や各地域の優れた伝統的な食文化についての理解を深めること。
7　食料の生産、流通及び消費について、正しい理解に導くこと。

教育基本法（抜粋）

教育の目標
第二条　教育は、その目的を実現するため、学問の自由を尊重しつつ、次に掲げる目標を達成するよう行われるものとする。
1　幅広い知識と教養を身に付け、真理を求める態度を養い、豊かな情操と道徳心を培うとともに、健やかな身体を養うこと。
2　個人の価値を尊重して、その能力を伸ばし、創造性を培い、自主及び自律の精神を養うとともに、職業及び生活との関連を重視し、勤労を重んずる態度を養うこと。
3　正義と責任、男女の平等、自他の敬愛と協力を重んずるとともに、公共の精神に基づき、主体的に社会の形成に参画し、その発展に寄与する態度を養うこと。
4　生命を尊び、自然を大切にし、環境の保全に寄与する態度を養うこと。
5　伝統と文化を尊重し、それらをはぐくんできた我が国と郷土を愛するとともに、他国を尊重し、国際社会の平和と発展に寄与する態度を養うこと。

図表 12-1　学校給食の位置づけ

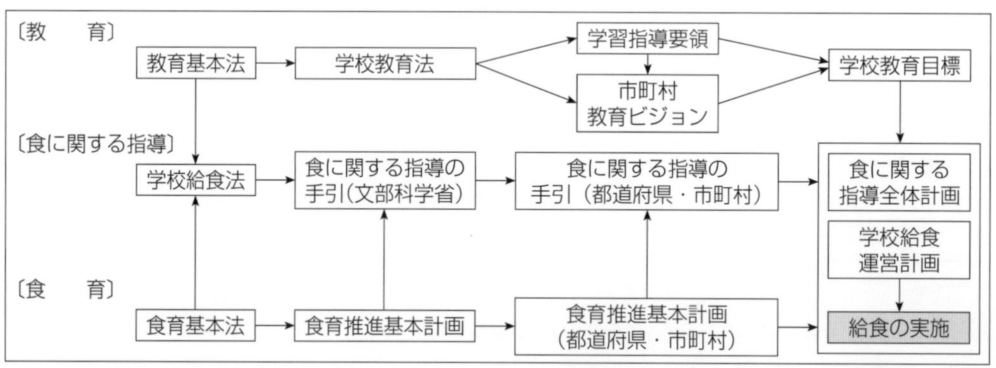

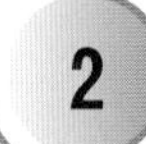

2 学校給食の運営形態による分類

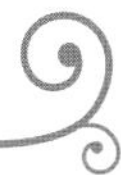

1 …… 給食形態別分類

学校給食は、完全給食、補食給食、ミルク給食の３つの種類が定められている。現在は、ほとんどがパンまたは米飯、牛乳等及びおかずの完全給食である。

2 …… 給食調理方式別分類

学校給食の運営形態には、単独調理場方式と共同調理場方式、その他の方式にわけられる（図表 12-2）。

（１）単独調理場方式（自校給食方式）

単独調理場方式とは、各学校に給食室があり、自校の児童生徒に給食を実施するコンベンショナルシステム（調理システムはクックサーブ）による方式である。調理終了後から喫食までの時間は短く、日常的に児童生徒が調理過程に接することができる。

（２）共同調理場方式（学校給食センター方式）

共同調理場方式とは、複数校の給食を１か所の調理場でつくり、各校に配送するカミサリーシステムによる方式である。２校のみの小規模から50校以上で２万食対応の大規模の調理場まで様々である。調理終了後から喫食までの時間が長く、児童生徒が調理過程に接する機会は少ない場合がほとんどである。

（３）その他の方式

❶親子方式

調理場のある単独調理場方式の学校において調理場がない学校分も調理して、配送する方式。距離の近い学校間で行われる場合がほとんどである。

図表 12-2　調理方式別完全給食実施状況（公立小・中学校数）

平成30年５月１日現在

小学校				中学校			
学校数	単独調理場方式	共同調理場方式	その他調理方式	学校数	単独調理場方式	共同調理場方式	その他調理方式
19,244	9,089	9,998	157	8,741	2,227	5,458	1,056
	47.2%	52.0%	0.8%		25.5%	62.4%	12.1%

出所）文部科学省「平成30年度学校給食実施状況等調査」2019年

❷業者弁当方式（デリバリー方式）

民間業者が自社で調理した給食を弁当や食缶などで学校に届ける方式。中学校などでの活用が多い。自治体によって給食ではなく「昼食対策」と位置づけている場合もある。また、給食を選択せず弁当持参も認め、自由選択であったり、献立も業者が提案したりする場合もあり、多様な形態がある[1)]。

3 …… 運営の合理化

1985（昭和60）年、文部省（現文部科学省）が「学校給食業務の運営の合理化について」を通知したことにより、それ以後、パートタイム職員の活用、共同調理場方式の採用、民間委託の実施が年々進んでいる状況にある（図表 12-3 図表 12-4）。大規模共同調理場では、PFI方式やDBO方式[＊2]など民間ノウハウを活用するものもある。ただし、民間委託の実施には、委託内容や体制、措置、選定について注意が必要である。

> 用語解説
>
> ＊2　PFI（Private Finance Initiative）方式
> 民間の資金、経営能力及び技術的能力を活用することによって、公共施設等の建設、維持管理、運営等をして行う手法のこと。
> DBO（Design-Build-Operate）方式
> 公設民営方式ともいう。公共が資金調達を負担し、設計・建設、運営を民間に委託する方式のこと。
>
> 出所）日本PFI・PPP協会ホームページ
> https://www.pfikyokai.or.jp/about/

「学校給食業務の運営の合理化について」（抜粋）

民間委託の実施
①献立の作成は、設置者が直接責任をもつて実施すべきものであるから、委託の対象にしないこと。
②物資の購入、調理業務等における衛生、安全の確保については、設置者の意向を十分反映できるような管理体制を設けること。
③設置者が必要と認めた場合、委託者に対して資料の提出を求めたり立入検査をする等、運営改善のための措置がとれるよう契約書に明記すること。
④受託者の選定は、学校給食の趣旨を十分理解し、円滑な実施に協力する者であることの確認を得て行うこと。

図表 12-3　外部委託状況（公立）

平成30年５月１日現在

委託業務別	学校数	委託比率
調　　理	14,220	50.6%
運　　搬	13,020	46.4%
物資購入・管理	3,044	10.8%
食器洗浄	13,990	49.8%
ボイラー管理	6,972	24.8%
その他の業務	6,645	23.7%

注）委託比率は、完全給食及び補食給食を実施している学校数に対する外部委託学校数の比率である。
出所）図表12-2に同じ

図表 12-4　調理員配置状況（公立）

区分	常勤職員	非常勤職員
平成15年度	69.3%	30.7%
平成20年度	62.5%	37.5%
平成25年度	57.2%	42.8%
平成30年度	55.4%	44.6%

出所）文部科学省「学校給食実施状況等調査」をもとに作成

3 経営管理の特徴

1 …… 運営と組織

（1）給食の実施

学校給食は、学校給食法第４条で「義務教育諸学校[*3]の設置者は、当該義務教育諸学校において学校給食が実施されるように努めなければならない」とされており、原則週５回授業日の昼食時に実施されるようにと努力義務に規定されている。そのほかに、特別支援学校の幼稚部と高等部、夜間課程を置く高等学校（この場合は夕食）についても給食の実施に努めるようにされている。その実施状況は、小学校では約637万人（99.1%）、中学校では約269万人（82.8%）となっている[2)]。

（2）給食の運営組織

学校給食は、学校の設置者[*4]である地方公共団体等の責任において行われるが、実際の管理・指導は各教育委員会が行っている。さらに、単独調理場方式では学校長が、共同調理場方式では所長が責任者として運営について計画・管理を行っている。その管理のもと、実際の給食運営では**学校給食栄養管理者**（栄養教諭・学校栄養職員）が専門性を発揮し、年間の計画を立案し、調理従事者等によって実際の給食はつくられている。

また、学校給食を教材とする**食に関する指導**[*5]は、給食主任や栄養教諭が中心となり、食に関する全体計画に基づいて実施される。

2 …… 学校給食栄養管理者

学校給食法第７条で「義務教育諸学校又は共同調理場において学校給食の栄養に関する専門的事項をつかさどる職員」とされ、**栄養教諭**[*6]または学校栄養職員（栄養士の免許を有する者）がこの職務にあたる（図表 12-5）。

3 …… 給食費

学校給食を実施する費用の負担については、学校給食法第11条に法令で定める施設設備費・管理費・労務費などは設置者が負担し、それ以外については保護者が負担してもよいと区分されている。一般的には、保護者は食材費のみの負担であることが多く、全国の平均は１食当たり小学校高学年で約250円、中学校で約290円である[2)]。なお、保護者の所得状況などにより減免制度がある。

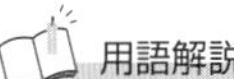

＊３　義務教育諸学校
学校教育法に規定される小学校、中学校、中等教育学校の前期課程、特別支援学校の小学部と中学部をいう。

用語解説

＊４　学校の設置者
公立学校は、国や地方公共団体（都道府県や市町村等）で私立学校は学校法人が設置者となる。

用語解説

＊５　食に関する指導
学校における食育のことで、食育の視点は、食事の重要性、心身の健康、食品を選択する能力、感謝の心、社会性、食文化であり、給食の献立は指導をするための生きた教材となる。
指導の場は、給食時間を含む学級活動を中心とし、関連の教科等学校教育活動全体を通じて教職員全員で行うこととされている。

用語解説

＊６　栄養教諭
令和２年度の「学校基本調査」によると全国で６,652名で、配置員数は都道府県によって差が生じている。そのようなことから学校給食法では、学校栄養職員は学校給食管理については、栄養教諭と同様であり、学校給食を活用した食に関する指導については栄養教諭に準じて行うように努めるとしている。

図表 12-5　栄養教諭の職務内容

食に関する指導	学校給食の管理
1　児童生徒に対する栄養に関する個別的な相談指導（食物アレルギー・偏食傾向・肥満傾向等） 2　学級担任、教科担任等と連携した関連教科や特別活動等における食に関する指導（給食時間・授業・委員会活動・クラブ活動等） 3　食に関する指導の連携・調整（食生活実態調査、全体計画の策定等への参画、学級担任･養護教諭等との連携調整、給食だよりの発行、試食会、親子料理教室の実施、招待給食等の企画立案）	4　学校給食に関する基本計画の策定への参画 5　学校給食における栄養量及び食品構成に配慮した献立の作成 6　学校給食の調理、配食及び施設設備の使用方法等に関する指導・助言 7　衛生管理責任者として、調理従事員の衛生、施設設備の衛生及び食品衛生の適正を期すための日常の点検及び指導 8　学校給食の安全と食事内容の向上を期すための検食の実施及び検査用保存食の管理 9　学校給食用物資の選定、購入及び保管への参画

出所）文部科学省「食に関する指導体制の整備について（答申）」2004（平成16）年をもとに作成

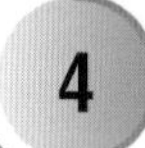

4　栄養・食事管理の特徴

1 …… 学校給食摂取基準

学校給食は、適切な栄養の摂取による健康の保持増進を図ることが目標の１つとされており、学校給食法第８条により学校給食摂取基準をもとに、適正に実施することとされている。

学校給食摂取基準[*7]は、児童生徒の健康の増進及び食育の推進を図るために望ましい栄養量を示したものである（図表 12-6）。この基準は児童生徒の１人１回当たりの全国的な平均値であるから、適用にあたっては、個々の児童生徒の健康状態及び生活活動の実態並びに地域の実情等に十分配慮し、弾力的に適用することとされている。そこで、各学校においてはPDCAサイクルにしたがい、該当の児童生徒の実態に基づいた学校給食摂取基準の設定を行うように努めることが重要である（図表 12-7）。このようなアセスメントを行うことで、肥満傾向児など個別的指導の必要な児童生徒の把握ができることもきめ細やかな指導につながる。

用語解説

＊7　**学校給食摂取基準**
厚生労働省が策定した「日本人の食事摂取基準（2020年版）」を参考とし、その考え方を踏まえるとともに、厚生労働科学研究費補助金により行われた「食事状況調査」及び「食事状況調査」の調査結果より算出した、小学３年生、５年生及び中学２年生が昼食である学校給食において摂取することが期待される栄養量等を勘案し、望ましい栄養量を算出したものである。

2 …… 学校給食における食品構成

2021（令和３）年の文部科学省通知「学校給食実施基準の一部改正について」では、「食品構成については、「学校給食摂取基準」を踏まえ、多様な食品を適切に組み合わせて、児童生徒が各栄養素をバランス良く摂取しつつ、様々な食に触れることができるようにすること。また、これらを活用した食に関する指導や食事内容の充実を図ること」とされている。

図表 12-6　幼児、児童又は生徒１人１回当たりの学校給食摂取基準（摂取に配慮する栄養素も含む）

区分	幼児 ３～５歳	児童 ６～７歳 （小学１・２年生）	児童 ８～９歳 （小学３・４年生）	児童 10～11歳 （小学５・６年生）	生徒 12～14歳 （中学生）	夜間課程を置く高等学校及び特別支援学校の高等部の生徒	参考 １日の摂取基準に対する学校給食の割合
エネルギー（kcal）	490	530	650	780	830	860	推定エネルギー必要量の33%＊1
たんぱく質（%）	学校給食による摂取エネルギー全体の13%～20%						
脂質（%）	学校給食による摂取エネルギー全体の20%～30%						
ナトリウム（食塩相当量）(g)	1.5未満	1.5未満	２未満	２未満	2.5未満	2.5未満	目標量の33%未満
カルシウム（mg）	290	290	350	360	450	360	推奨量の50%
マグネシウム(mg)	30	40	50	70	120	130	推奨量の33%～40%＊2
鉄（mg）	2	2	3	3.5	4.5	4	推奨量の40%
ビタミンA（μgRAE）	190	160	200	240	300	310	推奨量の40%
ビタミンB_1（mg）	0.3	0.3	0.4	0.5	0.5	0.5	推奨量の40%
ビタミンB_2（mg）	0.3	0.4	0.4	0.5	0.6	0.6	推奨量の40%
ビタミンC（mg）	15	20	25	30	35	35	推奨量の33%
食物繊維（g）	３以上	４以上	4.5以上	５以上	７以上	7.5以上	目標量の40%以上
亜鉛（mg）＊3	1	2	2	2	3	3	推奨量の33%

注）＊１　身体活動レベルのレベルⅡ（ふつう）より算出。　＊３　亜鉛は、摂取に配慮する栄養素として示されている。
＊２　生徒は不足の実態により40%とする。

出所）「学校給食実施基準の一部改正について」令和３年２月12日２文科初第1684号文部科学省通知、「特別支援学校の幼稚部及び高等部における学校給食実施基準の一部改正について」令和３年２月12日２文科初第1686号文部科学省通知、「夜間学校給食実施基準の一部改正について」令和３年２月12日２文科初第1685号文部科学省通知、「学校給食における児童生徒の食事摂取基準策定に関する調査研究協力者会議　学校給食摂取基準の策定について（報告）」令和２年12月を一部改変

図表 12-7　児童生徒の実態に基づいた学校給食摂取基準の設定と給食提供の手順

アセスメント	・年齢、性別、身長、体重、身体活動状況、発育状況（成長曲線）、疾病・アレルギーの把握または推察 ・学校給食の摂取量調査実施 ・児童生徒の食生活等の実態調査実施または類似の資料から推察	・養護教諭や担任教諭の協力を得て発育測定結果等を把握 ・学校給食及び家庭の食生活状況を把握
P	食事計画 ・推定エネルギー必要量を求める ・給与エネルギー目標量を設定する ・たんぱく質・脂質をはじめ他の給与栄養目標量も設定する 献立作成 ・献立作成基準の作成 ・食事計画に基づき、予定献立を作成 ・個別対応の必要な児童生徒について考慮献立作成	・対象者全員の推定エネルギー必要量を求め、その中央値付近を給与エネルギー目標量に設定する ・給与エネルギー目標量をもとにたんぱく質・脂質の量を設定し、他の給与栄養目標量も設定する ・必要に応じて基準に合わせた食品構成表を作成 ・作成した食品構成や料理様式・調理法なども加味して、予定献立を作成 ・疾病や食物アレルギー、肥満など個別対応についてはそれぞれ基本計画を立て、予定献立作成時に個別に対応
D	・予定献立に基づいた給食を提供 ・給食の配食	・適切な衛生管理、品質管理を実施しつつ給食を調理提供 ・配食時にも個別に対応の必要な児童生徒を中心に必要量の調整をできるように担任教諭等と共通理解を図る
C	・摂取量の把握 ・身体状況の確認	・毎回の残食調査から摂取量を把握する ・次の発育測定結果等から身体状況の変化を把握する
A	・チェック内容に基づき、必要であれば実態の把握を含めて、プランを見直し	・身体状況については、半年ごとなど長期で改善計画 ・献立については、１か月ごとなど短期で改善する

推定エネルギー必要量（kcal/日）
＝基礎代謝基準値（kcal/kg体重/日）×標準体重（kg）×身体活動レベル×エネルギー蓄積量（kcal/日）
標準的体重（kg）は、身長から求めた目安となる標準的体重（kg）で「食に関する指導の手引―第二次改訂版―」p.251を参考に求める。

出所）公益財団法人学校給食研究改善協会「学校給食摂取基準活用の手順」『すこやか情報便第15号』2013（平成25）年、北出宏予ほか「身長・体重のアセスメントによる学校給食エネルギー目標量の算定方法に関する検討」2014（平成26）年をもとに作成

食品構成を作成する場合には、地域の食生活の実態を十分に把握するとともに、各地域で提供している食品群の構成に基づいた食品群別加重平均成分値の算出が前提となる。食品構成については、日本型食生活の実践やわが国の伝統的な食文化の継承に配慮した多様な食品の摂取を踏まえたものとする。

3 …… 学校給食の食事内容

食事の内容については、2021（令和３）年「学校給食実施基準の一部改正について」が文部科学省より通知され、以下に示す適切な対応が求められている。

学校給食実施基準の一部改正について（抜粋）

> 学校給食の食事内容の充実等について
>
> ①学校給食の食事内容については、学校における食育の推進を図る観点から、学級担任や教科担任と栄養教諭等とが連携しつつ、給食時間はもとより、各教科等において、学校給食を活用した食に関する指導を効果的に行えるよう配慮すること。また、食に関する指導の全体計画と各教科等の年間指導計画等を関連付けながら、指導が行われるよう留意すること。
>
> ②献立作成にあたっては、常に食品の組合せ、調理方法等の改善を図るとともに、児童生徒のし好の偏りをなくすよう配慮すること。
>
> ③学校給食に使用する食品については、食品衛生法第11条第１項に基づく食品中の放射性物質の規格基準＊8に適合している[3)]こと。
>
> ④食器具については、安全性が確保されたものであること。また、児童生徒の望ましい食習慣の形成に資するため、料理形態に即した食器具の使用に配慮するとともに、食文化の継承や地元で生産される食器具の使用に配慮すること。
>
> ⑤喫食の場所については、食事にふさわしいものとなるよう改善工夫を行うこと。
>
> ⑥給食の時間については、給食の準備から片付けを通して、計画的・継続的に指導することが重要であり、そのための必要となる適切な給食時間を確保すること。
>
> ⑦望ましい生活習慣を形成するため、適度な運動、調和のとれた食事、十分な休養・睡眠という生活習慣全体を視野に入れた指導に配慮すること。また、ナトリウム（食塩相当量）の摂取過剰や鉄の摂取不足など、学校給食における対応のみでは限界がある栄養素もあるため、望ましい栄養バランスについて、児童生徒への食に関する指導のみならず、家庭への情報発信を行うことにより、児童生徒の食生活全体の改善を促すことが望まれること。

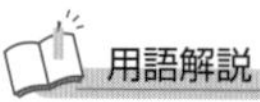

＊8　食品中の放射性物質の規格基準
東日本大震災後、福島県と近郊の県では、児童生徒等のより一層の安全安心の確保の観点から、学校給食における放射性物質の有無や量について把握するため、食材料または学校給食のモニタリング検査を行っている。
検査の基準は、セシウム134及び137について、飲料水10以下・牛乳50以下・一般食品100以下（それぞれ単位はベクレル／kg）としている。

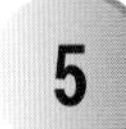

5 安全・衛生管理の特徴

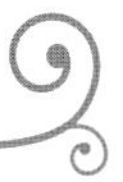

学校給食の衛生管理については、学校給食衛生管理基準＊9に基づいて行われている。この基準は、大量調理施設衛生管理マニュアルよりも詳細に定められているが、中でも独自な留意点は、次の通りである。

学校給食衛生管理基準（抜粋）

①衛生管理上の問題がある場合には、学校医又は学校薬剤師の協力を得て速やかに改善措置を図る。
②学校給食調理場においては、栄養教諭等を衛生管理責任者として定める。ただし、栄養教諭等が現にいない場合は、調理師資格を有する学校給食調理員等を衛生管理責任者として定めること。
③検便は、赤痢菌、サルモネラ属菌、腸管出血性大腸菌血清型O157その他必要な細菌等について、毎月２回以上実施すること。
④本人若しくは同居人に、感染症予防法に規定する感染症又はその疑いがあるかどうか毎日点検し、これらを記録すること。
⑤学校給食従事者専用の手洗い設備は、前室、便所の個室、作業区分ごとの使用しやすい位置に、肘まで洗える大きさの洗面台を設置し、衛生的に管理するとともに、石けん液、消毒用アルコール及びペーパータオル等衛生器具を常備する。さらに、前室の手洗い設備には個人用爪ブラシを常備する。給水栓は、直接手指を触れない温水に対応した方式であること。
⑥献立作成にあたっては、献立作成委員会を設ける等により、栄養教諭等、保護者その他の関係者の意見を尊重すること。
⑦学校給食用食品（以下「食品」という。）の購入に当たっては、食品選定のための委員会等を設ける等により、栄養教諭等、保護者その他の関係者の意見を尊重すること。
⑧給食の食品は、原則として、前日調理を行わず、全てその日に学校給食調理場で調理し、生で食用する野菜類、果実類等を除き、加熱処理したものを給食すること。
⑨和えもの、サラダ等については、やむを得ず水で冷却する場合は、直前に使用水の遊離残留塩素が0.1mg／L以上であることを確認し、確認した数値及び時間を記録すること。
⑩検収のために必要な場合には、検収責任者の勤務時間を納入時間に合わせて割り振ること。
⑪保存食のうち、卵については、全て割卵し、混合したものから50g程度採取し保存すること。

用語解説

＊9　学校給食衛生管理基準（平成21年４月１日施行）
学校給食の衛生管理は、1996（平成８）年の腸管出血性大腸菌O157による大規模な食中毒後に大きく見直され、現在では「学校給食衛生管理基準」として学校給食法第９条に規定されている。

⑫検食は、学校給食調理場及び共同調理場の受配校において、あらかじめ責任者を定めて児童生徒の摂食開始時間の30分前までに行うこと。
⑬給食当番等配食を行う児童生徒及び教職員の健康状態は良好であり、服装は衛生的であることを確認すること。
⑭パン等残食の児童生徒の持ち帰りは、衛生上の見地から禁止することが望ましい。
⑮パン、牛乳、おかず等の残品は、全てその日のうちに処分し、翌日に繰り越して使用しないこと。

補足説明

＊10

●工夫事例１：汚染区域と非汚染区域の区分

もともと１室だった調理場を汚染区域である下処理室と非汚染区域の調理室に区分する例として、境目になる部分の床に線を入れたり、棚を置いたりし、調理室への出入りは、下処理室を経由しない工夫として直接調理室に通じる倉庫を活用するなどしている。

●工夫事例２：シンクの区分

スペースの限られた室内にシンクを増やすことはかなり難しい。そこで、野菜などの洗浄時にはタライにオーバーフロー用の穴をあけてシンク内に設置して、器具の洗浄時には直接シンクを使用するなどしている。

用語解説

＊11　ドライ運用

ドライ運用とは、床面の細菌数が増加しないように、水や食品を床面にこぼさずに調理及び洗浄作業を行うこと。

出所）日本スポーツ振興センター「学校給食衛生管理基準の解説―学校給食における食中毒防止の手引―」2011年

6　施設・設備管理の特徴

1 …… 施設・設備の現状

学校給食の調理施設は、小規模の単独調理場方式から大規模の共同調理場まで大きさも違い、さらに老朽化している狭い施設から最新の施設まで様々である。中には区域の区別がされていない施設やシンクの数が不足するような施設もあり、衛生管理責任者を中心に知恵をしぼり工夫を重ねて＊10「学校給食衛生管理基準」に準じるように努めているところも多いが、遵守するためには機器の整備なども必要である。

特にドライシステム導入は、食中毒予防の観点から大切である。導入していない施設でもドライ運用＊11に努めなければならず、施設の整備とともに調理従事者の意識向上も図らなければならない。

また、便所の管理も食中毒の予防のためには重要で、調理場などから３m以上離れた場所に設けるよう努めることに加えて、便所の個室の前に調理衣を着脱できる場所を設け、調理着はすべて脱いで便所に入るよう努めることとされている。

さらに近年では、多くの施設で食物アレルギーの児童生徒への対応として、除去食や代替食を提供しているが、重篤な場合には別室での調理が必要となり、共同調理場などを中心に専用の施設の整備も行われるようになっている[4)]。

2 …… 災害時の施設・設備活用

学校は、市町村の地域防災計画において避難所として指定されている場合が多く、教育委員会などは、地方公共団体としての災害応急対策が的確かつ円滑に行われるよう、避難所の設置などに協力すべき立場となっている。栄養教諭などもその専門性を生かし、避難所運営業務の中でも特に水、食糧の分配、衛生管理、食物アレルギーなど個別対応を有するものへの対応などに従事することを求められることが想定される[5]（図表 12-8）。

また、これまでも災害時には学校の給食施設や共同調理場は、避難者の炊き出し拠点として活用されており、現在では炊き出し拠点として整備することについて国からの補助もある[6]。新しい施設では、熱源を複数にしたり、可動式の調理器具にしたり整備が進められ、民間の給食会社と市町村が災害時の協力体制について事前に協定を締結している事例もある[7]。

図表 12-8　災害時に栄養教諭等が支援活動を行う際の留意点について

①分配した食事の記録をとる（メモと写真で）。
②衛生管理では、管理の必要性について避難者の理解を得て、全員がルールを守るように周知徹底する。
③食物アレルギーなど個別に対応が必要な者について適格に把握し、事故のないように努める。
④大量調理については専門家であるという認識のもと、リーダの役割を求められることがあるので、例えば大量のごはんを炊いておにぎりにしたり、実だくさんの汁物を人数分調理・分配したりする技術と指示の仕方について研修しておくとよい。

出所）氏家幸子「東日本大震災 栄養教諭・学校系用職員の記録」からみえる「思い」についての検討」仙台白百合女子大学人間発達研究センター紀要第15号

確認テスト

①学校給食は、教育の一環として行われるが、学力の向上は目的にしていない。

②共同調理場を新設し、給食会社に献立作成・発注業務・調理をすべて委託することにした。

③学校給食摂取基準では、不足しがちな栄養素について１日の３分の１より多い割合の値を示している。

④栄養教諭の職務は、食に関する指導であって、学校給食の管理は含まない。

⑤学校給食では、原則として当日調理したものを提供し、前日調理は行わない。

【引用文献】

1）髙木孝助・三好恵子・松月弘恵編『実践　給食マネジメント論』第一出版　2016年 p.221
2）文部科学省「平成30年度学校給食実施状況等調査」2019年

3）厚生労働省「食品中の放射性物質の新たな基準値」
https://mhlw.go.jp/shinsai_jouhou/dl/leaflet_120329.pdf
4）文部科学省「学校給食における食物アレルギー対応指針」2015年
5）文部科学省「学校等の防災体制の充実について　第一次報告」1995年
6）「学校施設環境改善交付金交付要綱」平成23年4月1日23文科施第3号（最終改正令和2年4月1日元文科施第441号）
7）文部科学省「災害時における学校給食実施体制の構築に関する事例集」（令和3年3月）

第13章 事業所

章の目的

事業所給食は生産性の向上を目的とし、従業員の健康の保持・増進、生活習慣病予防を図るために行われる。従業員が日々の給食を通して栄養バランスのとれた食事及び栄養に関する知識を得ることは、自身及びその家族の健康にもつながる。給食マーケティングや公認スポーツ栄養士の事例にふれながら、事業所給食の現状と課題について学び、事業所における管理栄養士・栄養士の役割について考える。

1 事業所給食の目的と特徴

事業所給食は、オフィスや工場、寄宿舎などの勤労者を対象とし、栄養バランスのとれた食事を安価で従業員に提供するという福利厚生の一環である。従業員の健康の保持・増進、生活習慣病の予防を図り、労働意欲や作業能率を高め、生産性の向上を目指している。また、食事中は、仕事における緊張から解放される時間であり、人間関係の円滑化にも貢献している。

特徴として、対象は10代後半から60代までの幅広い年齢層の男女であり、勤務状況や業務内容、活動量も様々である。また、近年は機械化やIT化などが進み、身体活動よりも精神的疲労が多いといわれている。

2 事業所給食の種類

1 …… 対象別

対象別にオフィス給食、工場給食、寄宿舎（寮）給食がある（図表 13-1）。オフィス給食では、近隣のコンビニエンスストアや飲食店と競合するため、リピーターを確保することが課題となっている。魅力的な献立及び食環境の提供が重要である。工場給食では、工場の機械化により肉体的な作業量が軽減されているため、エネルギー消費量が少ない利用者も多い。仕事の内容に応じた給与栄養目標量を設定し、生活習慣病予防につなげていく。寄宿舎（寮）給食は、入寮者にとって

図表 13-1　事業所給食の対象者別特徴

	対象者の特徴	提供区分	考慮すべき点
オフィス給食	事務系の労働者	昼食	質の高い変化に富んだ料理の提供
工場給食	生産労働に従事する労働者	昼食（勤務形態により朝食、夕食、夜食）	仕事内容に応じた給与栄養目標量を設定
寄宿舎（寮）給食	独身の若年層	朝食、夕食	家庭的な料理の提供

食生活の基盤となる。適正な栄養量の給与はもちろんのこと、家庭的な温かさをもち、飽きのこないメニューが求められる。

2 …… 供食形態

供食形態として、定食方式、カフェテリア方式、弁当方式がある（▶p.67）。定食方式では、複数献立方式にすることで特徴をもたせた献立を提供し、利用者に選択する楽しみを与えることができる。多くの大規模事業所では、カフェテリア方式を採用している。利用者が料理を自分で選択できるため満足度は高いが、利用者自身の嗜好に頼るため、適切な栄養管理を行うことが難しい場合もある。栄養的にバランスのとれた料理を組み合わせられるよう、日頃の栄養教育が重要となる。弁当方式では、容器や配送などの条件が限られている中で栄養バランスがとれ、変化に富んだ献立を考える必要がある。

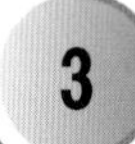

3 事業所給食の経営管理

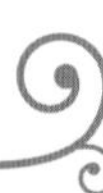

1 …… 経営方式

経営方式には、直営方式、業者委託方式、準委託方式があるが、事業所給食では委託方式を採用している施設がほとんどである（▶p.37）。管理栄養士・栄養士が委託側と受託側との調整を行い、よりよい関係を築くことが重要である。

2 …… 精算方式

代金を精算する方式は、レジチェック方式、食券精算方式、オートレジ方式などがある（図表 13-2）。最近では、オートレジ方式を採用する施設が増えてきている。食器に埋め込まれたICタグには、販売価格以外に栄養情報などを加えることができるため、精算時に各種栄養素量も確認できる。支払いには、社員証を兼ねたICカードが使われ、喫食履歴が情報データとして蓄積される。健康診断時の栄養指導ではこれらの情報が活用され、社員の健康の保持・増進に役立っている。

3 …… マーケティング

事業所給食では、コトラーの４Pを用いてマーケティングを行っている施設もある（▶p.41）。４Pに基づいた事例を図表13-3に示す。

利用者の率直な意見を得るため、アンケート用紙を設置している施設も多い。月に一度行われる給食運営会議などで、利用者からの意見とそれに対する対応策を話し合い、反映する努力が必要である。同じ事業所内に異なる受託会社が入る例もあり、事業所給食の競争は激しい。献立内容はもちろんのこと、スタッフ教育に力を入れ、接客サービスを売りにする受託会社もある。利用者のニーズを把握し、反映していくことで、時代に即した継続的な顧客満足度の向上を目指している。

図表 13-2　精算方式（一部例）

精算方式	内容
レジチェック方式	従業員がレジスターに料理の金額を入力し、現金またはカード（プリペイドカード、ICカードなど）で精算する。
食券精算方式	現金またはカードで食券を買い、食券と引き換えに料理を受け取る。
オートレジ方式	食器に埋め込まれたICタグをオートレジ（自動読み取り機）で読み取り、カードで精算する。

図表 13-3　４Pを用いた事業所給食におけるマーケティング事例

４P	具体例
Product	• 食事を楽しむためのメニュープログラミング • 健康保持・増進かつ満足できるヘルシーメニューの提供
Price	• 原価抑制のため、食材の一括大量購入 • 人件費抑制につながる工数管理の計画及び実行
Place	• BGMやモニターなど五感を活用できる媒体の設置 • 混雑緩和施策としてカトラリーや調味料、給茶器などの設置場所の変更
Promotion	• イベント食やフェア、ライブ調理の実施 • ポスターやイントラネット（社内インターネット）による告知

4 事業所給食の栄養・食事管理

1 …… 栄養・食事計画

❶給与栄養目標量の設定

事業所給食における給与栄養目標量は、利用者の性別、年齢、身体活動レベル別の人員構成表を作成し、「日本人の食事摂取基準（2020年版）」に基づいて事業所ごとに複数のエネルギー目標量を設定し、個人に対応させる（▶p.64）。

❷献立作成

給与栄養目標量を決定後、事業所ごとの食品構成に基づいて献立を作成する。地元食材の使用、行事食、イベント食などを取り入れ、バラエティーに富んだ飽きのこない献立を作成するよう努める。

2 …… 栄養・食事管理の評価

給食提供後は、習慣的な食事の摂取状況やBMIなどによるアセスメントを実施するのと同時に、健康診断の結果をモニタリングし、肥満ややせの人の割合や生活習慣病の有所見者率の変化などを確認する。これらの結果を給与栄養目標量の設定や提供する食事の質に反映させ、利用者の健康保持・増進へとつなげていく。

近年は、アレルギーやベジタリアン[*1]、ハラール[*2]などへの対応も重要である。すべての利用者が、食事を安心して楽しめる栄養・食事管理が望まれる。

用語解説
＊1　ベジタリアン
菜食主義者。菜食主義とは、食生活を菜食で貫こうとする生き方。

用語解説
＊2　ハラール
イスラム法において合法なもの。具体例としては豚肉やポークエキス等を使用しない食品や料理など。

3 …… 栄養教育

事業所給食における栄養教育は、食生活の自己管理能力の向上を目的とする。栄養情報提供の事例として、献立表の掲示やプライスカードによる熱量、栄養素及び栄養情報の表示などがある。カフェテリア方式の食堂では、モデル献立（おすすめの食事の組み合わせ例）を提示することも有効である。利用者が食堂で滞在する時間は短いため、栄養情報を提供する際は視覚に訴え、わかりやすく表示する工夫が必要である。ほかに、イベント・フェアの実施、地産地消メニュー、郷土料理、行事食の提供などを通して、利用者が食や栄養に興味がわくような取り組みを行う施設も多い。利用者の栄養管理は、事業所内の健康管理センターなどと連携し、モニタリングすることが重要である。生活習慣病対象者が多い施設では、栄養教育と同時に、１食量及び食器容量の小ポーション化、揚げ物の提供頻度の低減、汁物の塩分濃度の漸次低減なども有効であると考えられている。

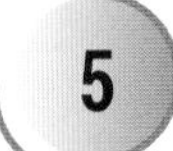

5 事業所給食の生産・食数管理

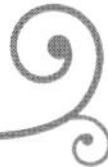

事業所給食では、クックサーブシステムが主流であるが、大規模施設ではクックチル方式を採用している場合もある。利用者のニーズに合わせてメニュー数が増え、冷凍食品や加工食品を活用する施設も多い。事業所給食では、提供食数が未定であるため、食数管理が難しい。過去の売り上げデータや天気などから提供食数を推測し、準備を行う。予定食数を超える注文があった場合は、代替食を提供するなどの管理能力が求められる。食数管理がうまくいかないと食材料費のロスに加え、厨芥量が増えるため、廃棄物処理のコストが増加する。事業所給食では、経済的な制限が厳しいことから食数管理が非常に重要である。

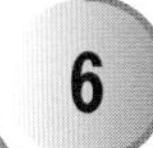

6 事業所給食の設備管理

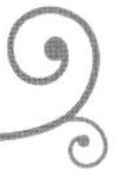

事業所給食施設に関して、労働安全衛生規則や事業附属寄宿舎規程などにより、食堂や炊事場の規定が定められた（図表 13-4）。

図表 13-4　事業所給食における食堂及び炊事場の規定

	労働安全衛生規則	事業附属寄宿舎規程
食堂	• 事業者は作業場外に適当な食事の設備を設けなければならない。 • 食堂の床面積は、食事の際の１人について１平方メートル以上とする。 • 食堂には食卓及び労働者が食事をするためのいすを設ける。	• 常時30人以上の労働者の寄宿舎には食堂を設けなければならない。 • 食堂には食卓を設け、且つ、ざ食以外の場合はいすを設ける。
炊事場	• 食堂と炊事場とは区別して設け、採光及び換気が十分であって、掃除に便利な構造とする。 • 食器、食品材料等の消毒設備、保存のための適切な設備を設ける。 • はえその他のこん虫、ねずみ、犬、猫等の害を防ぐための設備を設ける。 • 床は不浸透性の材料で造り、かつ、洗浄及び排水に便利な構造とする。 • 汚水及び廃物は、炊事場外において露出しないように処理し、沈でん槽を設けて排出する等有害とならないようにする。	• 照明及び換気が十分である。 • 食器及び炊事用器具を消毒し、清潔に保管する設備を設ける。 • はえその他のこん虫、ねずみ等の害を防ぐための措置を講ずる。 • 床は洗浄及び排水に便利な構造とする。 • 汚水及び汚物は、寝室、食堂及び炊事場から隔離された一定の場所において露出しないようにする。
炊事従業員	• 炊事に不適当な伝染病の疾病にかかっている者を従事させない。 • 炊事場には、炊事専用の清潔な作業衣や履物を使用させ、土足のまま立ち入らせない。 • 炊事従業員専用の休憩室及び便所を設ける。	• 炊事専用の清潔な作業衣を着用させる。 • 炊事従業員専用の便所を設ける。

出所）「労働安全衛生規則」「事業附属寄宿舎規程」より一部抜粋

7 事業所給食の管理栄養士・栄養士の配置と役割

1 …… 管理栄養士・栄養士の配置規定

事業所給食における管理栄養士・栄養士の配置を図表 13-5に示した。

2 …… 事業所における管理栄養士・栄養士の役割

事業所の管理栄養士・栄養士は、事業所給食の栄養・食事管理に加え、厚生労働省が推進するTHP（Total Health promotion Plan）＊3において、健康診断の結果に基づき、対象の労働者に対して食習慣や食生活の評価と改善の指導を行う産業栄養指導担当者＊4としての役割も期待されている。また、2008（平成20）年から生活習慣病予防を目的とした特定健康診査・特定保健指導が実施されている。特定保健指導を行う者は、医師または管理栄養士、保健師であり、事業所における管理栄養士の役割は増大している。さらに、近年は事業所に属するスポーツチームへの管理栄養士・栄養士の貢献が期待されている。

公認スポーツ栄養士＊5は、スポーツ現場からのニーズに的確に応えることのできるスポーツ栄養の専門家である。2021（令和３）年10月時点で436名が認定されており、現在も多くの管理栄養士が資格取得に向けて励んでいる。事業所の寮生に対するスポーツ栄養の事例を下記で紹介する。

これからの事業所給食における管理栄養士・栄養士の役割はますます大きくなるであろう。食生活の多様化や健康問題への関心の高まりに対応していく能力が求められる一方で、経営面やコスト面も追及していかなければならない。さらに、スポーツ分野において、栄養・食事管理のもと、健康かつパフォーマンスの向上につなげる身体づくりを行うことで、結果を出す選手が増えてきた。スポーツ栄養がサービスの一環ではなく、より専門性の高い分野として確立され、対価を得る方向へつなげていきたい。管理栄養士・栄養士による栄養サポートは、着実に重要視されてきており、さらなる活躍が期待される。

用語解説

＊3　THP
厚生労働省が働く人の「心とからだの健康づくり」をスローガンに、心身両面の総合的な健康の保持増進を目的として推進している措置。

用語解説

＊4　産業栄養指導担当者
管理栄養士の資格を有する者または栄養士の資格をもち、労働者に対する栄養指導の実務経験を２年以上有する者が所定の研修を修了することが条件となる。

用語解説

＊5　公認スポーツ栄養士
公益社団法人日本栄養士会及び公益財団法人日本体育協会の共同認定による資格である。管理栄養士で、スポーツ栄養指導の経験がある者または予定がある者などの条件を満たし、養成講習会を受講後、スポーツ栄養マネジメントに関するインターンシップを経て検定試験に合格して取得できる。資格取得後は４年ごとに更新があり、研修が義務づけられている。

図表 13-5　事業所における管理栄養士・栄養士の配置基準

配置規定法令	給食の食数	配置に関する規定
労働安全衛生規則第632条	１回100食以上または１日250食以上	栄養士努力規定
事業附属寄宿舎規程第26条	１回300食以上	栄養士必置
健康増進法第21条第１項	１回500食以上または１日1,500食以上	管理栄養士必置

出所）松井元子・冨田圭子編『改訂　カレント給食経営管理論』建帛社　2021年　p.207

実業団チームの寮生に対するスポーツ栄養の事例

●食事提供の概要
【対 象 者】女子バスケット部の寮生15名及びスタッフなど約10名
【食事提供】土日祝日と会社で定めた休業日、遠征日以外の日すべて
【提供食数】朝食20食、昼食20食、夕食25食

当該事業所で食事提供に携わる管理栄養士は、女子バスケット部員に対して栄養サポートも行っている。具体的な栄養サポートとして、定期的な身体計測、食事調査、血液検査などのアセスメントや部員個々の状況に応じたアドバイスを行っている。

食事摂取状況の把握には、寮で提供している食事以外にサプリメントや間食、休日の食事などがあるため、聞き取りのほかに部員がスマートフォンなどで撮影した画像を確認している。試合のシーズン中は遠征先でのメニューを確認し、必要に応じて助言する。トレーナーから増量または減量の指示がある寮生に対しては個別に対応している。栄養計画は、練習によるエネルギー消費が大きいため、１日当たりの給与栄養目標量は高く、ミネラル類も高めに設定されている。

精神面がパフォーマンスに影響する場合もあるため、食事時間はリフレッシュし、おいしく楽しく食べてもらうことが重要である。日常的に寮生とのコミュニケーションをとり、栄養・食事に関する相談やメニューのリクエストを気軽にできる関係づくりを大切にしている。

寮で提供する毎日の食事は、栄養教育媒体としての役割も大きい。日頃から栄養に関する知識や食べ方を教授し、自立した選手を育てていくことが求められる。栄養補助食品、栄養ドリンクやサプリメントの効果的な摂取などについてもスタッフとともに教育している。

現状、寮における栄養・食事管理では、利益の算出が難しい。契約内容に大きく影響を受けているため、栄養指導料がわずかに発生する事業所もあるが、多くはサービスとして提供されている。

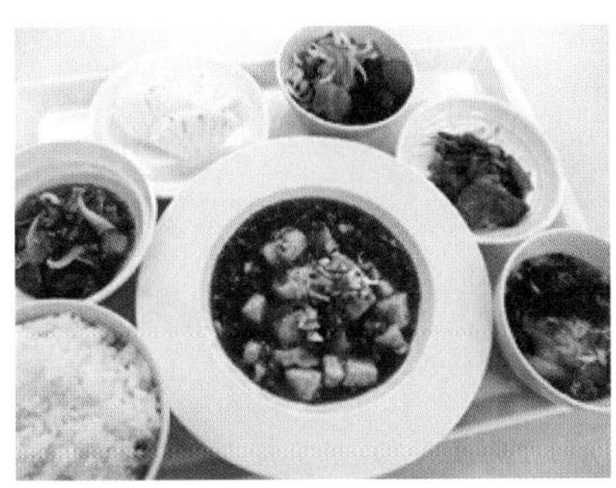
提供献立例

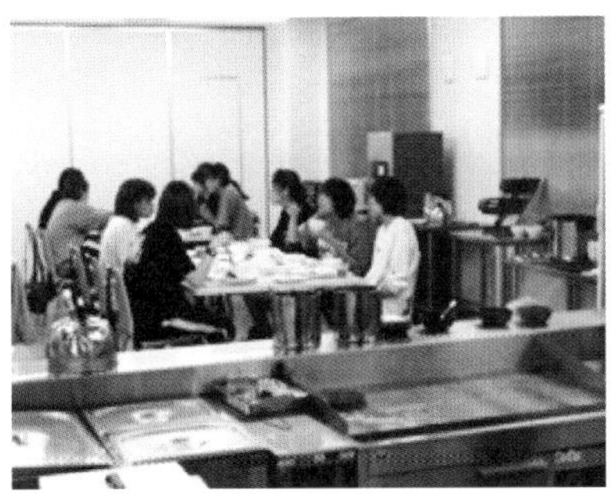
食事風景

☑ 確認テスト

①事業所給食において、食事提供量の設定時に対象者のBMIを把握することは重要である。

②事業所における利用者の栄養管理の評価項目として、健康診断における有所見者の割合がある。

③事業所給食における食堂の床面積は、食事の際の１人について0.5平方メートルとする。

④高血圧者の割合が高い事業所では、汁物の塩分濃度の漸次低減が有効である。

⑤労働安全衛生規則において、事業者は労働者に対し１回100食以上または１日250食以上の給食を行うときは、栄養士を置かなければならない。

第14章 自衛隊・矯正施設

章の目的

自衛隊及び矯正施設（刑務所等）に設置される給食施設の概要について述べる。これらの施設は、国の行政機関（自衛隊：防衛省、矯正施設：法務省）が所管しており、給食の運営が法令等によって定められている。給食の利用者は成人が中心となるが、矯正施設では高齢化の影響を受けて平均年齢が年々上昇している。自衛隊は、臨地実習・校外実習に赴く学生が少なくないため、その事前学習として概要を理解することは重要である。

1 自衛隊

1 …… 自衛隊の給食（概要）

（1）自衛隊の給食利用者

自衛隊は、主に陸上自衛隊、海上自衛隊、航空自衛隊の自衛官で構成されており、その現員数は陸上自衛隊13万8,060人、海上自衛隊４万2,850人、航空自衛隊４万2,828人である（2020（令和２）年３月末現在）。給食施設は、自衛隊員が勤務する基地内及び駐屯地・分屯地（以下、駐分屯地）の営舎内に設置されており、原則として基地内・営舎内に居住する自衛官を対象に食事が支給される。令和元年度における自衛隊の給食施設数は、193施設である。

陸上・海上・航空の各自衛隊の中でも、陸上自衛隊は最大の人員数をもつ組織であり、大きく５つの方面隊（北部方面隊、東北方面隊、東部方面隊、中部方面隊、西部方面隊）に分かれ、日本全国160か所に及ぶ駐分屯地が存在する。以上により、本書では主に陸上自衛隊の給食について述べる。

（2）給食の目的と特性

自衛隊の給食の目的は、「隊員に必要な栄養を補給し、その生存を維持するとともに、体力を増進し、部隊の人的戦闘力発揮に寄与する」ことにある。そのため、給食の良否は隊員の栄養状態だけでなく、人的戦闘力発揮に関わる士気にも影響を及ぼす。給食のシステムそのものは、一般的な特定給食施設と大差ないが、組織や食事の区分には独自の内容もある。たとえば、当直などの特別勤務者には、朝食・昼食・夕食の「基本食」以外に、「増加食」といわれる食事が支給され、ヘリコプターの乗員や落下傘隊員には「加給食」が支給される。また、陸上自衛隊では、「現品[*1]」と呼ばれる野外訓練時に炊事車等を使用した給食が実施されていることも特性の1つである。陸上自衛隊における給食の代表的な特性を下記にあげる。

①法律の規定により、給与の一環として食事を支給する。

②給食の主対象者は、健康な青年の集団でかつ営内生活を行っている者であり、1日3食の完全給食である。

③給食提供の場は、営舎内及び野外の二面からなる。

用語解説

＊1　現品
部隊の行動等において給食実施機関から交付を受けることができる食事の材料のこと。食事の材料には、生鮮食品だけでなく加工品も含む。

2 …… 経営管理の特徴

(1) 給食の運営と組織

自衛隊の給食は、防衛省の職員の給与等に関する法律と給食の実施に関する訓令をもとに、陸上･海上･航空の各自衛隊の長である幕僚長が発出する通達によって運営の基準が定められており、自衛隊の給食を統括する部隊等を給食実施機関という（図表14-1）。給食実施機関には、給食全般の管理を担当する給食担当官、栄養・食事管理を主に担当する栄養担当官と衛生管理を主に担当する食品衛生管理官が各1人置かれる。栄養担当官は、原則として栄養士（1回300食以上又は1日750食以上の食事を支給する給食実施機関は管理栄養士）の資格をもつ者が任命され、食品衛生管理官は、原則として医師、歯科医師、薬剤師または獣医師の資格をもつ者が任命される。任命権者はいずれも給食実施機関の長である。陸上自衛隊では、一部の例外を除いて駐屯地業務隊長が給食実施機関の長となっており、給食担当官及び栄養担当官は、業務隊補給科糧食班に所属する。そのほか、糧食班には食材料（自衛隊では糧食品という）の発注または管理を実施する担当

図表14-1　給食実施機関の一例

担当	給食実施機関		
	陸上自衛隊	海上自衛隊	航空自衛隊
給食実施機関の長	駐屯地業務隊長	基地業務隊長	基地業務群司令
給食担当官	糧食班長	給養班長	給養小隊長
食品衛生管理官	原則として医師、歯科医師、薬剤師又は獣医師		
栄養担当官	原則として管理栄養士・栄養士		
諮問機関	給食委員会		

注）原則として調理師を置く

者が配置されている。また、近年、陸上自衛隊の給食における調理業務は委託化が推進されており、一部の駐分屯地を除き、民間の給食受託会社等が調理業務を受託している。そのため、委託給食業者の監督者（監督官）が糧食班に配置されている。

給食委員会は、駐分屯地に配置されている部隊の指定された役職者と若干名の隊員で構成され、委員は、給食の向上及び給食実施の効果的運営のための必要な意見を給食実施機関の長に提出する。

（2）給食の費用

自衛隊の給食は、全国で同一の栄養摂取基準で質・量ともに同様の食事を支給するために、駐分屯地が所在する各地域の物価水準などを考慮して、方面隊ごとに1人1日当たりの基本食の定額が定められている。各駐分屯地では、定額と定量及び栄養摂取基準及び喫食人員等を考慮し、糧食品を調達して給食を実施する。これに要する費用を糧食費という。適切な糧食費の執行、運用を確認するために、適時、会計検査院及び自衛隊内の会計監査機関の検査を受ける。

（3）給食経営システムの概要

自衛隊の給食経営におけるトータルシステムは、他施設の給食経営と同様に、実働作業システムと支援システムに分けることができる。実働作業システムのうち、栄養・食事管理、献立管理及び食材料管理（主に糧食品の購入計画）は、栄養担当官の主要な業務に位置づけられる。陸上自衛隊では、給食担当官が実施月（2か月後）の行事・訓練等の予定を考慮して献立大綱[*2]を示し、これをもとに栄養担当官が献立素案（献立表の概要）及び献立表を作成する。その後、給食実施機関の長の決裁と給食委員会を経て、最終的な献立表を決定する。献立表の決定後は、給食で使用する糧食品と実施月における日々の喫食予定人員から予定発注量を計算し、調達要求書を作成して会計隊へ提出する。調達要求書は公告[*3]により業者を募り、適時に競争入札または相見積もり方式によって納入業者を決定する（図表14-2）。また、自衛隊では適切な糧食品の納入のために、糧食品規格書[*4]によって様々な糧食品の規格を定めている。糧食品規格書の内容は、給食の質に直接関わることから、地域によっては複数の栄養担当官が適時に協議しながら、計画的に更新されている。

用語解説

＊2　献立大綱
毎年度の給食実施計画をもとに、教育訓練、食事の支給人員、季節及び物価等を考慮して毎月立案される。

用語解説

＊3　公告
政府・公共団体が、特定の事項を広く一般に告知すること。入札のための公告は入札公告といわれる。自衛隊の糧食品に関する入札公告は、防衛省のホームページからアクセス可能である。

用語解説

＊4　糧食品規格書
各糧食品に対しての規格（形状、寸法、量目、品質、ロット等）の基準をまとめた文書である。糧食品規格書は、適切な糧食品を納入するために、入札に参加する業者に資料として提供される。

図表 14-2　献立作成から給食実施までの概略図

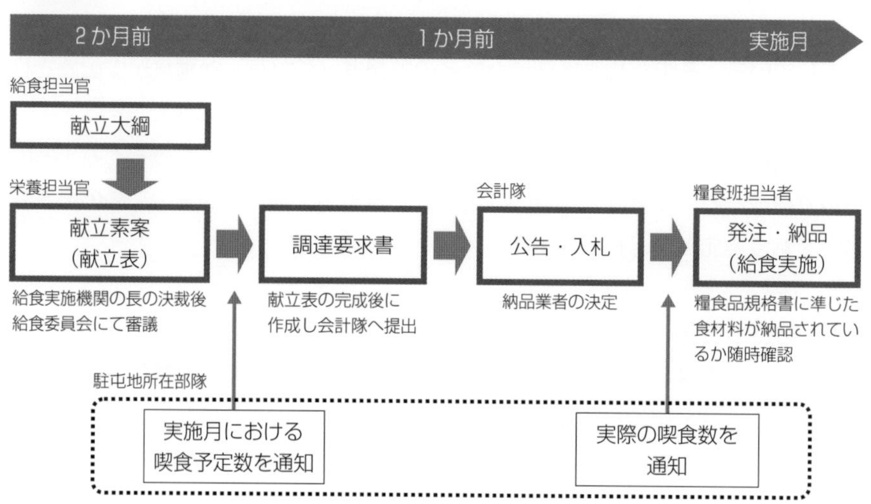

3 …… 栄養・食事管理の特徴

（1）栄養担当官の業務

栄養担当官の主な業務は、献立表の作成・栄養価の算定、給食で使われる糧食品の購入計画である。陸上自衛隊における栄養・食事管理は、営舎内の給食だけでなく、訓練時の野外給食を含むことが特徴であり、野外給食では訓練部隊行動に適合した献立を作成する必要がある。野外では訓練部隊による調理作業が行われるため、栄養担当官は各部隊の給養担当者と連携を図り、調理作業等について適切な給食の運用ができるように献立内容に留意する必要がある。加えて、栄養担当官は、部隊の野外給食の視察を行い、調理作業や衛生管理等の指導・助言を行う場合がある。そのほか、栄養担当官は給食実施機関の長の命を受け、隊員の健康増進のために個人または集団に対する栄養教育等の業務に従事する。

（2）栄養専門官

2009（平成21）年より陸上自衛隊では、各方面隊及び方面隊内の給食業務の統括及び管理業務、国際貢献活動等の支援を目的として、栄養専門官が新設された。具体的には、各駐分屯地における栄養管理状況の把握・指導、給食審査[*5]の実施、国際平和協力活動の際には、派遣隊員への給食指導や糧食品の調達・補給に関する指導がある。また近年では、栄養専門官が中心となり、陸上自衛隊員の活動状況を調査し、必要栄養量を把握して、個人の特性に応じた栄養管理と栄養教育を実施するための方策が推進されている。

用語解説

＊5　給食審査
毎年度に示される給食業務実施要領に準拠し、その年に指定された給食実施機関において給食審査が行われている。審査内容は、関係法規の遵守、予算等の使用状況、栄養管理の状況、作業等の管理状況等である。給食審査の目的は、給食実施機関における適正な給食運営を維持することである。

図表 14-3　基本食の栄養量及び定量試行基準（一般隊員用を一部抜粋）

項目	単位	基準値／日	採用された食事摂取基準の指標
エネルギー	kcal	3,200	独自の算出方法による
たんぱく質	%/kcal*	14〜20	目標量
脂質		20〜30	
飽和脂肪酸		7以下	
カルシウム	mg	800	推奨量
鉄		11.0	
ビタミンA	μgRAE	900	
ビタミンB_1	mg	0.54 mg／1,000 kcal	
ビタミンB_2		0.60 mg／1,000 kcal	
ビタミンC		100	
カリウム		3,510以上	目標量
食物繊維	g	24.0以上	
食塩相当量		4.4 g 以下／1,000 kcal	

注）＊たんぱく質・脂質由来のエネルギー摂取量が総エネルギー摂取量に占める割合。

項目	重量（g）
精白米	355
大麦類	30
小麦製品	100
いも及びでん粉類	115
砂糖及び甘味類	20
豆類	105
種実類	1
緑黄色野菜	150
その他の野菜	200
果実類	150
藻類（乾燥量）	6
魚介類	110
肉類	100
卵類	50
乳類	250
油脂類	23
菓子類	10
し好飲料類（抽出量）	80
調味料及び香辛料類	55

（3）栄養量及び定量の基準

基本食、増加食及び加給食の定額、栄養量及び定量の基準は、年度ごとに示すこととなっている。栄養量の基準値は、原則として日本人の食事摂取基準（2020年版）を参照しており、図表 14-3は「基本食の栄養量及び定量の試行基準」（一般隊員用を一部抜粋）について示したものである。

4 …… 生産管理の特徴

前述の通り、陸上自衛隊では、給食における調理業務の民間委託化が進んでいる。委託方式は部分委託（労務委託）であり、給食の調理作業を民間の給食会社等が受託している。委託契約は公告により、毎年の入札によって受託事業者が決定されている。

5 …… 安全・衛生管理の特徴

大量調理衛生管理マニュアルに基づく安全・衛生管理が実施されている。また、食品衛生管理官は、給食実施機関の長の命を受けて伝染病及び食中毒の発生防止のため、糧食、給食用機材の衛生検査を行うとともに、糧食、給食用機材、食堂、調理場、倉庫等及び調理、配食等に関し必要な衛生検査を行う。検食は給食実施機関の長及び食品衛生管理官の職務に規定されており、食品衛生管理官は、毎配食時に衛生管理の適正を期するため、食事から必要量の検体を採取し、これを10℃以下（できるだけ5℃以下）で48時間以上保管しなければならないことが定められている。

2 矯正施設

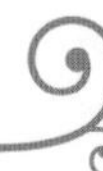

1 …… 矯正施設の概要

矯正施設は、法務省が管轄しており、刑務所、少年刑務所、拘置所、少年院、少年鑑別所及び婦人補導院の総称である。

2 …… 給食の目的と特性

矯正施設は、被収容者に対し、改善更生の意欲を喚起及び社会生活に適応する能力の育成を図っている。食事は支給物であり、給食の目的は、健康を保ち、かつ、心身の発育を増進するために必要な糧食及び飲料を給与することにある。令和元年度における矯正施設の給食施設数は107施設であり、平成27年度（116施設）と比較して減少している。

3 …… 栄養・食事管理の特徴

各施設の栄養・食事管理を実施するために、管理栄養士・栄養士が法務技官として配置されている。給食の対象者は、被収容者または拘禁生活者*6であるため、給与された食事以外を摂取することができない。よって、食事内容の良否が被収容者の生活の質や勤労意欲等に直接的に影響を及ぼすことが考えられる。被収容者には給与する主食及び副食の1人1日当たりの標準栄養量が定められている（図表 14-4）。

用語解説

＊6　拘禁生活者
刑務所、拘置所、警察の留置施設等で比較的長期間にわたって身体の自由が拘束される者。

一方で、食糧費は1年を通して定額であるため、食材の価格が高騰した場合にも、食事の量と質が低下しないように留意する必要がある。令和2年度の成人の受刑者1人当たりの1日の食費（予算額）は533.17円（主食費101.50円、副食費431.67円）である。

さらに、対象者の特性は、年齢層が少年から高齢者まで幅広いこと、妊産婦や疾病を有する者、宗教上の理由で通常の食事が摂取できない者等、個人背景が様々である。加えて、近年では被収容者の高齢化にともない、精神疾患や糖尿病、高

図表 14-4　被収容者に給与する主食及び副食の１人１日あたりの標準栄養量

		性	主食区分	熱量 [kcal]	たんぱく質 [g]	脂質 [g]	Ca [mg]	V.A [μgRE]	$V.B_1$ [mg]	$V.B_2$ [mg]	V.C [mg]
刑務所 少年刑務所 拘置所	成人	男	A	2,620 (1,020)	90.0 (60)	58.0 (50)	700 (650)	750 (750)	1.40 (0.70)	1.60 (1.20)	100 (100)
			B	2,320 (1,020)	84.0 (60)	56.0 (50)	700 (650)	750 (750)	1.40 (0.70)	1.60 (1.20)	100 (100)
			C	2,220 (1,020)	82.0 (60)	56.0 (50)	700 (650)	750 (750)	1.40 (0.70)	1.60 (1.20)	100 (100)
		女	A	2,300 (900)	81.0 (55)	52.0 (45)	650 (600)	600 (600)	1.10 (0.40)	1.20 (1.00)	100 (100)
			B	2,100 (900)	77.0 (55)	51.0 (45)	650 (600)	600 (600)	1.10 (0.40)	1.20 (1.00)	100 (100)
			C	2,000 (900)	75.0 (55)	50.0 (45)	650 (600)	600 (600)	1.10 (0.40)	1.20 (1.00)	100 (100)
	少年	男	甲	2,830 (1,130)	97.0 (65)	68.0 (60)	850 (800)	700 (700)	1.50 (0.70)	1.70 (1.20)	100 (100)
			乙	2,630 (1,130)	93.0 (65)	67.0 (60)	850 (800)	700 (700)	1.50 (0.70)	1.70 (1.20)	100 (100)
		女	甲	2,400 (1,000)	84.0 (58)	57.0 (50)	750 (700)	600 (600)	1.20 (0.40)	1.20 (1.00)	100 (100)
			乙	2,200 (1,000)	80.0 (58)	56.0 (50)	750 (700)	600 (600)	1.20 (0.40)	1.20 (1.00)	100 (100)
少年院		男		2,830 (1,130)	101.0 (70)	68.0 (60)	850 (800)	700 (700)	1.50 (0.70)	1.70 (1.20)	100 (100)
		女		2,400 (1,000)	84.0 (58)	56.0 (50)	750 (700)	600 (600)	1.20 (0.40)	1.40 (1.00)	100 (100)
少年鑑別所		男		2,610 (1,110)	97.0 (70)	67.0 (60)	850 (800)	700 (700)	1.50 (0.70)	1.70 (1.20)	100 (100)
		女		2,200 (1,000)	80.0 (58)	56.0 (50)	750 (700)	600 (600)	1.20 (0.40)	1.40 (1.00)	100 (100)
婦人補導院		女		2,090 (890)	77.0 (55)	51.0 (45)	650 (600)	600 (600)	1.10 (0.40)	1.20 (1.00)	100 (100)

注）（　）内は副食の標準栄養量

血圧等の生活習慣病の治療が重要な課題となっている。

4 …… 生産管理の特徴

一般的に矯正施設の給食の生産（炊飯、調理）と配食は、管理栄養士の指導のもと、被収容者によって実施されている。調理場には刑務官が配置されるが、給食管理の専門的知識をもつのは管理栄養士・栄養士のみであるため、調理作業の指導や安全衛生教育については管理栄養士・栄養士の業務となる。一方で昨今、矯正施設の収容人員の漸減にともなって、調理作業への就業可能者の確保及び厨房施設の衛生管理面の苦慮から、2015（平成27）年から給食業務の民間委託化が推進され、平成28年４月より、大阪拘置所（収容人員1,553人）、加古川刑務所（同1,281人）、高知刑務所（同553人）において民間の事業者による給食業務が開始された。給食業務の民間委託化により、被収容者に対して、適正な給与栄養量による食事の提供及び治療食における栄養補給量の厳格化が可能となり、被収容者への治療成績の向上及び薬剤費の削減等の医療経済的効果の顕在化が報告されている。

5 …… 安全・衛生管理の特徴

前述の通り、安全・衛生管理は管理栄養士・栄養士の業務である。被収容者はこれまでの生活で食材の取り扱いや調理の経験が無い者がほとんどであることから、怪我をさせないために調理作業工程等に特に留意する必要がある。衛生管理は、大量調理施設衛生管理マニュアルを基準として調理従事者の衛生知識の普及・啓発に努めている。

第15章 給食サービス事業者

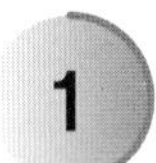

章の目的

給食経営管理の委託化が進み、在宅栄養管理が推進される現代社会において、給食サービス事業が拡大している。それぞれの目的や業務内容を把握し、給食サービス事業者の現状と課題について理解を深める。

1 給食運営の委託事業

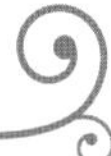

1 …… 委託事業の概要と目的

近年、給食業務の外部委託（アウトソーシング）が進んでいる。すなわち、運営の一部または全部を外部の給食業務受託事業者[*1]（給食会社）に任せる給食施設が増えてきている。

外部委託において、委託側と受託側がContract（契約）を結び、その契約をもとに受託側が給食経営業務を行うことからコントラクトフードサービスと呼ぶこともある（図表 15-1）。**委託側**（依頼主、クライアント）と**受託側**（受託者、コントラクター）の契約と給食分野ごとの法令によって、委託業務の範囲や方法が決められる。

外部委託の目的として、①人材や施設などの経営資源の活用、②人件費、食材料費、経費などの削減、③人事管理業務の省力化、④専門的知識・技術の活用、⑤給食の品質・サービス向上などの運営改善、⑥新しい調理法やシステムの導入などがある。外部委託することで業務のスリム化、給食経営の合理化が図れ、委託側の管理栄養士・栄養士は、栄養ケア・マネジメントなど、より専門性が高い業務の向上が期待される。一方、受託側では、給食経営に特化するため、コストを抑えつつ、安全でおいしく顧客満足度（CS）の高い食事・サービスの提供を行うことができ、ビジネスとして成立する。最近では、環境保全やBCP（Business continuity plan：事業継続計画）[*2]対策など、社会的責任に対する活動を取り入れる受託者もある。

用語解説

＊1 給食業務受託事業者

給食を委託する施設設置者に対し、受託する側のことをさす。給食業務受託事業者は、事業所、病院、学校、高齢者・介護福祉施設、保育所など様々な施設の給食業務を受託している。

用語解説

＊2 BCP(Business continuity plan：事業継続計画)

災害や事故など不測の事態を想定して、事業継続の視点から対応策をまとめたもの。業務への影響を最小限に抑え、最低限の事業活動の継続、早期復旧を行うために事前に策定する行動計画である。

図表 15-1　クライアントとコントラクターの関係図

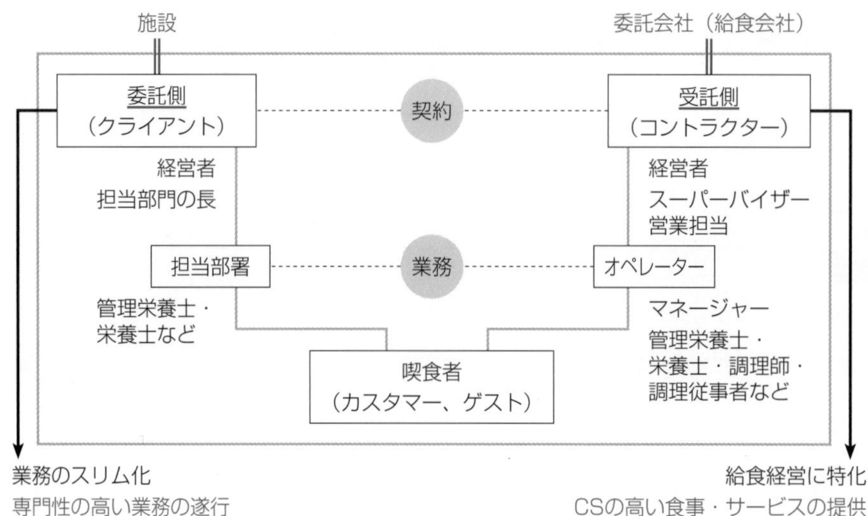

2 …… 委託契約

（1）委託契約業務の範囲

委託契約業務の範囲については、給食の運営業務全般を委託する全面委託と食材料管理、調理、洗浄など業務を部分的に委託する部分委託がある（図表 2-8 ▶ p.37）。

（2）委託契約の流れ

委託化を進める際は、施設内でプロジェクトチームを発足させ、十分な情報収集と話し合いが必要である。施設の理念や給食方針に合った委託先を選定する（図表 15-2）。

（3）委託契約方式

委託内容及び委託者、喫食者の負担区分は契約により定める。食単価契約は、1食分の食事単価を決めて契約する方式であり、管理費契約は、食事単価を材料費と管理費に区分して契約する方式である（図表 2-11 ▶ p.38）。また、テナント方式は、建物やスペースなどを借り、一定の契約のもとに賃借料を払い、給食サービスを行う。

（4）委託契約書

委託決定時に、委託者と受託間で委託契約書が交わされる。契約書本文に記載しにくい詳細については「覚書」「確認事項書」という形式で確認する例が多い。

図表 15-2　委託化のプロセス（事業所給食における委託契約の流れ）の例

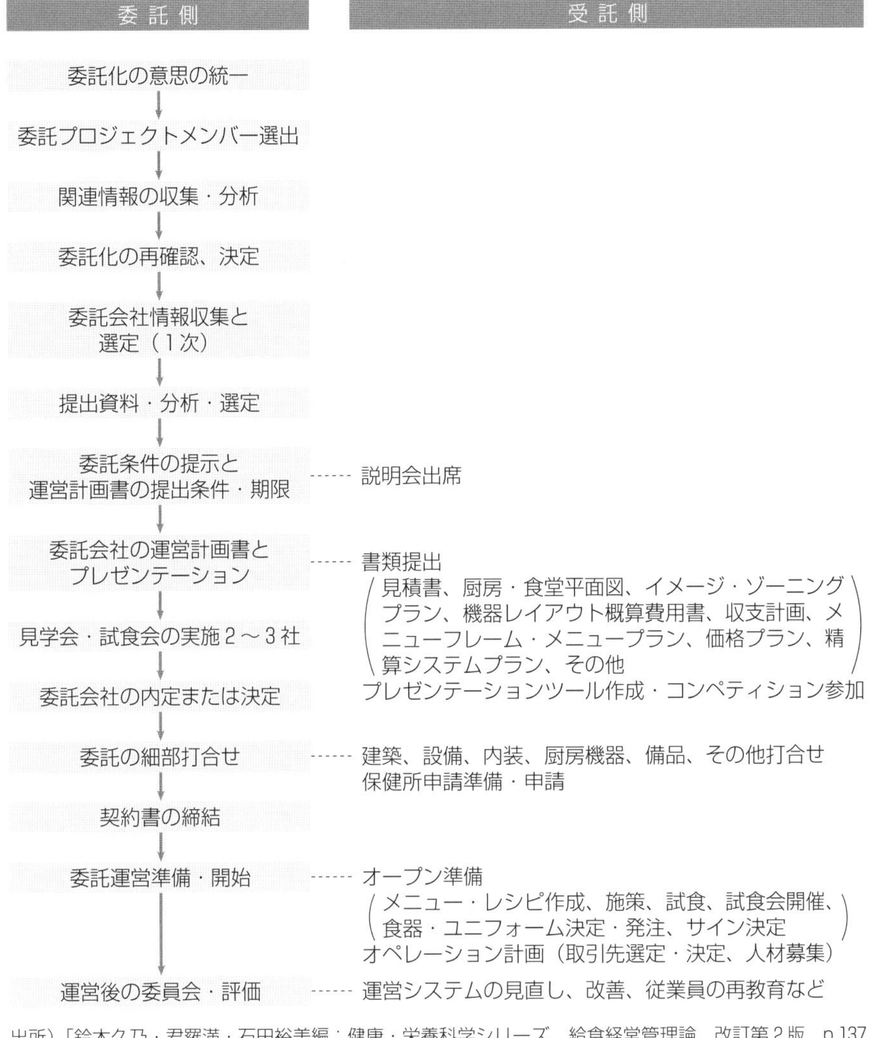

出所）「鈴木久乃・君羅満・石田裕美編：健康・栄養科学シリーズ　給食経営管理論　改訂第２版　p.137　2012年　南江堂」より許諾を得て改変し転載

給食業務の契約書には、①施設名、②委託業務の内容、③貸与設備の内容と管理、④経費の負担区分、⑤食事の内容（種類、金額、提供時間）、⑥衛生管理と自己責任、⑦秘密漏洩の禁止、⑧検査、報告義務、⑨疑義発生時の協議事項、⑩契約解除事項、⑪契約期限などを盛り込む。

（５）業務委託内容

委託側と受託側は、契約によって業務を分担する。第２章で述べた通り、給食施設の種別によっては、委託側が行わなければならない業務範囲などの基準が法令などで示されている場合がある（▶p.38）。

❶病院給食

病院給食の外部委託は、「病院における給食業務の一部委託について」（1986（昭和61）年）において認められた。また、関連する通知である「医療法の一部を改正する法律の一部の施行について」（1993（平成５）年）によって、病院自ら（委託側）が実施しなければならない業務の範囲が明確に示されており（図表 2-12 ▶p.39）、それらを除く業務の中から受託者の行う業務が区分される。

受託側の業務例としては、「献立作成」「食材料の発注・検収・納品・保管」「調理・配膳・下膳」「食器洗浄」「食材料・施設・設備の衛生管理」「保存食の確保」「帳票類の整理・作成」などである。なお、定期的な嗜好調査などを通して、患者の食事満足度の向上に努めなければならない。

❷学校給食

学校給食の外部委託は、「学校給食業務の運営の合理化について」（1985（昭和60）年）において認められ、「学校栄養職員の職務内容について」（1986（同61）年）によって、学校栄養職員（委託側）の職務内容が明確に示された。

受託側の業務例としては、「食材料の発注・検収・納品・保管」「調理・配膳・下膳」「食器洗浄」「食材料・施設・設備の衛生管理」「帳票類の整理・作成」などである。なお、近年増加しているアレルギー児については、委託者と協力して対応システムを構築し、誤食事故が起きないように注意を払わなければならない。

❸保育所給食

保育所給食の外部委託は、「保育所給食における調理業務の委託について」（1998（平成10）年）において認められた。外部委託の際には、施設職員（委託側）による調理と同様の給食の質が確保され、保育所や保健所・市町村などの栄養士により、栄養面での指導を受けられる体制にあることが条件とされた。

受託側の業務例としては、「献立作成」「食材料の発注・検収・納品・保管」「調理・配膳・下膳」「食器洗浄」「食材料・施設・設備の衛生管理」「保存食の確保」「帳票類の整理・作成」などである。なお、受託側は、アレルギー対応に加えて、保育所における食育の取り組みなどを理解し、食事の提供と保育を結びつけた業務の遂行が重要である。

2　院外給食

1996（平成８）年の医療法施行規則の改正により、病院外の調理加工施設を使用して患者給食業務を実施することが認められた。外食産業や学校、病院などの集団給食用の集中調理施設をセントラルキッチンと呼ぶ（▶p.111）。セントラルキッチンでは、１か所の厨房で集中して大量に調理することが可能であり、調

図表 15-3　セントラルキッチンとサテライトキッチンでの給食の流れ（再加熱カートを使用したニュークックチル方式の場合）

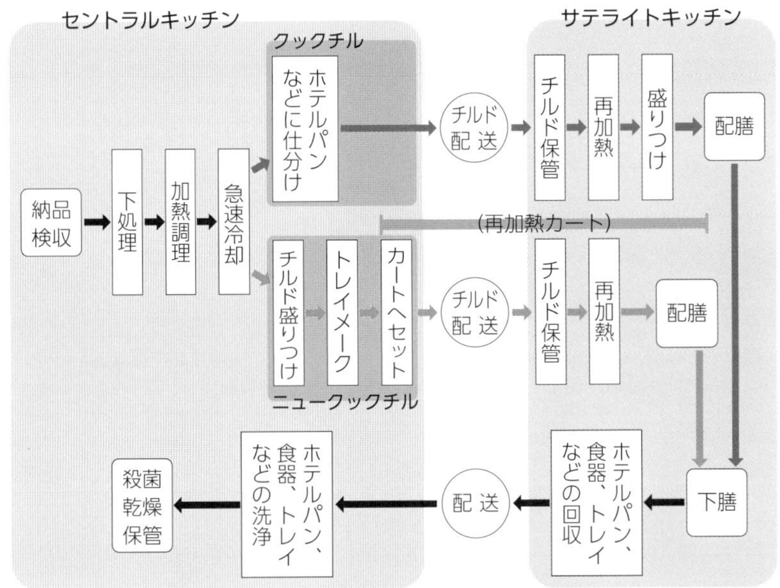

理済みの食品は、複数の施設に配送される。配送された食品は、施設側にあるサテライトキッチンで一部の調理や再加熱が行われ、提供される（図表 15-3）。

セントラルキッチンでは、食材は納品・検収され、下処理、加熱調理後に急速冷却される。その後、クックチルシステムでは、ホテルパンなどに仕分けされ、チルド配送される。サテライトキッチンでチルド保管後、再加熱、盛りつけされ、配膳される。一方、ニュークックチルシステムでは、加熱調理後、急速冷却された食材はチルド状態で盛りつけられ、トレイメークされ、再加熱カートにセットされる。再加熱カートはサテライトキッチンにチルド配送され、カート内で再加熱後、配膳される。下膳した食器、トレイ、ホテルパンなどは、回収後セントラルキッチンに配送され、洗浄、殺菌・乾燥、保管される。

セントラルキッチンは、規模のメリットを追求することができる。生産と提供の場が分かれているため、設備及び調理従事者を有効に活用することができ、より一層高い生産性が期待できる。さらに、1か所での大量購入によって、高品質の食品を安価に購入でき、コストの削減にもつながる。

1 …… 院外給食の調理方式

調理方式としてはクックチル、クックフリーズ、クックサーブ及び真空調理がある（図表 15-4、▶p.112）。近年は再加熱カートを使用したニュークックチル方式

図表 15-4　各調理方式の提供までの流れ

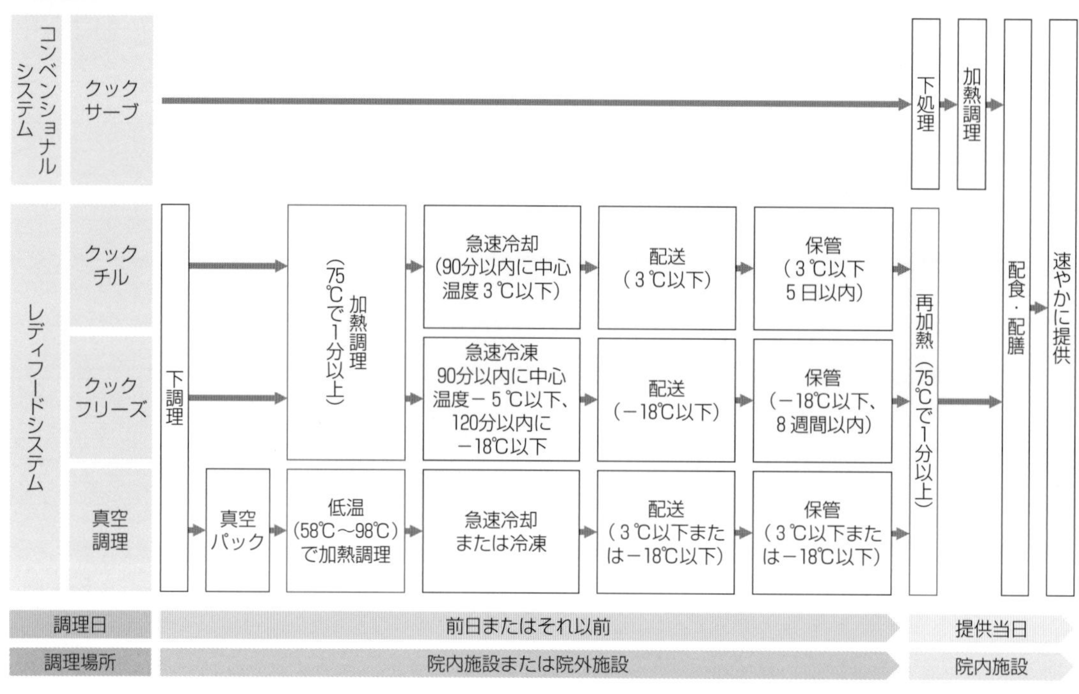

を導入する施設も増えてきた。クックチルの欠点として、盛りつけ時に温度が降下することによる細菌増殖の危険性があげられる。ニュークックチルシステムでは、調理済み食品をチルド（0～3℃）状態で食器に盛りつけ、盛りつけた食器をトレイにのせる。トレイは再加熱カート＊3でチルド保存され、提供時間に合わせて温菜だけが再加熱されるため、温菜は温かく、冷菜は冷たいまま提供できる。また、クックチルの欠点であった盛りつけ時の温度降下がないため、安全性が向上し、大量調理施設管理マニュアルに準拠した料理の温度管理を実現することができる。さらに、盛りつけ時間前の忙しさがないため、人件費の削減にもつながる。

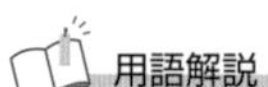
用語解説

＊3　**再加熱カート**
温冷配膳車にチルド保存機能、再加熱機能を搭載したカート。再加熱時は、食品の中心温度が75℃以上、1分間以上になるよう調整されている。

2 …… 院外給食の衛生管理

院外給食の課題は、衛生管理であり、「院外調理における衛生管理指針」において、院外調理を行う調理加工施設は、食品衛生法及び医療法に定める衛生に関する基準を満たしていなければならず、HACCPを実施することが明記されている。院外調理による患者給食業務を行う場合、常温（10℃以上60℃未満）での運搬は、衛生面での不安が払拭できないことから、クックチル、クックフリーズ、または真空調理が原則であり、クックサーブを行う場合には、調理加工施設が病院に近接していなければならない。食事を運搬する際は、原則として、冷蔵（3℃

以下）または冷凍（−18℃以下）の状態を保つこととされている。ただし、調理加工後2時間以内に喫食する場合は、65℃以上を保って運搬してもよい。

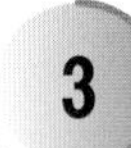

3 配食事業

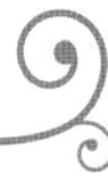

1 …… 配食事業の背景と概要

高齢者人口の増加にともない、高齢者の低栄養や高齢者のみの世帯の増加が問題となっている。同時に、高齢化の進展や生活習慣病の増加にともない、要介護認定者数も年々増加している。これらを背景として、2025年を目途に地域包括ケアシステム*4の構築が推進されており、この1つに在宅医療・在宅介護が含まれている。自宅での栄養管理を可能とする食環境の整備が重要となる中で、地域高齢者*5の食生活を支える手段の1つとして配食事業が注目されている。

配食事業とは、特定かつ多数の地域高齢者に対し、主に在宅での摂取用として、主食、主菜及び副菜の組み合わせを基本とする1食分を単位とした調理済みの食事や食材料などを継続的に宅配する事業をいう。市場規模は2009年度から2014年度の6年間で約1.8倍に拡大し、1,000億円を超えている。社会的な背景を受け、今後、一層拡大していくと考えられている。

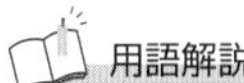

用語解説

＊4　地域包括ケアシステム
厚生労働省が推進する地域の包括的な支援・サービス提供体制。高齢者が可能な限り住み慣れた地域で、自分らしい暮らしを人生の最期まで続けることができるための支援を目的とする。

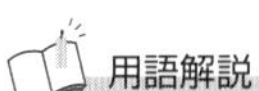

用語解説

＊5　地域高齢者
自宅等の住まいに在住する65歳以上の高齢者。在宅サービスを利用する要介護者などを含む。

2 …… 配食事業の現状

現在の配食事業は、公的機関によるものと民間事業者によるものの2種に大別される。前者は、年齢や要介護度などの条件を満たすとサービスが受けられ、利用料の一部は市区町村が負担する。一方、後者は、誰でも任意で利用できるが、利用料の補助がないため、長期間の利用では金銭面の負担が大きい。

高齢化や生活習慣病の増加にともない、宅配食の食種や形態は多岐にわたる。2009（平成21）年、厚生労働省より「食事療法用宅配食品等栄養指針について」が示され、宅配食が適正に提供されるよう周知指導を行っている（図表 15-5）。

3 …… 配食事業における栄養管理

配食事業者による栄養管理の現状として、栄養価計算が行われていない、管理栄養士・栄養士が不在で治療食を提供する、身体や咀嚼（そしゃく）機能を把握していないなどがあげられる。この現状をふまえ、2017（平成29）年、厚生労働省は「地域高齢者等の健康支援を推進する配食事業の栄養管理に関するガイドライン」を策

図表 15-5　食事療法用宅配食品等栄養指針

栄養基準
1．事業者は適正な献立作成のため、1日の栄養基準を定めておくこと。また、1日に2食又は1食のみの提供を行う場合は、1日の栄養基準を定め、それぞれの栄養量等がその栄養基準のほぼ3分の2又は3分の1となること。 2．栄養基準は、国内の関係学会等の食事療法を示すガイドライン等に基づいたものであること。
献立作成
食事療法用宅配食品等の献立は、以下の条件を満たしていること。 1．上記栄養基準に基づいて作成されていること。 2．栄養基準とその献立の栄養量等の差異は、次のとおりであること。 ア　熱量 栄養基準の±5％以内 イ　たんぱく質及び脂質栄養基準の±10%以内 ウ　ナトリウム栄養基準以下 エ　その他の栄養素栄養基準以上 ただし、ア及びイについては、おおむね1週間の平均が栄養基準の値に等しくなるように配慮すること。制限の必要な成分は栄養基準の値以下とすること。 3．食事療法が継続しやすいよう、変化に富んだ献立であること。 4．食品材料の種類は1日30食品を目安とし、特に制限のない場合は、野菜は1日当たり350g以上うち緑黄色野菜は1日当たり100g以上を目安とすること。 5．作成した献立は、事業者において献立表として献立名、材料名および数量、個々の利用者に応じた栄養量等及び形態（きざみ等）に合わせるための調整方法、栄養成分値（熱量、たんぱく質、脂質、炭水化物、ナトリウム、その他食事療法上重要となる成分の量）を記載し、保管すること。

出所）「食事療法用宅配食品等栄養指針について」平成21年4月1日食安発第0401001号厚生労働省通知をもとに作成

定し、配食事業の栄養管理のあり方を示した（図表 15-6）。注文から配食までの栄養管理の流れは図表 15-7の通りである。

これらに加えて、配食注文時のアセスメント及び配食継続時のフォローアップを行うことで利用者の状況を把握することが重要である（図表 15-8）。アセスメント及びフォローアップは、利用者に適切な食種の選択を支援する観点から、管理栄養士または栄養士が担当することが望ましい。また、他の専門職種が聴取した基本情報などをもとに、管理栄養士または栄養士が利用者に適した食種を判断することも差し支えない。特に低栄養が疑われる者や在宅療養者への対応は、原則として管理栄養士が担当し、必要に応じてかかりつけ医などと連携していく。アセスメント及びフォローアップ、提供した食種などを記録、管理しておくことでよりよい栄養管理につなげていくことが重要である。

配食事業は、今後さらに広がり、在宅高齢者の食を支えていくであろう。その中で、食事の質の確保や栄養管理において管理栄養士・栄養士の責務は大きい。これからの管理栄養士・栄養士は、在宅医療・在宅介護での関わりを通して、多くの高齢者が自分らしい暮らしを継続するための支援を行う役目を担っている。また、栄養管理について、配食事業者の規模により事業所所属の管理栄養士だけでは、対応できない場合もある。今後は、在宅訪問栄養指導や栄養ケア・ステーションとの連携などを進めていく必要がある。

図表 15-6　配食事業の栄養管理について

区分	項目例
献立作成	• 継続的な提供食数がおおむね１回100食以上又は１日250食以上の事業者で、提供食数の全部又は一部が栄養素等調整食又は物性等調整食である当該食種の献立作成については管理栄養士又は栄養士が担当する。 • 人によって利用頻度に差があるため、栄養価のばらつきを管理することが重要である。エネルギー、たんぱく質、脂質、炭水化物の量及び食塩相当量については、１食当たりの値が献立作成基準の栄養価の±20%以内となるよう管理する。 • 利用者の身体状況や日本人の食事摂取基準の参照体位等をもとに、エネルギー及び栄養素の給与目安量を設定し、取り扱う食種を決定する。疾患及び疾患に関する高いリスクを有する者向けの食種設定には、各疾患に関連するガイドライン等の栄養管理指針を参照する。
栄養素等調整食、物性等調整食への対応	• 栄養素等調整食におけるエネルギー量やたんぱく質量等の調整は、①主食の量または種類で調整、②主菜や副菜の量または種類で調整を行う。①のうち主食の量の調整は利用者の必要量に対応できるようにしておくことが望ましい。①、②のうち量を減らして調整を行う場合は必須栄養素等の量が不足しない献立を作成する。 • 物性等調整食への対応は、万全な衛生管理体制の下で調理・提供を行う必要があるとし、「日本摂食嚥下リハビリテーション学会嚥下調整食分類2021」でコード２から４までの取り扱いがあると望ましい（図表 9-9 ▶p.212）。
衛生管理	• 配達に至るまでの衛生管理について、「食品衛生法」等の関係法令を遵守するとともに、「大量調理施設衛生管理マニュアル」の趣旨を踏まえ衛生管理の徹底を図る。
利用者の状況把握等	• 想定される利用者の身体状況（BMI、身体活動レベル、摂食嚥下機能を含む）、食の嗜好、食事状況等を把握する。 • 配食の提供開始後に利用者の身体状況と摂取状況の関係について定期的に把握しつつ、PDCAサイクルの要領で献立作成基準の見直しを適宜検討する。

出所）厚生労働省「地域高齢者等の健康支援を推進する配食事業の栄養管理に関するガイドライン」2017年をもとに作成

図表 15-7　配食事業における注文から配食までの栄養管理の流れ

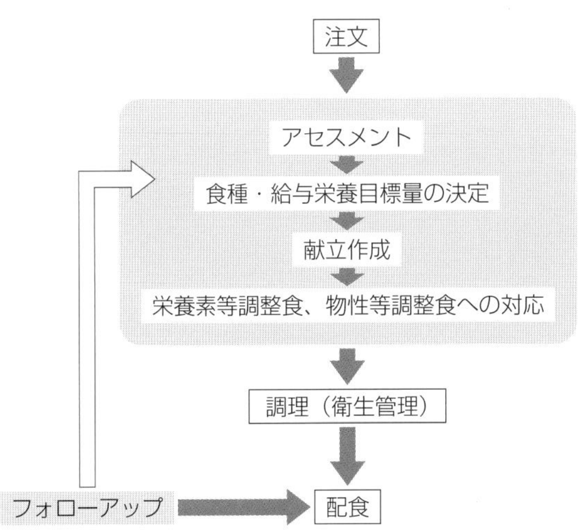

図表 15-8　配食注文時のアセスメントおよび継続時のフォローアップにおける確認項目例

【必須項目】

確認項目		注文時	継続時 初回(注文後数週間以内)	継続時[*1] 年に1～2回程度[*2]
基本情報	居住形態	○		△
	要介護（要支援）認定	○		○
	日常生活動作（ADL）、手段的日常生活動作（IADL）	○		△
身体状況・健康状況	身長、体重（過去6か月の体重変化を含む。）、BMI[*3]	○		○ 過去6か月の体重変化のみでも可
	主な既往疾患、現疾患、食事療法の要否・内容・程度[*4]、服薬状況	○		○
	摂食嚥下機能（咀嚼、歯・義歯などの状態を含む。）	○	○ 食形態の適合性のみ	○
食に関する状況	食欲の程度、食事回数、量（継続時は配食の摂取量も確認）	○	○	○
	食品摂取の多様性[*5]	○		○
	食物アレルギー	○		△
	買物・調理の状況	○		△

注）＊1　自事業者の配食をおおむね週当たり2食以上かつ6か月以上継続して利用している者について実施
○：すべての利用者について実施、△：利用者によっては2回に1回程度でも可
＊2　利用者の身体状況などに応じて設定する
＊3　身長及び体重をもとに事業者でも算出できるようにしておく
＊4　行事食などを提供する場合の栄養価の管理に係る留意点を含む
＊5　主食・主菜・副菜を組み合わせた食事を1日何回しているかなど

【推奨項目】

確認項目	注文時	継続時 初回(注文後数週間以内)	継続時[*1] 年に1～2回程度[*2]
社会参加の状況(外出頻度、閉じこもり傾向など)	○		△
孤食・共食、ソーシャルサポートの状況	○		△
主観的な健康感	○		○

注）＊1　自事業者の配食をおおむね週当たり2食以上かつ6か月以上継続して利用している者について実施
○：すべての利用者について実施、△：利用者によっては2回に1回程度でも可
＊2　利用者の身体状況などに応じて設定する

出所）図表15-6に同じ　p.18

配食事業の事例

●会社概要（A社）
【事業内容】高齢者向け配食事業
【配食対応】365日年中無休（昼食、夕食）
【配 食 数】約1,500食／日（昼食：500食、夕食：1,000食）
【利 用 者】75歳以上が約8割

- 利用食の内訳は、療養食34%、嚥下調整食2.5%、ほかはすべて一般食。
- 半年以上の継続利用者の割合は41%である。
- 地域の病院、老人保健施設、訪問看護ステーション、居宅介護支援事業所、地域包括支援センターなどと協力し、配食を行っている。

A社の注文から配食までの流れは図表Aの通りである。

図表A　注文から配達までの流れ

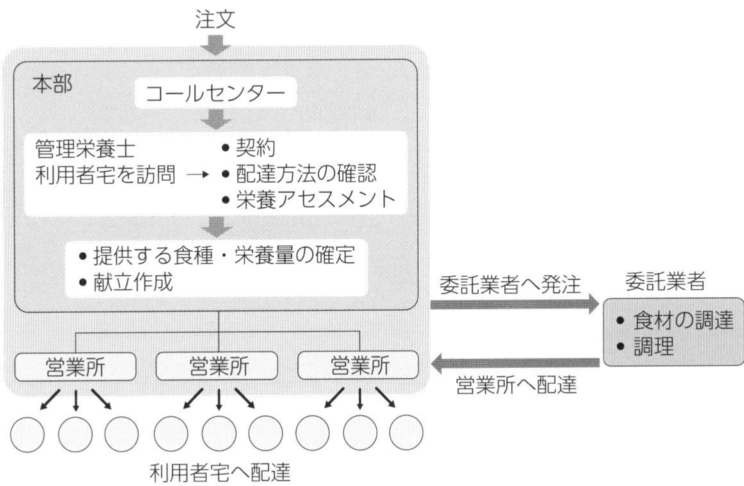

社内のコールセンターで注文を受けた後、管理栄養士が利用者宅を訪問する。配食制度の説明とともに利用者の栄養アセスメントを行い、個人に対応した食種を決定する（図表B）。食種は、副食として一般食と療養食があり、主食は米飯や全粥、ペースト粥、低たんぱく米飯など複数から選択できる。栄養基準量をもとに献立を作成し、委託業者に発注する（図表C）。委託業者は、食材を調達して調理し、A社の各営業所へ配達する。その後、A社営業所より利用者宅へ配達される。原則として、利用者に手渡しで配達することとされ、本人の安否確認が行われている。弁当箱は回収され、委託業者で洗浄・殺菌される。

図表 B アセスメント項目例

- 家族構成、買い物や調理担当者などを含む基本情報
- 日常生活自立度、認知症高齢者日常生活自立度
- MNA®-SF（簡易栄養状態評価表）
- SF-8（健康関連QOL尺度の質問紙）
- 介護サービス状況
- 食事摂取状況
- アレルギーの有無・摂食嚥下状態
- 身体計測（上腕周囲長、下腿周囲長、上腕三頭筋皮下脂肪厚）
- 握力計測
- 採血データ・指示栄養量

図表 C 栄養基準例

主な食事の種類と1日あたりの栄養基準量

（一食は1日分の約35%の栄養量で提供しています）

	食種	適応疾患・基準量	熱量(kcal)	たんぱく質(g)	脂質(g)	その他の栄養量
一般食	常菜食	健康な方	1800〜1500	個別対応	個別対応	塩分6〜8g/日
	軟菜食	常菜よりやや柔らかい食事	1500	55	40	
	全粥食	軟菜よりやや柔らかい食事	1400	53	37	
	5分粥食	咀しゃくが難しい方	1300	50	35	
嚥下調整食	コード4	とろみ食	1300	50	36	塩分6〜8g/日
	コード3	ムース食	1400	55	36	
	コード2-2	ペースト食	1300	50	36	
糖尿病・ダイエット食	低エネルギー1200kcal	糖尿病・肥満・減量が必要な方	1200	50	35	塩分6〜8g/日
	低エネルギー1300kcal		1300	53	35	
	低エネルギー1400kcal		1400	55	40	
	低エネルギー1500kcal		1500	60	40	
	低エネルギー1600kcal		1600	50	45	
	低エネルギー1700kcal		1700	55	45	
	低エネルギー1800kcal		1800	60	50	
高血圧食 心臓病食	減塩1200kcal	心臓病・高血圧症・腎臓病	1200	50	30	塩分6g以下/日
	減塩1400kcal		1400	55	40	
	減塩1600kcal		1600	60	40	
	減塩1800kcal		1800	60	45	
痛風食	痛風食（プリン体制限）		1400〜1800	個別対応	個別対応	個別対応
脂質異常症食 膵臓病食	脂質異常症食 1200kcal	脂質異常症	1200	50	30	個別対応
	〃 1400kcal		1400	55	35	
	〃 1600kcal		1600	60	40	
	膵臓病食（脂質20g/日以下）	急性膵炎安定期	1300	55	20以下	
	膵臓病食（脂質30g/日以下）	慢性膵炎	1600	60	30以下	
肝臓病食	肝臓病食	急性肝炎	1600	65	35	塩分6g/日 または8g/日
	〃	慢性肝炎	1800	75	40	
	〃	肝硬変	2000	85	50	
	肝不全食	肝性脳症などのたんぱく質制限が必要な方	1300〜1800	35	個別対応	
潰瘍・消化管術後食	潰瘍食		1600	65	50	塩分6g/日 または8g/日
	潰瘍全粥食		1400	60	45	
	潰瘍5分粥食		1300	55	40	
腎臓病食 （慢性腎不全　保存期）	腎臓食1500	腎臓病 （たんぱく質0.6〜0.8g/kg） （エネルギー25〜35kal/kg）	1500	35〜50	個別対応	塩分6g以下/日
	腎臓食1600		1600	35〜50	〃	
	腎臓食1800		1800	35〜50	〃	
	腎臓・糖尿病食1200	糖尿病性腎症 （たんぱく質0.6〜0.8g/kg） （エネルギー25〜30kal/kg）	1200	30〜40	個別対応	
	腎臓・糖尿病食1400		1400	35〜50	〃	
	腎臓・糖尿病食1600		1600	35〜50	〃	
	腎臓・糖尿病食1800		1800	35〜50	〃	
透析食 （慢性腎不全　透析期）	透析食1200	腎臓病 （たんぱく質1.1g/kg） （エネルギー30〜35kal/kg）	1200	50	38	塩分6g以下/日 カリウム・リン・水分・塩分制限
	透析食1400		1400	55	40	
	透析食1600		1600	60	45	
	透析食1800		1800	65	50	
	透析食2000		2000	70	55	

※上記以外の指示栄養量の場合も個別に対応いたします。※アレルギー食品も個別に対応いたします。

資料提供）ヘルスケアフード大衆食堂

弁当の献立は、食欲をわかせる彩り、冷めてもおいしく食べられる味つけ、汁気が少ない料理となるように留意している。たとえば、魚の照り焼きでは、片栗粉を加えたたれを使用することで照りを保つことができ、おいしく食べられる。利用者の声に耳を傾け、試作を重ねて、レシピの改善や新メニューの考案につなげている。

A社の配食事業の特徴として、配達日の朝に調理された作り立てを提供している。配食を中止する理由の１つに飽きがあるため、365日メニューを変えて対応している。さらに、フォローアップとして経験を重ねた管理栄養士２名が、月に60件程度、食種の変更を含む栄養カウンセリングを電話で行い、利用者の状況に応じた食事の提供ができるように努めている。加えて、関係医療機関と連携し、訪問栄養食事指導を行っている。

A社の管理栄養士はこのほかに、広報及び営業活動、介護支援専門員やヘルパー向けの講演会、料理教室などに積極的に携わっている。これらの活動を通して、A社は管理栄養士が所属する配食事業者であることを地域に周知し、利用者の増加につなげている。

図表 D　弁当写真（一例）

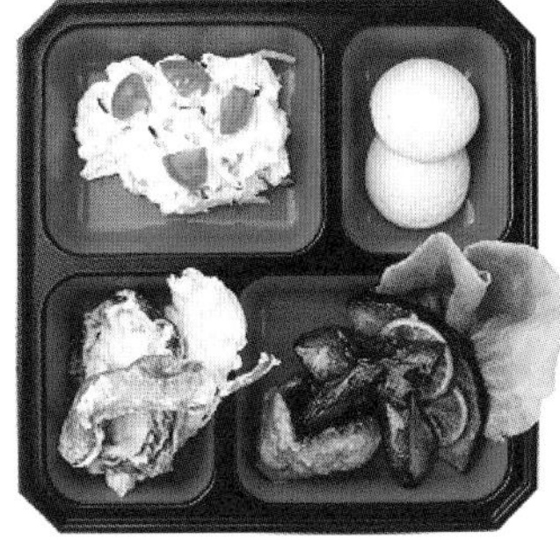

たんぱく質調整食（腎臓病食）

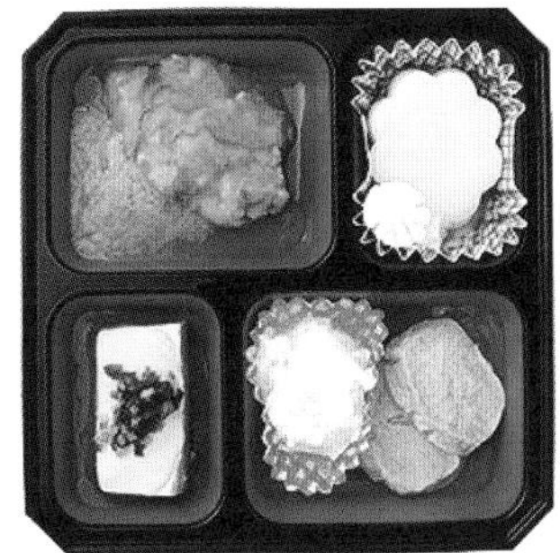

嚥下調整食

資料提供）ヘルスケアフード大衆食堂

確認テスト

①病院給食の業務を外部委託するメリットとして、労務管理の軽減があげられる。

②病院給食において、献立表の作成は業務委託できる。

③サテライトキッチンで調理され、配送された食品は、施設側にあるセントラルキッチンで一部の調理や再加熱を行い、提供される。

④院外調理で調理した冷製サラダは、20℃以下で配送されなければならない。

⑤配食事業において、配食継続時のフォローアップは必要ない。

巻末資料

大量調理施設衛生管理マニュアル

大量調理施設衛生管理マニュアル

（平成９年３月24日衛食第85号別添）
（最終改正：平成29年６月16日生食発0616第１号）

Ⅰ　趣　旨

本マニュアルは、集団給食施設等における食中毒を予防するために、HACCPの概念に基づき、調理過程における重要管理事項として、

① 原材料受入れ及び下処理段階における管理を徹底すること。

② 加熱調理食品については、中心部まで十分加熱し、食中毒菌等(ウイルスを含む。以下同じ。)を死滅させること。

③ 加熱調理後の食品及び非加熱調理食品の二次汚染防止を徹底すること。

④ 食中毒菌が付着した場合に菌の増殖を防ぐため、原材料及び調理後の食品の温度管理を徹底すること。

等を示したものである。

集団給食施設等においては、衛生管理体制を確立し、これらの重要管理事項について、点検・記録を行うとともに、必要な改善措置を講じる必要がある。また、これを遵守するため、更なる衛生知識の普及啓発に努める必要がある。

なお、本マニュアルは同一メニューを１回300食以上又は１日750食以上を提供する調理施設に適用する。

Ⅱ　重要管理事項

１．原材料の受入れ・下処理段階における管理

⑴ 原材料については、品名、仕入元の名称及び所在地、生産者（製造又は加工者を含む。）の名称及び所在地、ロットが確認可能な情報（年月日表示又はロット番号）並びに仕入れ年月日を記録し、１年間保管すること。

⑵ 原材料について納入業者が定期的に実施する微生物及び理化学検査の結果を提出させること。その結果については、保健所に相談するなどして、原材料として不適と判断した場合には、納入業者の変更等適切な措置を講じること。検査結果については、１年間保管すること。

⑶ 加熱せずに喫食する食品（牛乳、発酵乳、プリン等容器包装に入れられ、かつ、殺菌された食品を除く。）については、乾物や摂取量が少ない食品も含め、製造加工業者の衛生管理の体制について保健所の監視票、食品等事業者の自主管理記録票等により確認するとともに、製造加工業者が従事者の健康状態の確認等ノロウイルス対策を適切に行っているかを確認すること。

⑷ 原材料の納入に際しては調理従事者等が必ず立ち合い、検収場で品質、鮮度、品温（納入業者が運搬の際、別添１に従い、適切な温度管理を行っていたかどうかを含む。）、異物の混入等につき、点検を行い、その結果を記録すること。

⑸ 原材料の納入に際しては、缶詰、乾物、調味料等常温保存可能なものを除き、食肉類、魚介類、野菜類等の生鮮食品については１回で使い切る量を調理当日に仕入れるようにすること。

⑹ 野菜及び果物を加熱せずに供する場合には、別添２に従い、流水（食品製造用水[注1]として用いるもの。以下同じ。）で十分洗浄し、必要に応じて次亜塩素酸ナトリウム等で殺菌[注2]した後、流水で十分すすぎ洗いを行うこと。特に高齢者、若齢者及び抵抗力の弱い者を対象とした食事を提供する施設で、加熱せずに供する場合（表皮を除去する場合を除く。）には、殺菌を行うこと。

注１：従前の「飲用適の水」に同じ。(「食品、添加物等の規格基準」（昭和34年厚生省告示第370号）の改正により用語のみ読み替えたもの。定義については同告示の「第１　食品　B　食品一般の製造、加工及び調理基準」を参照のこと。)

注２：次亜塩素酸ナトリウム溶液又はこれと同等の効果を有する亜塩素酸水（きのこ類を除く。）、亜塩素酸ナトリウム溶液（生食用野菜に限る。)、過酢酸製剤、次亜塩素酸水並びに食品添加物として使用できる有機酸溶液。これらを使用する場合、食品衛生法で規定する「食品、添加物等の規格基準」を遵守すること。

２．加熱調理食品の加熱温度管理

加熱調理食品は、別添２に従い、中心部温度計を用いるなどにより、中心部が75℃で１分間以上（二枚貝等ノロウイルス汚染のおそれのある食品の場合は85～90℃で90秒間以上）又はこれと同等

以上まで加熱されていることを確認するとともに、温度と時間の記録を行うこと。

3．二次汚染の防止

(1) 調理従事者等（食品の盛付け・配膳等、食品に接触する可能性のある者及び臨時職員を含む。以下同じ。）は、次に定める場合には、別添2に従い、必ず流水・石けんによる手洗いによりしっかりと2回（その他の時には丁寧に1回）手指の洗浄及び消毒を行うこと。なお、使い捨て手袋を使用する場合にも、原則として次に定める場合に交換を行うこと。

① 作業開始前及び用便後

② 汚染作業区域から非汚染作業区域に移動する場合

③ 食品に直接触れる作業にあたる直前

④ 生の食肉類、魚介類、卵殻等微生物の汚染源となるおそれのある食品等に触れた後、他の食品や器具等に触れる場合

⑤ 配膳の前

(2) 原材料は、隔壁等で他の場所から区分された専用の保管場に保管設備を設け、食肉類、魚介類、野菜類等、食材の分類ごとに区分して保管すること。

この場合、専用の衛生的なふた付き容器に入れ替えるなどにより、原材料の包装の汚染を保管設備に持ち込まないようにするとともに、原材料の相互汚染を防ぐこと。

(3) 下処理は汚染作業区域で確実に行い、非汚染作業区域を汚染しないようにすること。

(4) 包丁、まな板などの器具、容器等は用途別及び食品別（下処理用にあっては、魚介類用、食肉類用、野菜類用の別、調理用にあっては、加熱調理済み食品用、生食野菜用、生食魚介類用の別）にそれぞれ専用のものを用意し、混同しないようにして使用すること。

(5) 器具、容器等の使用後は、別添2に従い、全面を流水で洗浄し、さらに80℃、5分間以上の加熱又はこれと同等の効果を有する方法[注3]で十分殺菌した後、乾燥させ、清潔な保管庫を用いるなどして衛生的に保管すること。

なお、調理場内における器具、容器等の使用後の洗浄・殺菌は、原則として全ての食品が調理場から搬出された後に行うこと。

また、器具、容器等の使用中も必要に応じ、同様の方法で熱湯殺菌を行うなど、衛生的に使用すること。この場合、洗浄水等が飛散しないように行うこと。なお、原材料用に使用した器具、容器等をそのまま調理後の食品用に使用するようなことは、けっして行わないこと。

(6) まな板、ざる、木製の器具は汚染が残存する可能性が高いので、特に十分な殺菌[注4]に留意すること。なお、木製の器具は極力使用を控えることが望ましい。

(7) フードカッター、野菜切り機等の調理機械は、最低1日1回以上、分解して洗浄・殺菌[注5]した後、乾燥させること。

(8) シンクは原則として用途別に相互汚染しないように設置すること。特に、加熱調理用食材、非加熱調理用食材、器具の洗浄等に用いるシンクを必ず別に設置すること。また、二次汚染を防止するため、洗浄・殺菌[注5]し、清潔に保つこと。

(9) 食品並びに移動性の器具及び容器の取扱いは、床面からの跳ね水等による汚染を防止するため、床面から60cm以上の場所で行うこと。ただし、跳ね水等からの直接汚染が防止できる食缶等で食品を取り扱う場合には、30cm以上の台にのせて行うこと。

(10) 加熱調理後の食品の冷却、非加熱調理食品の下処理後における調理場等での一時保管等は、他からの二次汚染を防止するため、清潔な場所で行うこと。

(11) 調理終了後の食品は衛生的な容器にふたをして保存し、他からの二次汚染を防止すること。

(12) 使用水は食品製造用水を用いること。また、使用水は、色、濁り、におい、異物のほか、貯水槽を設置している場合や井戸水等を殺菌・ろ過して使用する場合には、遊離残留塩素が0.1mg／ℓ以上であることを始業前及び調理作業終了後に毎日検査し、記録すること。

注3：塩素系消毒剤（次亜塩素酸ナトリウム、亜塩素酸水、次亜塩素酸水等）やエタノール系消毒剤には、ノロウイルスに対する不活化効果を期待できるものがある。使用する場合、濃度・方法等、製品の指示を守って使用すること。浸漬により使用することが望ましいが、浸漬が困難な場合にあっては、不織布等に十分浸み込ませて清拭すること。

（参考文献）「平成27年度ノロウイルスの不

活化条件に関する調査報告書」
（http://www.mhlw.go.jp/file/06-Seisakujouhou-11130500-Shokuhinanzenbu/0000125854.pdf）

注４：大型のまな板やざる等、十分な洗浄が困難な器具については、亜塩素酸水又は次亜塩素酸ナトリウム等の塩素系消毒剤に浸漬するなどして消毒を行うこと。

注５：80℃で５分間以上の加熱又はこれと同等の効果を有する方法（注３参照）。

４．原材料及び調理済み食品の温度管理

⑴　原材料は、別添１に従い、戸棚、冷凍又は冷蔵設備に適切な温度で保存すること。また、原材料搬入時の時刻、室温及び冷凍又は冷蔵設備内温度を記録すること。

⑵　冷凍又は冷蔵設備から出した原材料は、速やかに下処理、調理を行うこと。非加熱で供される食品については、下処理後速やかに調理に移行すること。

⑶　調理後直ちに提供される食品以外の食品は、食中毒菌の増殖を抑制するために、10℃以下又は65℃以上で管理することが必要である。（別添３参照）

①　加熱調理後、食品を冷却する場合には、食中毒菌の発育至適温度帯（約20℃～50℃）の時間を可能な限り短くするため、冷却機を用いたり、清潔な場所で衛生的な容器に小分けするなどして、30分以内に中心温度を20℃付近（又は60分以内に中心温度を10℃付近）まで下げるよう工夫すること。

この場合、冷却開始時刻、冷却終了時刻を記録すること。

②　調理が終了した食品は速やかに提供できるよう工夫すること。

調理終了後30分以内に提供できるものについては、調理終了時刻を記録すること。また、調理終了後提供まで30分以上を要する場合は次のア及びイによること。

ア　温かい状態で提供される食品については、調理終了後速やかに保温食缶等に移し保存すること。この場合、食缶等へ移し替えた時刻を記録すること。

イ　その他の食品については、調理終了後提供まで10℃以下で保存すること。

この場合、保冷設備への搬入時刻、保冷設備内温度及び保冷設備からの搬出時刻を記録すること。

③　配送過程においては保冷又は保温設備のある運搬車を用いるなど、10℃以下又は65℃以上の適切な温度管理を行い配送し、配送時刻の記録を行うこと。

また、65℃以上で提供される食品以外の食品については、保冷設備への搬入時刻及び保冷設備内温度の記録を行うこと。

④　共同調理施設等で調理された食品を受け入れ、提供する施設においても、温かい状態で提供される食品以外の食品であって、提供まで30分以上を要する場合は提供まで10℃以下で保存すること。

この場合、保冷設備への搬入時刻、保冷設備内温度及び保冷設備からの搬出時刻を記録すること。

⑷　調理後の食品は、調理終了後から２時間以内に喫食することが望ましい。

５．その他

⑴　施設設備の構造

①　隔壁等により、汚水溜、動物飼育場、廃棄物集積場等不潔な場所から完全に区別されていること。

②　施設の出入口及び窓は極力閉めておくとともに、外部に開放される部分には網戸、エアカーテン、自動ドア等を設置し、ねずみや昆虫の侵入を防止すること。

③　食品の各調理過程ごとに、汚染作業区域（検収場、原材料の保管場、下処理場）、非汚染作業区域（さらに準清潔作業区域（調理場）と清潔作業区域（放冷・調製場、製品の保管場）に区分される。）を明確に区別すること。

なお、各区域を固定し、それぞれを壁で区画する、床面を色別する、境界にテープをはる等により明確に区画することが望ましい。

④　手洗い設備、履き物の消毒設備（履き物の交換が困難な場合に限る。）は、各作業区域の入り口手前に設置すること。

なお、手洗い設備は、感知式の設備等で、コック、ハンドル等を直接手で操作しない構造のものが望ましい。

⑤　器具、容器等は、作業動線を考慮し、予め

適切な場所に適切な数を配置しておくこと。

⑥　床面に水を使用する部分にあっては、適当な勾配（100分の２程度）及び排水溝（100分の２から４程度の勾配を有するもの）を設けるなど排水が容易に行える構造であること。

⑦　シンク等の排水口は排水が飛散しない構造であること。

⑧　全ての移動性の器具、容器等を衛生的に保管するため、外部から汚染されない構造の保管設備を設けること。

⑨　便所等

ア　便所、休憩室及び更衣室は、隔壁により食品を取り扱う場所と必ず区分されていること。なお、調理場等から３m以上離れた場所に設けられていることが望ましい。

イ　便所には、専用の手洗い設備、専用の履き物が備えられていること。また、便所は、調理従事者等専用のものが設けられていることが望ましい。

⑩　その他

施設は、ドライシステム化を積極的に図ることが望ましい。

(2)　施設設備の管理

①　施設・設備は必要に応じて補修を行い、施設の床面（排水溝を含む。）、内壁のうち床面から１mまでの部分及び手指の触れる場所は１日に１回以上、施設の天井及び内壁のうち床面から１m以上の部分は１月に１回以上清掃し、必要に応じて、洗浄・消毒を行うこと。施設の清掃は全ての食品が調理場内から完全に搬出された後に行うこと。

②　施設におけるねずみ、昆虫等の発生状況を１月に１回以上巡回点検するとともに、ねずみ、昆虫の駆除を半年に１回以上（発生を確認した時にはその都度）実施し、その実施記録を１年間保管すること。また、施設及びその周囲は、維持管理を適切に行うことにより、常に良好な状態に保ち、ねずみや昆虫の繁殖場所の排除に努めること。

なお、殺そ剤又は殺虫剤を使用する場合には、食品を汚染しないようその取扱いに十分注意すること。

③　施設は、衛生的な管理に努め、みだりに部外者を立ち入らせたり、調理作業に不必要な物品等を置いたりしないこと。

④　原材料を配送用包装のまま非汚染作業区域に持ち込まないこと。

⑤　施設は十分な換気を行い、高温多湿を避けること。調理場は湿度80％以下、温度は25℃以下に保つことが望ましい。

⑥　手洗い設備には、手洗いに適当な石けん、爪ブラシ、ペーパータオル、殺菌液等を定期的に補充し、常に使用できる状態にしておくこと。

⑦　水道事業により供給される水以外の井戸水等の水を使用する場合には、公的検査機関、厚生労働大臣の登録検査機関等に依頼して、年２回以上水質検査を行うこと。検査の結果、飲用不適とされた場合は、直ちに保健所長の指示を受け、適切な措置を講じること。なお、検査結果は１年間保管すること。

⑧　貯水槽は清潔を保持するため、専門の業者に委託して、年１回以上清掃すること。

なお、清掃した証明書は１年間保管すること。

⑨　便所については、業務開始前、業務中及び業務終了後等定期的に清掃及び消毒剤による消毒を行って衛生的に保つこと[注６]。

⑩　施設（客席等の飲食施設、ロビー等の共用施設を含む。）において利用者等が嘔吐した場合には、消毒剤を用いて迅速かつ適切に嘔吐物の処理を行うこと[注６]により、利用者及び調理従事者等へのノロウイルス感染及び施設の汚染防止に努めること。

注６：「ノロウイルスに関するＱ＆Ａ」（厚生労働省）を参照のこと。

(3)　検食の保存

検食は、原材料及び調理済み食品を食品ごとに50g程度ずつ清潔な容器（ビニール袋等）に入れ、密封し、－20℃以下で２週間以上保存すること。

なお、原材料は、特に、洗浄・殺菌等を行わず、購入した状態で、調理済み食品は配膳後の状態で保存すること。

(4)　調理従事者等の衛生管理

①　調理従事者等は、便所及び風呂等における衛生的な生活環境を確保すること。また、ノロウイルスの流行期には十分に加熱された食品を摂取する等により感染防止に努め、徹底した手洗いの励行を行うなど自らが施設や食

品の汚染の原因とならないように措置するとともに、体調に留意し、健康な状態を保つように努めること。

② 調理従事者等は、毎日作業開始前に、自らの健康状態を衛生管理者に報告し、衛生管理者はその結果を記録すること。

③ 調理従事者等は臨時職員も含め、定期的な健康診断及び月に１回以上の検便を受けること。検便検査[注7]には、腸管出血性大腸菌の検査を含めることとし、10月から３月までの間には月に１回以上又は必要に応じて[注8]ノロウイルスの検便検査に努めること。

④ ノロウイルスの無症状病原体保有者であることが判明した調理従事者等は、検便検査においてノロウイルスを保有していないことが確認されるまでの間、食品に直接触れる調理作業を控えるなど適切な措置をとることが望ましいこと。

⑤ 調理従事者等は下痢、嘔吐、発熱などの症状があった時、手指等に化膿創があった時は調理作業に従事しないこと。

⑥ 下痢又は嘔吐等の症状がある調理従事者等については、直ちに医療機関を受診し、感染性疾患の有無を確認すること。ノロウイルスを原因とする感染性疾患による症状と診断された調理従事者等は、リアルタイムPCR法等の高感度の検便検査においてノロウイルスを保有していないことが確認されるまでの間、食品に直接触れる調理作業を控えるなど適切な処置をとることが望ましいこと。

⑦ 調理従事者等が着用する帽子、外衣は毎日専用で清潔なものに交換すること。

⑧ 下処理場から調理場への移動の際には、外衣、履き物の交換等を行うこと。（履き物の交換が困難な場合には履き物の消毒を必ず行うこと。）

⑨ 便所には、調理作業時に着用する外衣、帽子、履き物のまま入らないこと。

⑩ 調理、点検に従事しない者が、やむを得ず、調理施設に立ち入る場合には、専用の清潔な帽子、外衣及び履き物を着用させ、手洗い及び手指の消毒を行わせること。

⑪ 食中毒が発生した時の原因究明を確実に行うため、原則として、調理従事者等は当該施設で調理された食品を喫食しないこと。

ただし、原因究明に支障を来さないための措置が講じられている場合はこの限りでない。（試食担当者を限定すること等）

注７：ノロウイルスの検査に当たっては、遺伝子型によらず、概ね便１g当たり105オーダーのノロウイルスを検出できる検査法を用いることが望ましい。ただし、検査結果が陰性であっても検査感度によりノロウイルスを保有している可能性を踏まえた衛生管理が必要である。

注８：ノロウイルスの検便検査の実施に当たっては、調理従事者の健康確認の補完手段とする場合、家族等に感染性胃腸炎が疑われる有症者がいる場合、病原微生物検出情報においてノロウイルスの検出状況が増加している場合などの各食品等事業者の事情に応じ判断すること。

⑸ その他

① 加熱調理食品にトッピングする非加熱調理食品は、直接喫食する非加熱調理食品と同様の衛生管理を行い、トッピングする時期は提供までの時間が極力短くなるようにすること。

② 廃棄物（調理施設内で生じた廃棄物及び返却された残渣をいう。）の管理は、次のように行うこと。

ア 廃棄物容器は、汚臭、汚液がもれないように管理するとともに、作業終了後は速やかに清掃し、衛生上支障のないように保持すること。

イ 返却された残渣は非汚染作業区域に持ち込まないこと。

ウ 廃棄物は、適宜集積場に搬出し、作業場に放置しないこと。

エ 廃棄物集積場は、廃棄物の搬出後清掃するなど、周囲の環境に悪影響を及ぼさないよう管理すること。

Ⅲ 衛生管理体制

１．衛生管理体制の確立

⑴ 調理施設の経営者又は学校長等施設の運営管理責任者（以下「責任者」という。）は、施設の衛生管理に関する責任者(以下「衛生管理者」という。）を指名すること。

なお、共同調理施設等で調理された食品を受け入れ、提供する施設においても、衛生管理者を指名すること。

⑵　責任者は、日頃から食材の納入業者についての情報の収集に努め、品質管理の確かな業者から食材を購入すること。また、継続的に購入する場合は、配送中の保存温度の徹底を指示するほか、納入業者が定期的に行う原材料の微生物検査等の結果の提出を求めること。

⑶　責任者は、衛生管理者に別紙点検表に基づく点検作業を行わせるとともに、そのつど点検結果を報告させ、適切に点検が行われたことを確認すること。点検結果については、１年間保管すること。

⑷　責任者は、点検の結果、衛生管理者から改善不能な異常の発生の報告を受けた場合、食材の返品、メニューの一部削除、調理済み食品の回収等必要な措置を講ずること。

⑸　責任者は、点検の結果、改善に時間を要する事態が生じた場合、必要な応急処置を講じるとともに、計画的に改善を行うこと。

⑹　責任者は、衛生管理者及び調理従事者等に対して衛生管理及び食中毒防止に関する研修に参加させるなど必要な知識・技術の周知徹底を図ること。

⑺　責任者は、調理従事者等を含め職員の健康管理及び健康状態の確認を組織的・継続的に行い、調理従事者等の感染及び調理従事者等からの施設汚染の防止に努めること。

⑻　責任者は、衛生管理者に毎日作業開始前に、各調理従事者等の健康状態を確認させ、その結果を記録させること。

⑼　責任者は、調理従事者等に定期的な健康診断及び月に１回以上の検便を受けさせること。検便検査には、腸管出血性大腸菌の検査を含めることとし、10月から３月までの間には月に１回以上又は必要に応じてノロウイルスの検便検査を受けさせるよう努めること。

⑽　責任者は、ノロウイルスの無症状病原体保有者であることが判明した調理従事者等を、検便検査においてノロウイルスを保有していないことが確認されるまでの間、食品に直接触れる調理作業を控えさせるなど適切な措置をとることが望ましいこと。

⑾　責任者は、調理従事者等が下痢、嘔吐、発熱などの症状があった時、手指等に化膿創があった時は調理作業に従事させないこと。

⑿　責任者は、下痢又は嘔吐等の症状がある調理従事者等について、直ちに医療機関を受診させ、感染性疾患の有無を確認すること。ノロウイルスを原因とする感染性疾患による症状と診断された調理従事者等は、リアルタイムPCR法等の高感度の検便検査においてノロウイルスを保有していないことが確認されるまでの間、食品に直接触れる調理作業を控えさせるなど適切な処置をとることが望ましいこと。

⒀　責任者は、調理従事者等について、ノロウイルスにより発症した調理従事者等と一緒に感染の原因と考えられる食事を喫食するなど、同一の感染機会があった可能性がある調理従事者等について速やかにノロウイルスの検便検査を実施し、検査の結果ノロウイルスを保有していないことが確認されるまでの間、調理に直接従事することを控えさせる等の手段を講じることが望ましいこと。

⒁　献立の作成に当たっては、施設の人員等の能力に余裕を持った献立作成を行うこと。

⒂　献立ごとの調理工程表の作成に当たっては、次の事項に留意すること。

ア　調理従事者等の汚染作業区域から非汚染作業区域への移動を極力行わないようにすること。

イ　調理従事者等の一日ごとの作業の分業化を図ることが望ましいこと。

ウ　調理終了後速やかに喫食されるよう工夫すること。

　また、衛生管理者は調理工程表に基づき、調理従事者等と作業分担等について事前に十分な打合せを行うこと。

⒃　施設の衛生管理全般について、専門的な知識を有する者から定期的な指導、助言を受けることが望ましい。また、従事者の健康管理については、労働安全衛生法等関係法令に基づき産業医等から定期的な指導、助言を受けること。

⒄　高齢者や乳幼児が利用する施設等においては、平常時から施設長を責任者とする危機管理体制を整備し、感染拡大防止のための組織対応を文書化するとともに、具体的な対応訓練を行っておくことが望ましいこと。また、従業員あるいは利用者において下痢・嘔吐等の発生を迅速に把握するために、定常的に有症状者数を調査・監視することが望ましいこと。

（別添１）原材料、製品等の保存温度

食　品　名	保存温度
穀類加工品（小麦粉、デンプン） 砂糖	室温 室温
食肉・鯨肉 細切した食肉・鯨肉を凍結したものを容器包装に入れたもの 食肉製品 鯨肉製品 冷凍食肉製品 冷凍鯨肉製品	10℃以下 －15℃以下 10℃以下 10℃以下 －15℃以下 －15℃以下
ゆでだこ 冷凍ゆでだこ 生食用かき 生食用冷凍かき 冷凍食品	10℃以下 －15℃以下 10℃以下 －15℃以下 －15℃以下
魚肉ソーセージ、魚肉ハム及び特殊包装かまぼこ 冷凍魚肉ねり製品	10℃以下 －15℃以下
液状油脂 固形油脂（ラード、マーガリン、ショートニング、カカオ脂）	室温 10℃以下
殻付卵 液卵 凍結卵 乾燥卵	10℃以下 8℃以下 －18℃以下 室温
ナッツ類 チョコレート	15℃以下 15℃以下
生鮮果実・野菜 生鮮魚介類（生食用鮮魚介類を含む。）	10℃前後 5℃以下
乳・濃縮乳 脱脂乳 クリーム バター チーズ 練乳	10℃以下 15℃以下
清涼飲料水（食品衛生法の食品、添加物等の規格基準に規定のあるものについては、当該保存基準に従うこと。）	室温

（別添２）標準作業書

（手洗いマニュアル）

1．水で手をぬらし石けんをつける。
2．指、腕を洗う。特に、指の間、指先をよく洗う。（30秒程度）
3．石けんをよく洗い流す。（20秒程度）
4．使い捨てペーパータオル等でふく。（タオル等の共用はしないこと。）
5．消毒用のアルコールをかけて手指によくすりこむ。

（本文のⅡ3⑴で定める場合には、１から３までの手順を２回実施する。）

（器具等の洗浄・殺菌マニュアル）

1．調理機械

①機械本体・部品を分解する。なお、分解した部品は床にじか置きしないようにする。
②食品製造用水（40℃程度の微温水が望ましい。）で３回水洗いする。
③スポンジタワシに中性洗剤又は弱アルカリ性洗剤をつけてよく洗浄する。
④食品製造用水（40℃程度の微温水が望ましい。）でよく洗剤を洗い流す。
⑤部品は80℃で５分間以上の加熱又はこれと同等の効果を有する方法[注1]で殺菌を行う。
⑥よく乾燥させる。
⑦機械本体・部品を組み立てる。
⑧作業開始前に70％アルコール噴霧又はこれと同等の効果を有する方法で殺菌を行う。

2．調理台

①調理台周辺の片づけを行う。
②食品製造用水（40℃程度の微温水が望ましい。）で３回水洗いする。
③スポンジタワシに中性洗剤又は弱アルカリ性洗剤をつけてよく洗浄する。
④食品製造用水（40℃程度の微温水が望ましい。）でよく洗剤を洗い流す。
⑤よく乾燥させる。
⑥70％アルコール噴霧又はこれと同等の効果を有する方法[注1]で殺菌を行う。
⑦作業開始前に⑥と同様の方法で殺菌を行う。

3．まな板、包丁、へら等

①食品製造用水（40℃程度の微温水が望ましい。）で３回水洗いする。

②スポンジタワシに中性洗剤又は弱アルカリ性洗剤をつけてよく洗浄する。
③食品製造用水（40℃程度の微温水が望ましい。）でよく洗剤を洗い流す。
④80℃で５分間以上の加熱又はこれと同等の効果を有する方法[注2]で殺菌を行う。
⑤よく乾燥させる。
⑥清潔な保管庫にて保管する。

４．ふきん、タオル等
①食品製造用水（40℃程度の微温水が望ましい。）で３回水洗いする。
②中性洗剤又は弱アルカリ性洗剤をつけてよく洗浄する。
③食品製造用水（40℃程度の微温水が望ましい。）でよく洗剤を洗い流す。
④100℃で５分間以上煮沸殺菌を行う。
⑤清潔な場所で乾燥、保管する。

注１：塩素系消毒剤（次亜塩素酸ナトリウム、亜塩素酸水、次亜塩素酸水等）やエタノール系消毒剤には、ノロウイルスに対する不活化効果を期待できるものがある。使用する場合、濃度・方法等、製品の指示を守って使用すること。浸漬により使用することが望ましいが、浸漬が困難な場合にあっては、不織布等に十分浸み込ませて清拭すること。
（参考文献）「平成27年度ノロウイルスの不活化条件に関する調査報告書」
（http://www.mhlw.go.jp/file/06-Seisakujouhou-11130500-Shokuhinanzenbu/0000125854.pdf）

注２：大型のまな板やざる等、十分な洗浄が困難な器具については、亜塩素酸水又は次亜塩素酸ナトリウム等の塩素系消毒剤に浸漬するなどして消毒を行うこと。

（原材料等の保管管理マニュアル）

１．野菜・果物[注3]
①衛生害虫、異物混入、腐敗・異臭等がないか点検する。異常品は返品又は使用禁止とする。
②各材料ごとに、50g程度ずつ清潔な容器（ビニール袋等）に密封して入れ、－20℃以下で２週間以上保存する。（検食用）
③専用の清潔な容器に入れ替えるなどして、10℃前後で保存する。（冷凍野菜は－15℃以下）
④流水で３回以上水洗いする。
⑤中性洗剤で洗う。
⑥流水で十分すすぎ洗いする。
⑦必要に応じて、次亜塩素酸ナトリウム等[注4]で殺菌[注5]した後、流水で十分すすぎ洗いする。
⑧水切りする。
⑨専用のまな板、包丁でカットする。
⑩清潔な容器に入れる。
⑪清潔なシートで覆い（容器がふた付きの場合を除く。）、調理まで30分以上を要する場合には、10℃以下で冷蔵保存する。

注３：表面の汚れが除去され、分割・細切されずに皮付きで提供されるみかん等の果物にあっては、③から⑧までを省略して差し支えない。

注４：次亜塩素酸ナトリウム溶液（200mg／ℓで５分間又は100mg／ℓで10分間）又はこれと同等の効果を有する亜塩素酸水（きのこ類を除く。）、亜塩素酸ナトリウム溶液（生食用野菜に限る。）、過酢酸製剤、次亜塩素酸水並びに食品添加物として使用できる有機酸溶液。これらを使用する場合、食品衛生法で規定する「食品、添加物等の規格基準」を遵守すること。

注５：高齢者、若齢者及び抵抗力の弱い者を対象とした食事を提供する施設で、加熱せずに供する場合（表皮を除去する場合を除く。）には、殺菌を行うこと。

２．魚介類、食肉類
①衛生害虫、異物混入、腐敗・異臭等がないか点検する。異常品は返品又は使用禁止とする。
②各材料ごとに、50g程度ずつ清潔な容器（ビニール袋等）に密封して入れ、－20℃以下で２週間以上保存する。（検食用）
③専用の清潔な容器に入れ替えるなどして、食肉類については10℃以下、魚介類については５℃以下で保存する（冷凍で保存するものは－15℃以下）。
④必要に応じて、次亜塩素酸ナトリウム等[注6]で殺菌した後、流水で十分すすぎ洗いする。
⑤専用のまな板、包丁でカットする。
⑥速やかに調理へ移行させる。

注６：次亜塩素酸ナトリウム溶液（200mg／ℓで５分間又は100mg／ℓで10分間）又はこれと同等の効果を有する亜塩素酸水、亜塩素酸ナトリウム溶液（魚介類を除く。）、過酢酸製剤（魚介類を除く。）、次亜塩素酸水、次亜臭素

酸水（魚介類を除く。）並びに食品添加物として使用できる有機酸溶液。これらを使用する場合、食品衛生法で規定する「食品、添加物等の規格基準」を遵守すること。

（加熱調理食品の中心温度及び加熱時間の記録マニュアル）

1．揚げ物

①油温が設定した温度以上になったことを確認する。

②調理を開始した時間を記録する。

③調理の途中で適当な時間を見はからって食品の中心温度を校正された温度計で３点以上測定し、全ての点において75℃以上に達していた場合には、それぞれの中心温度を記録するとともに、その時点からさらに１分以上加熱を続ける（二枚貝等ノロウイルス汚染のおそれのある食品の場合は85～90℃で90秒間以上）。

④最終的な加熱処理時間を記録する。

⑤なお、複数回同一の作業を繰り返す場合には、油温が設定した温度以上であることを確認・記録し、①～④で設定した条件に基づき、加熱処理を行う。油温が設定した温度以上に達していない場合には、油温を上昇させるため必要な措置を講ずる。

2．焼き物及び蒸し物

①調理を開始した時間を記録する。

②調理の途中で適当な時間を見はからって食品の中心温度を校正された温度計で３点以上測定し、全ての点において75℃以上に達していた場合には、それぞれの中心温度を記録するとともに、その時点からさらに１分以上加熱を続ける（二枚貝等ノロウイルス汚染のおそれのある食品の場合は85～90℃で90秒間以上）。

③最終的な加熱処理時間を記録する。

④なお、複数回同一の作業を繰り返す場合には、①～③で設定した条件に基づき、加熱処理を行う。この場合、中心温度の測定は、最も熱が通りにくいと考えられる場所の一点のみでもよい。

3．煮物及び炒め物

調理の順序は食肉類の加熱を優先すること。食肉類、魚介類、野菜類の冷凍品を使用する場合には、十分解凍してから調理を行うこと。

①調理の途中で適当な時間を見はからって、最も熱が通りにくい具材を選び、食品の中心温度を校正された温度計で３点以上（煮物の場合は１点以上）測定し、全ての点において75℃以上に達していた場合には、それぞれの中心温度を記録するとともに、その時点からさらに１分以上加熱を続ける（二枚貝等ノロウイルス汚染のおそれのある食品の場合は85～90℃で90秒間以上）。

なお、中心温度を測定できるような具材がない場合には、調理釜の中心付近の温度を３点以上（煮物の場合は１点以上）測定する。

②複数回同一の作業を繰り返す場合にも、同様に点検・記録を行う。

（別添３）調理後の食品の温度管理に係る記録の取り方について
（調理終了後提供まで30分以上を要する場合）

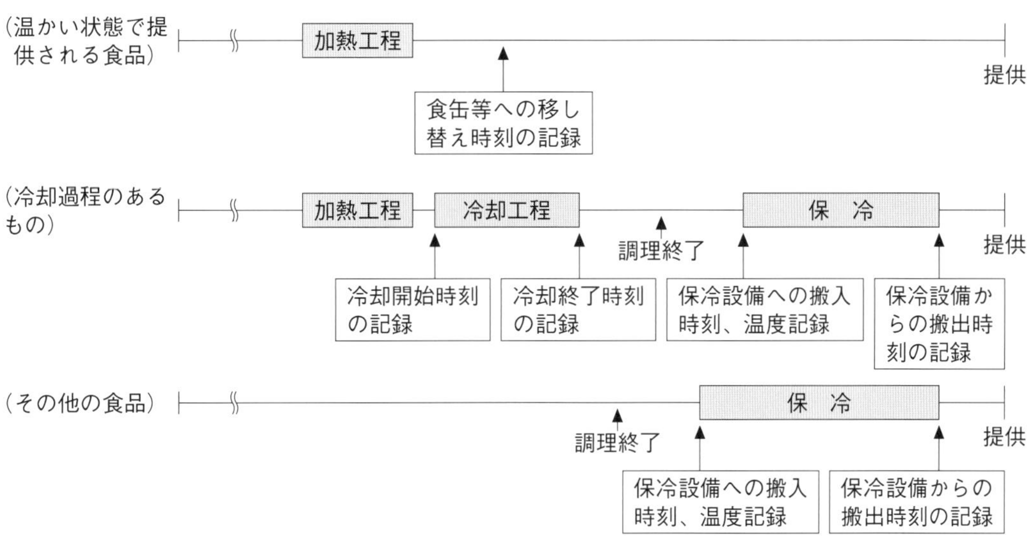

従事者等の衛生管理点検表

平成　　年　　月　　日

責任者	衛生管理者

氏　名	下痢	嘔吐	発熱等	化膿創	服装	帽子	毛髪	履物	爪	指輪等	手洗い

	点　検　項　目		点検結果
1	健康診断、検便検査の結果に異常はありませんか。		
2	下痢、嘔吐、発熱などの症状はありませんか。		
3	手指や顔面に化膿創がありませんか。		
4	着用する外衣、帽子は毎日専用で清潔なものに交換されていますか。		
5	毛髪が帽子から出ていませんか。		
6	作業場専用の履物を使っていますか。		
7	爪は短く切っていますか。		
8	指輪やマニキュアをしていませんか。		
9	手洗いを適切な時期に適切な方法で行っていますか。		
10	下処理から調理場への移動の際には外衣、履き物の交換（履き物の交換が困難な場合には、履物の消毒）が行われていますか。		
11	便所には、調理作業時に着用する外衣、帽子、履き物のまま入らないようにしていますか。		
12	調理、点検に従事しない者が、やむを得ず、調理施設に立ち入る場合には、専用の清潔な帽子、外衣及び履き物を着用させ、手洗い及び手指の消毒を行わせましたか。	立ち入った者	点検結果

〈改善を行った点〉

〈計画的に改善すべき点〉

（別紙）

調理施設の点検表

平成　　年　　月　　日

責任者	衛生管理者

1.　毎日点検

	点　検　項　目	点検結果
1	施設へのねずみや昆虫の侵入を防止するための設備に不備はありませんか。	
2	施設の清掃は、全ての食品が調理場内から完全に搬出された後、適切に実施されましたか。(床面、内壁のうち床面から1ｍ以内の部分及び手指の触れる場所)	
3	施設に部外者が入ったり、調理作業に不必要な物品が置かれていたりしませんか。	
4	施設は十分な換気が行われ、高温多湿が避けられていますか。	
5	手洗い設備の石けん、爪ブラシ、ペーパータオル、殺菌液は適切ですか。	

2.　1カ月ごとの点検

	点　検　項　目	点検結果
1	巡回点検の結果、ねずみや昆虫の発生はありませんか。	
2	ねずみや昆虫の駆除は半年以内に実施され、その記録が1年以上保存されていますか。	
3	汚染作業区域と非汚染作業区域が明確に区別されていますか。	
4	各作業区域の入り口手前に手洗い設備、履き物の消毒設備（履き物の交換が困難な場合に限る。）が設置されていますか。	
5	シンクは用途別に相互汚染しないように設置されていますか。	
	加熱調理用食材、非加熱調理用食材、器具の洗浄等を行うシンクは別に設置されていますか。	
6	シンク等の排水口は排水が飛散しない構造になっていますか。	
7	全ての移動性の器具、容器等を衛生的に保管するための設備が設けられていますか。	
8	便所には、専用の手洗い設備、専用の履き物が備えられていますか。	
9	施設の清掃は、全ての食品が調理場内から完全に排出された後、適切に実施されましたか。(天井、内壁のうち床面から1ｍ以上の部分)	

3.　3カ月ごとの点検

	点　検　項　目	点検結果
1	施設は隔壁等により、不潔な場所から完全に区別されていますか。	
2	施設の床面は排水が容易に行える構造になっていますか。	
3	便所、休憩室及び更衣室は、隔壁により食品を取り扱う場所と区分されていますか。	

〈改善を行った点〉

〈計画的に改善すべき点〉

検収の記録簿

平成　　年　　月　　日

責任者	衛生管理者

納品の時　刻	納入業者名	品目名	生産地	期限表示	数量	鮮度	包装	品温	異物
:									
:									
:									
:									
:									
:									
:									
:									
:									
:									
:									

〈進言事項〉

原材料の取扱い等点検表

平成　　年　　月　　日

責任者	衛生管理者

①原材料の取扱い（毎日点検）

	点　検　項　目	点検結果
1	原材料の納入に際しては調理従事者等が立ち会いましたか。	
	検収場で原材料の品質、鮮度、品温、異物の混入等について点検を行いましたか。	
2	原材料の納入に際し、生鮮食品については、１回で使い切る量を調理当日に仕入れましたか。	
3	原材料は分類ごとに区分して、原材料専用の保管場に保管設備を設け、適切な温度で保管されていますか。	
	原材料の搬入時の時刻及び温度の記録がされていますか。	
4	原材料の包装の汚染を保管設備に持ち込まないようにしていますか。	
	保管設備内での原材料の相互汚染が防がれていますか。	
5	原材料を配送用包装のまま非汚染作業区域に持ち込んでいませんか。	

②原材料の取扱い（月１回点検）

	点　検　項　目	点検結果
	原材料について納入業者が定期的に実施する検査結果の提出が最近１か月以内にありましたか。	
	検査結果は１年間保管されていますか。	

③検食の保存

	点　検　項　目	点検結果
	検食は、原材料（購入した状態のもの）及び調理済み食品を食品ごとに50ｇ程度ずつ清潔な容器に密封して入れ、－20℃以下で２週間以上保存されていますか。	

〈改善を行った点〉

〈計画的に改善すべき点〉

調理等における点検表

平成　　年　　月　　日

責任者	衛生管理者

①下処理・調理中の取扱い

	点検項目	点検結果
1	非汚染作業区域内に汚染を持ち込まないよう、下処理を確実に実施していますか。	
2	冷凍又は冷蔵設備から出した原材料は速やかに下処理、調理に移行させていますか。	
	非加熱で供される食品は下処理後速やかに調理に移行していますか。	
3	野菜及び果物を加熱せずに供する場合には、適切な洗浄（必要に応じて殺菌）を実施していますか。	
4	加熱調理食品は中心部が十分（75℃で1分間以上（二枚貝等ノロウイルス汚染のおそれのある食品の場合は85～90℃で90秒間以上）等）加熱されていますか。	
5	食品及び移動性の調理器具並びに容器の取扱いは床面から60cm以上の場所で行われていますか。（ただし、跳ね水等からの直接汚染が防止できる食缶等で食品を取り扱う場合には、30cm以上の台にのせて行うこと。）	
6	加熱調理後の食品の冷却、非加熱調理食品の下処理後における調理場等での一時保管等は清潔な場所で行われていますか。	
7	加熱調理食品にトッピングする非加熱調理食品は、直接喫食する非加熱調理食品と同様の衛生管理を行い、トッピングする時期は提供までの時間が極力短くなるようにしていますか。	

②調理後の取扱い

	点検項目	点検結果
1	加熱調理後、食品を冷却する場合には、速やかに中心温度を下げる工夫がされていますか。	
2	調理後の食品は、他からの二次汚染を防止するため、衛生的な容器にふたをして保存していますか。	
3	調理後の食品が適切に温度管理（冷却過程の温度管理を含む。）を行い、必要な時刻及び温度が記録されていますか。	
4	配送過程があるものは保冷又は保温設備のある運搬車を用いるなどにより、適切な温度管理を行い、必要な時間及び温度等が記録されていますか。	
5	調理後の食品は2時間以内に喫食されていますか。	

③廃棄物の取扱い

	点検項目	点検結果
1	廃棄物容器は、汚臭、汚液がもれないように管理するとともに、作業終了後は速やかに清掃し、衛生上支障のないように保持されていますか。	
2	返却された残渣は、非汚染作業区域に持ち込まれていませんか。	
3	廃棄物は、適宜集積場に搬出し、作業場に放置されていませんか。	
4	廃棄物集積場は、廃棄物の搬出後清掃するなど、周囲の環境に悪影響を及ぼさないよう管理されていますか。	

〈改善を行った点〉
〈計画的に改善すべき点〉

調理器具等及び使用水の点検表

平成　　年　　月　　日

責任者	衛生管理者

① 調理器具、容器等の点検表

	点検項目	点検結果
1	包丁、まな板等の調理器具は用途別及び食品別に用意し、混同しないように使用されていますか。	
2	調理器具、容器等は作業動線を考慮し、予め適切な場所に適切な数が配置されていますか。	
3	調理器具、容器等は使用後（必要に応じて使用中）に洗浄・殺菌し、乾燥されていますか。	
4	調理場内における器具、容器等の洗浄・殺菌は、全ての食品が調理場から搬出された後、行っていますか。（使用中等やむをえない場合は、洗浄水等が飛散しないように行うこと。）	
5	調理機械は、最低1日1回以上、分解して洗浄・消毒し、乾燥されていますか。	
6	全ての調理器具、容器等は衛生的に保管されていますか。	

② 使用水の点検表

採取場所	採取時期	色	濁り	臭い	異物	残留塩素濃度
						mg/ℓ
						mg/ℓ
						mg/ℓ
						mg/ℓ

③ 井戸水、貯水槽の点検表（月1回点検）

	点検項目	点検結果
1	水道事業により供給される水以外の井戸水等の水を使用している場合には、半年以内に水質検査が実施されていますか。	
	検査結果は1年間保管されていますか。	
2	貯水槽は清潔を保持するため、1年以内に清掃が実施されていますか。	
	清掃した証明書は1年間保管されていますか。	

〈改善を行った点〉
〈計画的に改善すべき点〉

食品の加熱加工の記録簿

平成　　年　　月　　日

責任者	衛生管理者

品目名	No.1			No.2（No.1で設定した条件に基づき実施）	
（揚げ物）	①油温		℃	油温	℃
	②調理開始時刻	：		No.3（No.1で設定した条件に基づき実施）	
	③確認時の中心温度	サンプルA	℃	油温	℃
		B	℃	No.4（No.1で設定した条件に基づき実施）	
		C	℃	油温	℃
	④③確認後の加熱時間			No.5（No.1で設定した条件に基づき実施）	
	⑤全加熱処理時間			油温	℃

品目名	No.1			No.2（No.1で設定した条件に基づき実施）	
（焼き物、蒸し物）	①調理開始時刻	：		確認時の中心温度	℃
	②確認時の中心温度	サンプルA	℃	No.3（No.1で設定した条件に基づき実施）	
		B	℃	確認時の中心温度	℃
		C	℃	No.4（No.1で設定した条件に基づき実施）	
	③②確認後の加熱時間			確認時の中心温度	℃
	④全加熱処理時間				

品目名	No.1			No.2		
（煮　物）	①確認時の中心温度	サンプル	℃	①確認時の中心温度	サンプル	℃
	②①確認後の加熱時間			②①確認後の加熱時間		
（炒め物）	①確認時の中心温度	サンプルA	℃	①確認時の中心温度	サンプルA	℃
		B	℃		B	℃
		C	℃		C	℃
	②①確認後の加熱時間			②①確認後の加熱時間		

〈改善を行った点〉

〈計画的に改善すべき点〉

食品保管時の記録簿

平成　　年　　月　　日

責任者	衛生管理者

①原材料保管時

品　目　名	搬入時刻	搬入時設備内（室内）温度	品　目　名	搬入時刻	搬入時設備内（室内）温度

②調理終了後30分以内に提供される食品

品　目　名	調理終了時刻	品　目　名	調理終了時刻

③調理終了後30分以上に提供される食品

ア　温かい状態で提供される食品

品　目　名	食缶等への移し替え時刻

イ　加熱後冷却する食品

品　目　名	冷却開始時刻	冷却終了時刻	保冷設備への搬入時刻	保冷設備内温度	保冷設備からの搬出時刻

ウ　その他の食品

品　目　名	保冷設備への搬入時刻	保冷設備内温度	保冷設備からの搬出時刻

〈進言事項〉

配送先記録簿

平成　　年　　月　　日

責任者	記録者

出発時刻		→	帰り時刻	

保冷設備への搬入時刻（　　：　　）

保冷設備内温度　　　　（　　　　）

配　送　先	配送先所在地	品　目　名	数量	配送時刻
				：
				：
				：
				：
				：
				：
				：
				：
				：
				：

〈進言事項〉

●参考文献

第１章

日本給食経営管理学会監修『給食経営管理用語辞典　第３版』第一出版　2020年
富岡和夫・冨田教代編『エッセンシャル給食経営管理論　第４版　―給食のトータルマネジメント―』医歯薬出版　2016年
高城孝助・三好恵子・松月弘恵編『実践　給食マネジメント論』第一出版　2016年
三好恵子・山部秀子・平澤マキ編『給食経営管理論』第一出版　2014年
笹田陽子編『給食経営管理論』光生館　2015年
吉田勉監修、名倉秀子編『食物と栄養学基礎シリーズ12　給食経営管理論　第２版』学文社　2016年
全国栄養士養成施設協会・日本栄養士会監修、韓順子・大中佳子著『サクセス管理栄養士講座　給食経営管理論　第６版』第一出版　2017年
藤原政嘉・田中俊治・赤尾正編『新・実践　給食経営管理論　第３版　―栄養・安全・経済面のマネジメント―』みらい　2014年

第２章

C.I バーナード『新訳　経営者の役割』ダイヤモンド社　1971年
伊丹敬之・加護野忠男『ゼミナール経営学入門　第３版』日本経済新聞出版社　2013年
赤羽正之・飯樋洋二・今本美幸・大島恵子・桂きみよ・富岡和夫・冨田教代・中川悦・西川貴子『給食施設のための献立作成マニュアル　第８版』医歯薬出版　2015年
大阪市立大学商学部編『ビジネス・エッセンシャルズ①　経営』有斐閣　2003年
大阪市立大学商学部編『ビジネス・エッセンシャルズ⑥　産業』有斐閣　2001年
藤原政嘉・河原和枝編『栄養科学シリーズNEXT　献立作成の基本と実践』講談社サイエンティフィク　2015年
三好恵子・山部秀子・平澤マキ編『給食経営管理論』第一出版　2014年
高城孝助・三好恵子・松月弘恵編『実践　給食マネジメント論』第一出版　2016年
医療情報科学研究所『栄養士・管理栄養士のためのなぜ？どうして？④　給食経営管理論』メディクメディア　2016年
日本給食経営管理学会監修『給食経営管理用語辞典　第３版』第一出版　2020年
野中郁次郎『日経文庫512　経営管理』日本経済新聞出版社　2016年
金井壽宏『日経文庫537　経営組織』日本経済新聞出版社　2016年
清水孝『原価計算』税務経理協会　2012年
富岡和夫・冨田教代編『エッセンシャル給食経営管理論　第４版　―給食のトータルマネジメント―』医歯薬出版　2016年
井川聡子・松月弘恵編『栄養管理と生命科学シリーズ　給食経営と管理の科学』理工図書　2011年
小宮路雅博監訳『サービス・マーケティング原理』白桃書房　2004年
ジャンドゥーソップ『産業保健マーケティング　―働く人の健康資源を企業戦略的に確保するための考え方と進め方―』中央労働災害防止協会　2002年
全国栄養士養成施設協会・日本栄養士会監修、韓順子・大中佳子著『サクセス管理栄養士講座　給食経営管理論　第６版』第一出版　2017年
石井淳蔵・栗木契・嶋口充輝・余田拓郎『ゼミナール　マーケティング入門　第２版』日本経済新聞出版社　2013年

経済産業省ホームページ「健康経営の推進」
https://www.meti.go.jp/policy/mono_info_service/healthcare/kenko_keiei.html
特定非営利活動法人健康経営研究会ホームページ　http://kenkokeiei.jp/

第3章

三好恵子・山部秀子・平澤マキ編『給食経営管理論』第一出版　2014年
日本給食経営管理学会監修『給食経営管理用語辞典　第３版』第一出版　2020年
鈴木久乃・太田和枝・殿塚婦美子編『給食管理』第一出版　2012年
厚生労働省「日本人の食事摂取基準（2020年版）策定検討会報告書」2019年
食事摂取基準の実践・運用を考える会編『日本人の食事摂取基準［2015年版］の実践・運用』第一出版　2016年
彦坂令子編『給食経営管理実習』光生館　2016年
鈴木久乃・君羅満・石田裕美編『健康・栄養科学シリーズ　給食経営管理論　改訂第２版』南江堂　2012年
中山玲子・小切間美保編『給食経営管理論』化学同人　2016年
全国栄養士養成施設協会・日本栄養士会監修、韓順子・大中佳子著『サクセス管理栄養士講座　給食経営管理論　第６版』第一出版　2017年

第4章

日本冷凍食品協会ホームページ「冷凍食品の期限表示の実施要領」
https://www.reishokukyo.or.jp/wp-content/upload/pdf/kigenhyouji.pdf
農林水産省「地産地消の推進について」平成29年３月
http://www.maff.go.jp/j/shokusan/gizyutu/tisan_tisyo/attach/pdf/index-14.pdf
高城孝助・三好恵子・松月弘恵編『実践　給食マネジメント論』第一出版　2016年
全国栄養士養成施設協会・日本栄養士会監修、韓順子・大中佳子著『サクセス管理栄養士講座　給食経営管理論　第７版』第一出版　2019年
農林水産省ホームページ「トレーサビリティ関係」
https://www.maff.go.jp/j/syouan/seisaku/trace/
日本スポーツ振興センター「学校給食衛生管理基準の解説」平成23年３月
https://www.jpnsport.go.jp/anzen/anzen_school/tabid/560/Default.aspx
鈴木久乃・太田和枝・定司哲夫編『給食マネジメント論　第８版』第一出版　2014年
上地加容子・片山直美編『改訂　給食のための基礎からの献立作成』建帛社　2021年

第5章

厚生労働省ホームページ「職場のあんぜんサイト」 https://anzeninfo.mhlw.go.jp
厚生労働省「食品製造におけるHACCP入門のための手引書　第３版　―大量調理施設における食品の調理編―」
https://www.mhlw.go.jp/file/06-Seisakujouhou-11130500-Shokuhinanzenbu/0000098995.pdf
日本給食経営管理学会監修『給食経営管理用語辞典　第３版』第一出版　2020年
三好恵子・山部秀子・平澤マキ編『テキストブックシリーズ　給食経営管理論　第２版』第一出版　2017年
富岡和夫・冨田教代編『エッセンシャル　給食経営管理論　第４版　―給食のトータルマネジメント―』医歯薬出版　2016年
芦川修貮・田中寛編『実力養成のための給食管理論』学建書院　2016年

笹田陽子編『給食経営管理論』光生館　2015年
内閣府ホームページ「平成28年版　防災白書」 https://www.bousai.go.jp/kaigirep/hakusho/h28/
新潟県保健福祉部「新潟県災害時栄養・食生活支援活動ガイドライン」平成18年３月
https://www.kenko-niigata.com/syoku/saigai/313.html
宮城県保健福祉部健康推進課「特定給食施設における非常・災害時チェックリスト　―東日本大震災の教訓を今後に生かすために―」平成26年８月
https://www.pref.miyagi.jp/uploaded/attachment/269098.pdf
日本栄養士会「平成25年度保育科学研究　保育所における災害時対応マニュアル　―給食編―」平成26年１月　https://www.dietitian.or.jp/data/guide/h25-1.pdf

第６章

日本給食経営管理学会監修『給食経営管理用語辞典　第３版』第一出版　2020年
藤原政嘉・田中俊治・赤尾正編『新・実践　給食経営管理論　第３版（補訂版）―栄養・安全・経済面のマネジメント―』みらい　2020年
全国栄養士養成施設協会・日本栄養士会監修、韓順子・大中佳子著『サクセス管理栄養士講座　給食経営管理論　第７版』第一出版　2019年
三好恵子・山部秀子・平澤マキ編『給食経営管理論　第４版』第一出版　2021年
富岡和夫・冨田教代編『エッセンシャル給食経営管理論　第４版　―給食のトータルマネジメント―』医歯薬出版　2016年
富岡和夫編『給食の運営給食計画・実務論　第５版』医歯薬出版　2015年

第７章

三好恵子・山部秀子・平澤マキ編『給食経営管理論』第一出版　2014年
鈴木久乃・太田和枝・定司哲夫編『給食マネジメント論　第８版』第一出版　2014年
木村友子・井上明美・宮澤節子編『三訂　楽しく学ぶ給食経営管理論　第２版』建帛社　2011年
宮澤節子・松井元子編『カレント給食経営管理論　第２版』建帛社　2015年
芦川修貮・田中寛編『実力養成のための給食管理論』学建書院　2016年
外山健二・幸林友男・曽川美佐子・神田知子編『栄養科学シリーズNEXT　給食経営管理論　第３版』講談社　2012年
富岡和夫・冨田教代編『エッセンシャル給食経営管理論　第４版　―給食のトータルマネジメント―』医歯薬出版　2016年
君羅満・岩井達・松崎政三編『Nブックス　給食経営管理論　第５版』建帛社　2015年

第10章

厚生労働省雇用均等・児童家庭局母子保健課「児童福祉施設における食事の提供ガイド　―児童福祉施設における食事の提供及び栄養管理に関する研究会報告書―」平成22年
厚生労働省「保育所におけるアレルギー対応ガイドライン（2019年改訂版）」平成31年
栄養法規研究会編『わかりやすい給食・栄養管理の手引』新日本法規出版　（加除式）
恩賜財団母子愛育会愛育研究所『日本子ども資料年鑑2017』KTC中央出版　2017年
内閣府ホームページ「よくわかる「子ども・子育て支援新制度」」
https://www.8.cao.go.jp/shoushi/shinseido/sukusuku.html

第11章

小澤温編『よくわかる障害者福祉　第６版』ミネルヴァ書房　2016年

食事摂取基準の実践・運用を考える会『日本人の食事摂取基準（2020年版）の実践・運用　—特定給食施設等における栄養・食事管理—』第一出版　2020年
栄養法規研究会編『わかりやすい給食・栄養管理の手引』新日本法規出版　（加除式）
厚生労働省ホームページ「障害者福祉」
https://www.mhlw.go.jp/stf/seisakunitsuite/bunya/hukushi_kaigo/shougaishahukushi/index.html

第13章

食事摂取基準の実践・運用を考える会編『日本人の食事摂取基準（2020年版）の実践・運用　—特定給食施設等における栄養・食事管理—』第一出版　2020年
日本給食経営管理学会監修『給食経営管理用語辞典　第３版』第一出版　2020年
坂口久美子・植田哲雄編『エキスパート給食経営管理論』化学同人　2009年
富岡和夫・富田教代編『エッセンシャル給食経営管理論　第４版　—給食のトータルマネジメント—』医歯薬出版　2016年
髙城孝助・三好恵子・松月弘恵編『実践　給食マネジメント論』第一出版　2016年

第14章

防衛省ホームページ「防衛省・自衛隊の人員構成」
https：//www.mod.go.jp/j/profile/mod_sdf/kousei/
厚生労働省「令和元年度衛生行政報告」2021年
日本栄養士会「陸上自衛隊にスポーツ栄養学の視点を取り入れた新たな栄養管理指導態勢づくり」『日本栄養士会雑誌』第62巻６号　2019年　pp.20-23
法務省ホームページ「矯正の沿革と仕事のあらまし」
http：//www.moj.go.jp/kyousei１/kyousei_kyousei02.html
松本勲ら「矯正施設被収容者食糧給与規程の主食及び副食の標準栄養量について」『矯正医学』第67巻３号　2019年　pp.172-173
法務省「令和２年版犯罪白書」2020年
日本栄養士会「矯正施設の管理栄養士としての役割」『日本栄養士会雑誌』第61巻８号　2019年　pp.24-25
法務省矯正局「刑事施設における被収容者に対する給食業務民間競争入札実施要項」2014年
中山富雄「塩分とカロリーの適正化がもたらす医療経済的効果—高知県所在矯正施設における検討」『日本病院総合診療医学会雑誌』第13巻３号　2017年　pp.40-43

第15章

全国栄養士養成施設協会・日本栄養士会監修、韓順子・大中佳子著『サクセス管理栄養士講座　給食経営管理論　第６版』第一出版　2017年
鈴木久乃・太田和枝・定司哲夫編『給食マネジメント論　第８版』第一出版　2014年
松井元子・冨田圭子編『改訂　カレント給食経営管理論』建帛社　2021年
中山玲子・小切間美保編『新食品・栄養科学シリーズ給食経営管理論　第４版　—新しい時代のフードサービスとマネジメント—』化学同人　2016年
廣瀬喜久子監修『新調理システムクックチルの実際』幸書房　2006年
坂口久美子・植田哲雄編『エキスパート給食経営管理論』化学同人　2006年

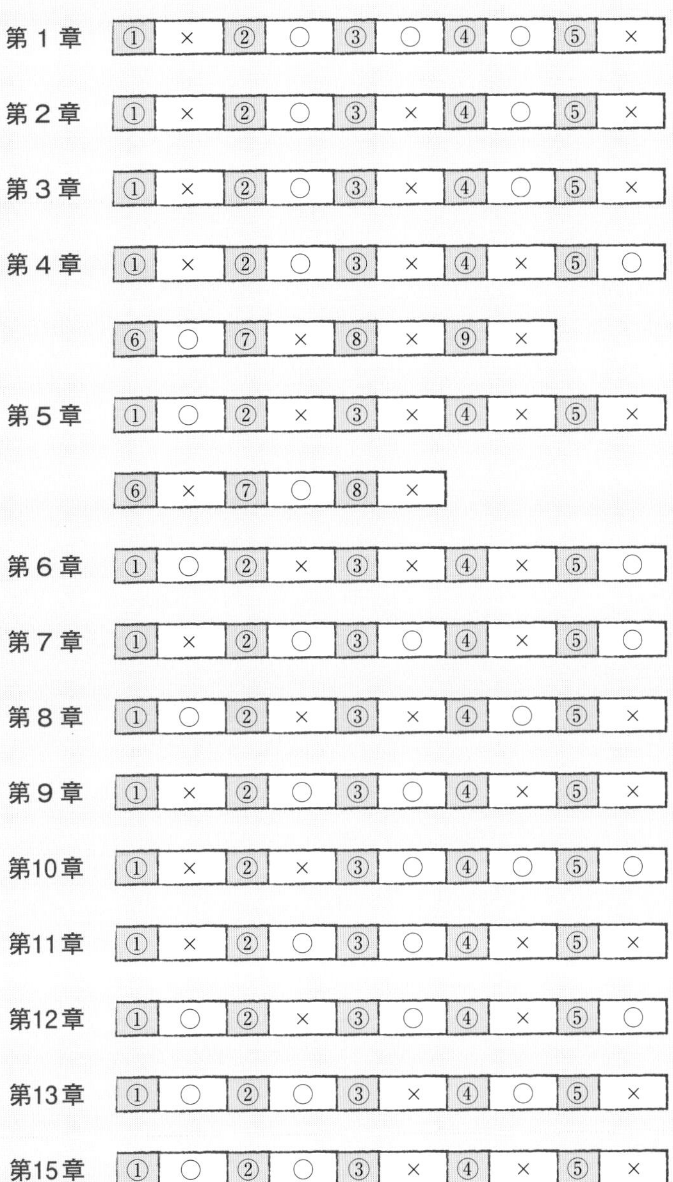

確認テスト解答

章	①	②	③	④	⑤	⑥	⑦	⑧	⑨
第１章	×	○	○	○	×				
第２章	×	○	×	○	×				
第３章	×	○	×	○	×				
第４章	×	○	×	×	○	○	×	×	×
第５章	○	×	×	×	×	×	○	×	
第６章	○	×	×	×	○				
第７章	×	○	○	×	○				
第８章	○	×	×	○	×				
第９章	×	○	○	×	×				
第10章	×	×	○	○	○				
第11章	×	○	○	×	×				
第12章	○	×	○	×	○				
第13章	○	○	×	○	×				
第15章	○	○	×	×	×				

索　引

数字

欧文

あ行

か行

さ行

た行

な行

は行

ま行

や行

ら行

管理栄養士養成テキストブック
給食経営管理論［第3版］

2018年4月10日　初　版第1刷発行
2019年3月1日　第2版第1刷発行
2020年4月15日　第2版第2刷発行（補訂）
2021年3月1日　第2版第3刷発行
2022年4月20日　第3版第1刷発行
2023年3月1日　第3版第2刷発行（補訂）
2024年3月1日　第3版第3刷発行

編　　集　片山直美
　　　　　原　正美
発 行 者　竹鼻均之
発 行 所　株式会社 みらい
〒500-8137　岐阜市東興町40　第五澤田ビル
TEL　058-247-1227㈹　FAX　058-247-1218
https://www. mirai-inc. jp/
印刷・製本　サンメッセ株式会社

ISBN978-4-86015-562-9　C3077
Printed in japan　乱丁本・落丁本はお取り替え致します。